TELENURSING—Theory and Practice

# テレナーシング その理論と実践

〈事例でわかるテレナーシングの進め方〉

編著　亀井智子

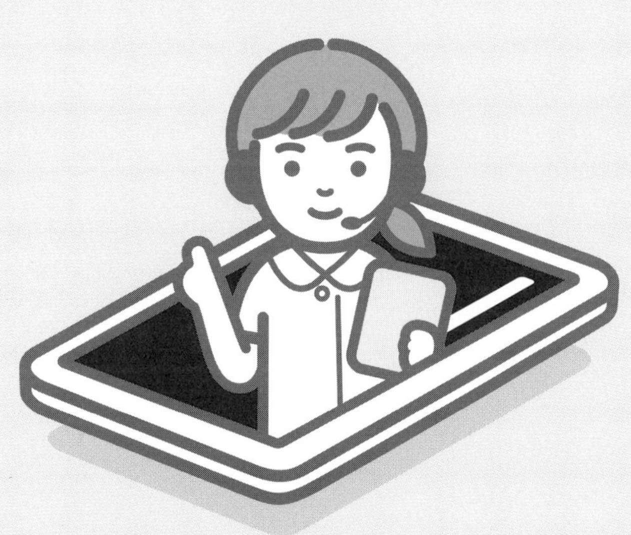

照林社

# 発刊に寄せて

テレナーシング（遠隔看護）は看護職（保健師・助産師・看護師・准看護師）とケアを利用する人々が直接対面せず、情報通信機器（ICT）を介して双方向的にコミュニケーションをはかりながら看護を提供する方法であり、看護の中ではまだ新しい分野です。しかし、コロナ禍を背景として、近年そのニーズは増しています。本書は、体系的にテレナーシングを学ぶための実践的な書籍として編集いたしました。

医療の分野でもICTやAI、ロボティクスなど、これまでにない技術の活用が進み、さまざまなケアイノベーションが起こっています。看護職には、臨床的なスキルに加え、これらを利用者のニーズに合わせて的確に活用するスキルが求められるようになってきました。テレナーシングを行うためには、情報セキュリティ、遠隔モニタリング、収集した情報に基づく臨床推論、遠隔コミュニケーションスキルなど、これまでの臨床的な知識に加え、テレナーシングに特有な能力を備え、それを活用して看護を提供することが必要となります。

本書は、テレナーシングを始める前の看護職、看護系大学院生、看護学生等の方々にお読みいただき、今後のテレナーシングの実践につなげでいただくことを考えながら編集しました。執筆は、テレナーシングやテレヘルス（遠隔医療）を国内外で先駆的に開発・研究してきたメンバーにお願いし、具体的な実践方法にも触れていただきました。

テレナーシングが広がれば、健康増進の分野や急性的な疾患への対応、慢性疾患をもちながら暮らす人々の長期的な管理や支援、エンドオブライフ期の支援、施設ケアなど、健康状態やケアを提供する場の特徴に応じて、継続的にしかも低コストで看護を届けることができるようになります。そして、テレナーシングという方法があることは、退院直後からの看護の受け皿となりうるということ、また地域包括ケアにおける多職種の情報共有が可能となって在宅ケア支援に活かすことができるということです。そして、テレナーシングを利用する人々にとっては、通院に費やす時間や費用の削減にもつながります。

人口減少が進むわが国の5年、10年先を見据え、どこの地域に暮らす人々にも必要とされる看護を届け、Health Equityを実現して健康格差を少しでも減らすために、わが国にもテレナーシングが浸透し、看護の新たな方法として広がることを期待しています。その際に本書をご活用いただければ幸いです。また、本書への率直なご意見やお気づきの点をお知らせいただけますと大変ありがたく、望外の喜びです。

2024年1月

亀井智子

# CONTENTS

## 第1章 テレナーシングへの誘い（いざない）



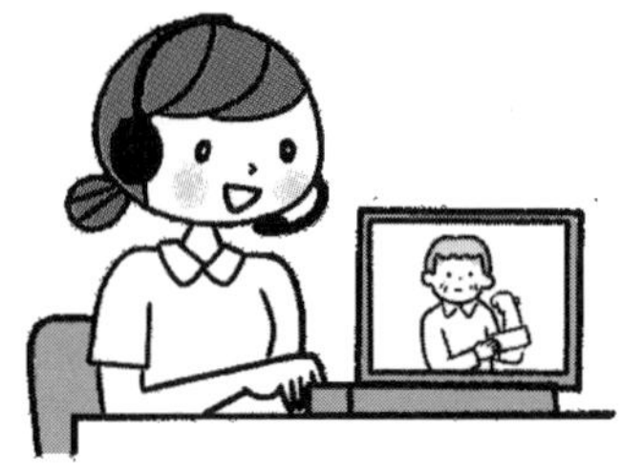

# 第2章 テレナーシングのために知っておきたい情報管理



# 第3章 テレナーシングの進め方

# 第4章 遠隔モニタリングに基づくテレナーシングはどのように行うのか

# 第5章 事例に見るテレナーシングの展開



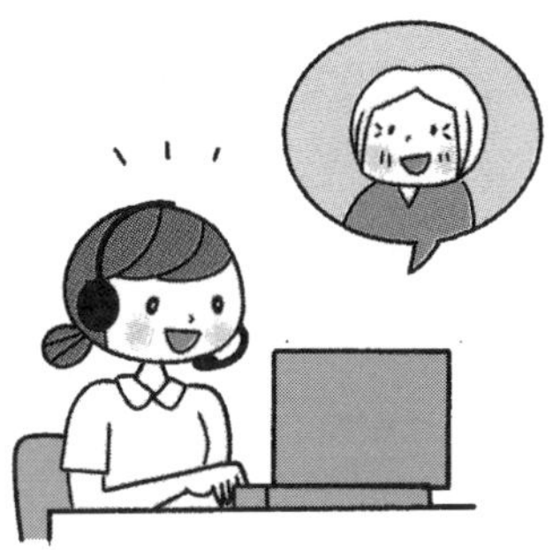


装丁：大下賢一郎
本文イラストレーション：うつみちはる、ササキサキコ
本文DTP：明昌堂

## 執筆者一覧（敬称略）


編著

**亀井智子**　聖路加国際大学大学院 看護学研究科 教授

執筆（掲載順）

**東福寺幾夫**　高崎健康福祉大学 健康福祉学部 医療情報学科 教授・健康福祉学部長

**光永悠彦**　名古屋大学大学院 教育発達科学研究科 准教授

**髙橋恵子**　埼玉県立大学 保健医療福祉学部 看護学科 教授

**抱井尚子**　青山学院大学 国際政治経済学部 国際コミュニケーション学科 教授

**河田萌生**　聖路加国際大学大学院 看護学研究科 研究補助員

**山本由子**　東京保健医療大学 看護学部 准教授

**原田智世**　聖路加国際大学大学院 看護学研究科 助教

**橋本久美子**　聖路加国際病院 AYAサバイバーシップセンター 相談支援センター

**中山優季**　東京都医学総合研究所 難病ケア看護ユニット ユニットリーダー

**五十嵐ゆかり**　聖路加国際大学大学院 看護学研究科 教授

**西垣佳織**　聖路加国際大学大学院 看護学研究科 准教授

**加澤佳奈**　岡山大学学術研究院保健学域看護学分野 准教授
株式会社DPPヘルスパートナーズ アドバイザー

**吉田薫里**　株式会社DPPヘルスパートナーズ 健康管理部長

**森山美知子**　広島大学大学院医系科学研究科 成人看護開発学 教授
株式会社DPPヘルスパートナーズ 顧問

**森口真吾**　株式会社Vitaars 執行役員・メディカルサポート部長

**Soraia de Camargo Catapan**　クイーンズランド大学（オーストラリア）医学部
ヘルスサービスリサーチセンター 准講師

**Sisira Edirippulige**　クイーンズランド大学（オーストラリア）医学部
ヘルスサービスリサーチセンター 准教授

**Birthe Dinesen**　オールボー大学（デンマーク）医学部
ヘルスサイエンス・テクノロジー部門 教授

# 第 1 章

# テレナーシングへの誘い（いざな）い

# テレナーシング誕生の経緯
# ：遠隔医療・遠隔看護の誕生と歴史

亀井智子

## テレナーシング登場の背景

テレナーシング（遠隔看護）は、2000 年頃から妊産婦や慢性疾患をもつ人々への新たな看護の方法として、インターネットがいち早く整備された欧米を中心に進展してきた[1]。国際看護師協会（International Council of Nurses：ICN）は、2001 年にテレナーシングについての定義を発表するとともに、国際的なテレナーシングネットワークをつくり、情報交換を進めてきた。現在では「eHealth」へと用語が変わり[1]、テレナーシングはデジタル技術を活用した看護の概念へと広がりを見せている。テレナーシングは情報通信技術（Information and Communication Technology：ICT）とデジタル技術を活用した遠隔コミュニケーションを主体とした看護の提供方法であり、看護職（本書では、保健師・助産師・看護師の総称）とケアを受ける人が、地理的に離れた 2 地点、またはそれ以上の場所から看護を提供するもので、遠隔医療の中に位置づけられる。

## わが国の遠隔医療の歴史の概要

わが国の遠隔医療は 1971 年の和歌山県立医科大学で行われた電話回線を利用した心電図の伝送に始まったといわれている[2]。しかし、医師法第 20 条の解釈（遠隔診療は自ら診療したことに該当するか）をめぐって疑問が呈されたため、遅々として進まなかった（「遠隔医療の歴史と動向」p.29～30、33 に詳述）。

その後、1997 年、2003 年、2011 年に『情報通信機器を用いた診療（いわゆる「遠隔医療」）について』の解釈通知が発出され、遠隔診療がただちに医師法第 20 条に抵触するものではないこと（離島・僻地など直接の対面診療が困難である場合は遠隔医療でも差し支えないこと、慢性期疾患など病状が安定している者に対して行うこと、など）が通知され、その具体例が示された[2]。当初は、遠隔医療を開始する前の初診は対面で行うなど、実施上の一定の制約が設けられていた。その後、2015 年、2017 年にも関連した通知が発出されている。2018 年に『オンライン診療の適切な実施に関する指針』が策定され、遠隔医療の基盤整備が進んでいった。

2000 年代に入り、わが国のブロードバンドの普及と相まって、遠隔病理画像診断（テレパソロジー）、遠隔放射線診断（テレラジオロジー）、遠隔症例検討・相談（テレカンファレンス・テレコンサルテーション）、遠隔健康管理（テレケア）、そしてテレナーシングの実践が広

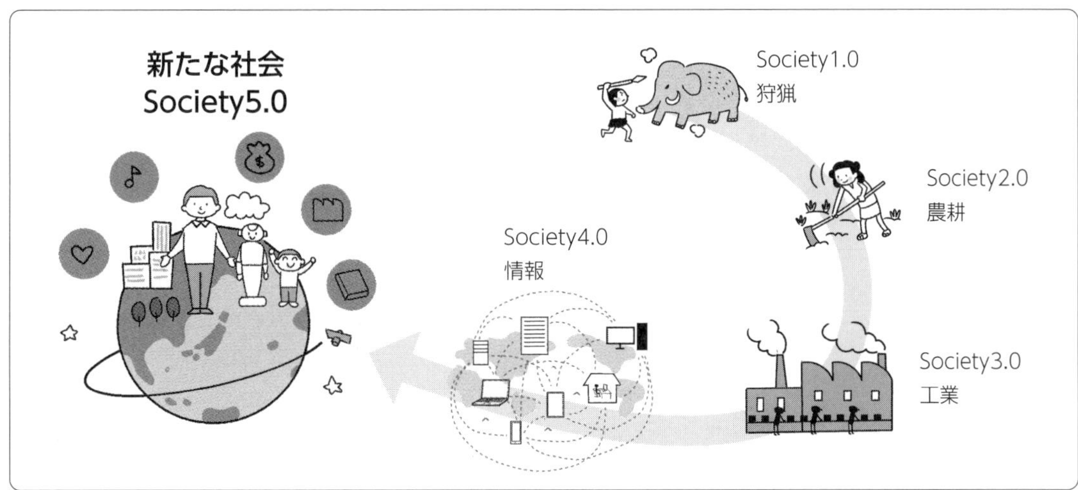


**図 1　Society 5.0 の模式図**
内閣府ホームページ：Society5.0. https://www8.cao.go.jp/cstp/society5_0/ より引用



がった[2]。内閣府 e-Japan 戦略（2000 年）[3] や未来投資会議（2016 年）[4] でも遠隔医療、遠隔診療の診療報酬化が進んでいった。

そして、2020 年の内閣府科学技術政策『Society 5.0（第 5 期科学技術基本計画）』[5] では、少子・高齢社会や地方の過疎化などによる社会的課題を、イノベーションを通じて打開する政策が打ち出され、コンピュータネットワークで構築された仮想（サイバー）空間と実世界であるフィジカル空間を高度に融合させて、境目なく両者の利点を最大限活用する新たなシステムを構成し、人間中心の快適な生活を創ることを目指している（**図 1**）。

2021 年の第 6 期基本計画では、Society 5.0 の未来社会像を「持続可能性と強靭性を備え、国民の安全と安心を確保するとともに、一人ひとりが多様な幸せを実現できる社会」とし、イノベーションの力によるオールインクルーシブな社会の実現[6] へと考え方を進化させている。

特に看護領域においては、これまでは健康問題や生活課題を抱える人、介護に悩みをもつ人に、医療機関や保健機関、地域機関、助産所などに出向いてもらうか、看護職が訪問するといったフィジカル空間でなければ必要な看護を届けることはできないと考えられてきた。しかし、サイバー空間上であっても、これらの人々に看護を届けることができる外的環境は整いつつある。社会の変化に気づき、自らの現場に起こっている課題をみつけ、その解決策を具体化する、いわゆる「イノベーション」がこれから先の看護には必要となっている。

**引用文献**

1. 国際看護師協会（ICN）ホームページ：eHealth & ICNP™.
https://www.icn.ch/how-we-do-it/projects/ehealth-icnptm（2023/12/5 アクセス）
2. 日本遠隔医療学会編：テレメンタリングー双方向ツールによるヘルスケア・コミュニケーション．中山書店，東京，2007：22-24.
3. 総務省ホームページ：「e-Japan 戦略」の今後の展開への貢献.
https://www.soumu.go.jp/menu_seisaku/ict/u-japan/new_outline01.html（2023/12/5 アクセス）
4. 首相官邸ホームページ：未来投資会議.
https://www.kantei.go.jp/jp/singi/keizaisaisei/miraitoshikaigi/index.html（2023/12/5 アクセス）
5. 内閣府ホームページ：Society 5.0.
https://www8.cao.go.jp/cstp/society5_0/（2023/12/5 アクセス）
6. 内閣府ホームページ：第 6 期 科学技術・イノベーション基本計画 本文（令和 3 年 3 月 26 日閣議決定).
https://www8.cao.go.jp/cstp/kihonkeikaku/6honbun.pdf（2023/12/5 アクセス）

# 看護のイノベーションとテレナーシング開発

亀井智子

## 看護のケアイノベーション

“イノベーション”は、ただ看護職が机に向かっていたり、日々の看護を行っていれば自然とできるものではない。さらに、課題を把握してさえいればイノベーションが可能になるというものでもないだろう。「看護×他分野×知恵」がぶつかり合う「接点」があってこそ、そこに「化学反応」が起こり、新しい看護の価値が生み出される。ぶつかり合うためには多少の苦しみを伴うが、それこそが“イノベーション”である。では、なぜ化学反応は起こるのだろうか。例えば、水素原子 2 個と酸素原子 1 個が結びついて（反応して)、“水の分子”というまるで異なる別の液体物質に変わる。“水”は人や動植物が生きるうえで必須の物質である。水素原子は 2 個なければ水素分子とならず、水への反応は起こらない。これは看護のイノベーションにも言えることで、看護職単一職種だけでは化学反応は難しい。保健、医療、福祉、教育、情報システム、工学、産業など多様な専門職や異業種からの「知恵」という刺激が加わることで、新しいものが生み出され、それが“イノベーション”につながるのである。

イノベーションとは、「アイデアから価値を創造するプロセス」[1] であるともいえる。人の生活の質の向上のためには、新しいアイデアに付加価値をもたらすような創造が必須である。医療分野のイノベーションにおいては、ここ数年、蓄積されたデータや医療情報を解析するために人工知能（AI）を導入し、診断・治療・ケアの補助として活用し、さらに日常生活支援にもデジタル技術の活用が次々と進められている。ケアロボット技術は高齢者を癒し、カメラを使っての見守りも可能になった。しかし、これらを導入し、ケアに活かすのは人であり、われわれ看護職である。単に看護職の仕事の負担を軽減したり、看護師不足を補うためだけでなく、現在の体制や制度の中でケアを受ける人々の生活の質を上げ、それとともに限られた看護人員体制や環境の中で快適な看護を提供できること自体を「ケアイノベーションの軸」として据える必要があるだろう。

人生 100 年時代となった現在、各ライフステージで人のケアニーズは変化し続ける。それらに対して、どの現場でも看護職がアイデアを出して支援できるよう、ケアイノベーション力を備え、現場に化学反応、すなわち大きなケアイノベーションを起こすことができる看護人材の開発が求められている。

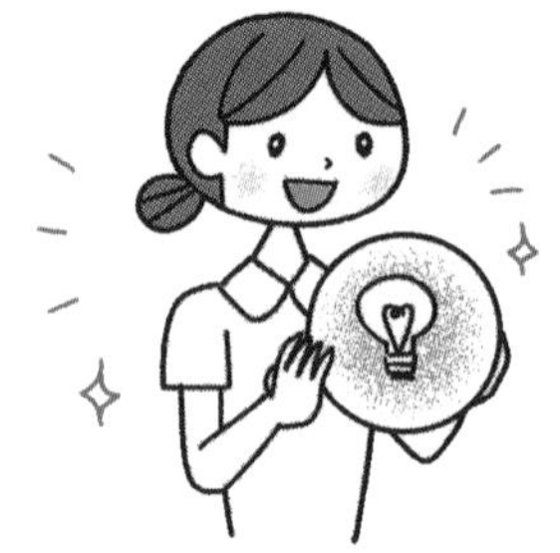

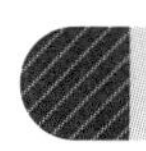

## テレナーシングへの取り組みの発芽

テレナーシングの誕生は、筆者が取り組んだイノベーション活動も１つの端緒となったと考えている。筆者は、1980年代から保健所保健師や病院看護師として在宅療養者の訪問看護を行っていたが、1990年代後半に大学の教職に就いた。すると、なかなかその機会を持てなくなり、大学にいながら同時に在宅療養者への看護ができないものかと思案していた。特に、慢性呼吸不全をもち在宅酸素療法を行いながら自宅で暮らす高齢者の看護に関心があり、呼吸不全の増悪を予防して、少しでも長く在宅生活を送ることができるように支援してきた。その当時、頻繁に入院する高齢者が多く、増悪の徴候は本人が把握していることがほとんどであった。ただ、増悪徴候があったとしても、「様子を見る」ことに終始し、早期の受診につながることは少なかった。慢性呼吸不全の場合、増悪時こそ早期の治療開始が必要であり、タイミングを逃すと死につながることも多い。そのため、呼吸不全の増悪徴候を継続的なモニタリングを通して把握することができないかを模索していた。

あるとき医療機器の展示会でタッチパネル式端末を見たとき、「これだ！」と直感した。そして、在宅モニタリングに基づくテレナーシングの開発を始めたのである。



## テレナーシングシステムの開発

### 1 固定電話から無線通信へ

2000年頃の初期のテレナーシングシステムは、自宅の固定電話のモジュラージャックを電話機から外して、療養者用のタッチパネル式端末に差し込む有線方式だった。データは無事に送受信できたが、電話にもいろいろな形態があり、差し込みができないお宅もあった。次の開発では、ディスプレイに受話器がセットされた端末を見つけ、それを使ったシステムをつくることにした（**図1**）。

無線通信化できたのは、2001年に始まったPHS回線を利用したパケット通信によるIPデータ通信サービスによるものだった。これで自宅内の端末設置場所は自由になった。一方、血圧計や体温計等の計測機器は、現在ではBluetoothによる標準化された無線通信が搭載されているが、当時はそれがなかったため、RFIDタグ（ICタグ）を用いた近距離通信を使用することにした。血圧計と読み取り装置側の箱にICタグを貼り付け、箱の上に測定後の血圧計等の器機を置くことで、デジタル的な計測結果を自動的に端末に取り込むことができる（**図2**）。

このような自作機器を使用して療養者から送信される血圧、体温、経皮的酸素飽和度値は感慨深く、それをもとにした在宅モニタリングに基づくテレナーシングの方法の確立を進めていった。ICタグにより、手入力のときとは異なり、誤入力がなくなるイノベーションでもあった。また、計測値だけでなく、本人の心身の様子を報告するための質問を設定し、教科書的な増悪徴候をリストアップすることに加え、増悪により入院となった在宅酸素療法高齢者へのインタビューやカルテからの症状把握を進め、15項目ほどの日々の心身状態を問う項目を設定していった。利用者の回答方法は、各質問に4～6項目の絵柄の回答選択肢と音声説明によりタッ

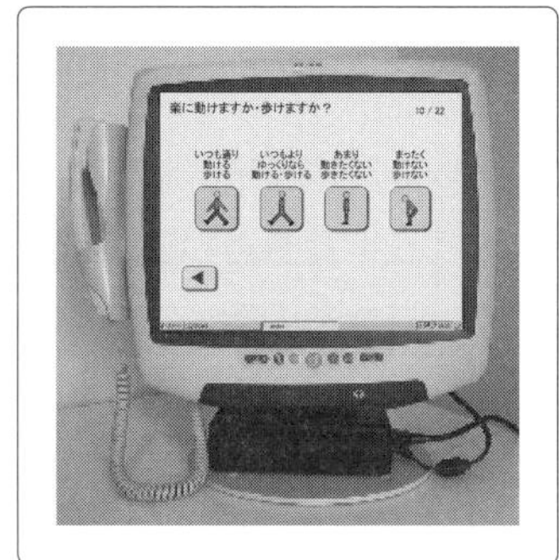


図１　受話器付ディスプレイ

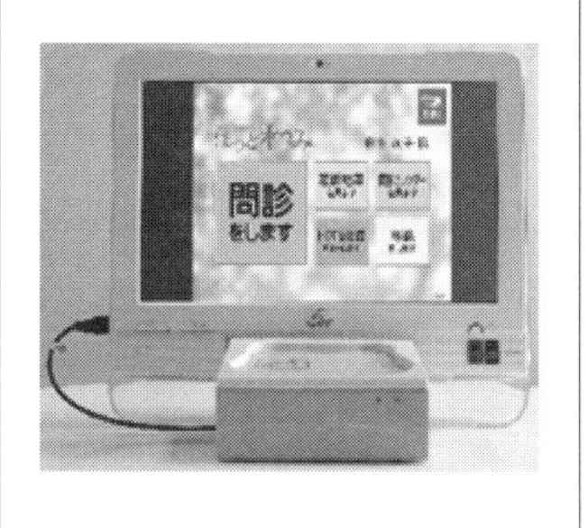


図２　RFID タグ（IC タグ）を用いた自作の読み取り装置

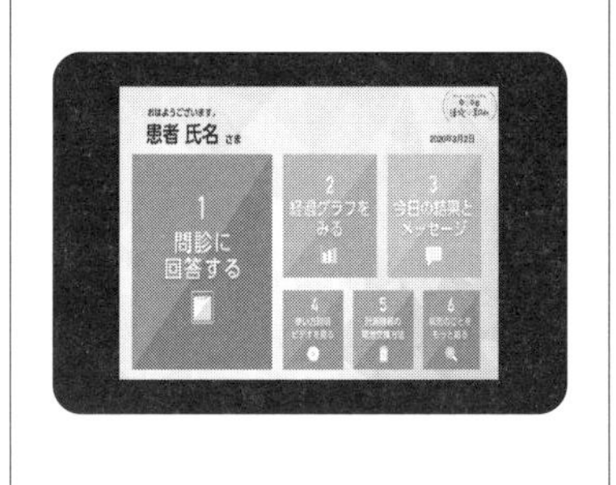


図３　タブレット端末を使用したテレナーシングシステム（利用者端末）

チパネルから回答を行い送信するものとした。そのため、ディスプレイがタッチパネルであることが利用者用端末の採用の前提であった。

### ❷ タブレット型端末の活用

その後、タブレット型端末が流通し始めたため、それを使った開発にいち早く取りかかった。価格も徐々に下がり、購入しやすくなった。開発方式にも変化があり、“アジャイル開発”と呼ばれる、短期間・小単位で実装とテストを繰り返しながら開発を進める方法を取り入れるようになった。開発の途中で新しい機器が出回る可能性や、企業の合併・統合でシステムが別会社に移管されることも頻繁に生じる現代では、システムの開発途中に仕様変更となることもあり得る。そのため、計画段階では厳密な仕様を決めずに、1 週間ごとにミーティングを実施して細かく開発するといった方法で進めていったのである。

## テレナーシングにかかわるさまざまな職種の議論の成果

このような開発をこれまで進められたのは、まさに前述した「化学反応」の結実ともいえよう。筆者らの看護研究者チームに加え、利用者、医師、情報システムや工学系研究者、ヘルスケア関連企業、IT 開発企業、通信企業など分野の異なるメンバーが、それぞれの視点を前面に出して対話を繰り返すことにより化学反応が起こったのである。もちろん、すべてが順調に進んだわけではない。そもそも職種によって用いる用語は異なり、意見の違いも日常茶飯事である。さらに、企業の開発姿勢もさまざまであった。少しでも使いやすいものをつくりたいという看護研究者の思いと、予算不足による限界は常にあった。そのとき重要なのは、利用者とシステム間のギャップを埋める話し合いであり、そこには、忍耐力が必要であった。

現在のわが国の個人のインターネット利用率は 82.9% となり[2]、情報通信技術（ICT）の利用はどの世代にとっても日常的となった。ケアを受ける人のヘルスリテラシー（健康に関する情報収集や活用する力）の水準は著しく向上している。2018 年には、初診から遠隔診療が可能となり、多くの疾患にも対応できるように変化した。

2020 年に世界中に広がった新型コロナウイルス感染症パンデミックを契機として、従来の直接対面型の医療提供形態から、ICT を活用した遠隔医療（テレヘルス）へと新たな医療の展開が急速に進められた。その結果、国民は遠隔医療を受け入れられるようになったといえよう。テレナーシングは、コロナ禍で外出制限があった時期でも、在宅療養者と“つながる媒体”となっていた。在宅での心身状態に変化がないか観察を続けることができ、大きな効果が実感された。タブレット端末の良さは、軽量で持ち運びしやすく、自宅内であれば、血圧計など計測機器から離れた場所からでも計測結果が取り込まれることである（**図3**）。とはいえ、実際には、電子レンジの使用中やオーディオスピーカーの影響により、Bluetoothがうまく機能しない状況が生じることもある。これらの声を開発チームに伝えていくことで、解決策を見つけていくことが可能となる。今後は、AIを活用したトリアージの支援など、さらに利便性を上げていきたいと考えている。



## テレナーシングの成長と看護職への教育

このように、在宅モニタリングに基づくテレナーシングシステムは、自宅で長期療養する慢性疾患をもつ療養者に向けて開発してきた。テレナーシング導入後の利用者は、生活に徐々にモニタリングのための測定や症状の問診への回答という機器操作を浸透させていき、1週間程度で操作に慣れる。そして、1か月後には生活の一部となっていく過程がみてとれる。そして、利用者自身が心身の状態を正確に把握できるようになり、生活や行動に工夫が起こり、家族や来客などにテレナーシングのことを説明するようになっていく姿が見られるようになっていく。導入前に「機械は苦手」と言う高齢者は多いが、機器の操作をシンプルにするための開発、導入期に必要かつ十分な支援を行うことによって、高齢者が機器に慣れ、モニタリング値を見ながらのセルフケアが進むようになっていく。

一方では、テレナーシングを行うためのケア基準を明確にして、テレナーシングを提供する看護職の教育を行うことが必須である。ここまで述べてきた看護のイノベーションのためのアイデアと、緻密な準備があってこそ、テレナーシング実践が急性増悪や再入院の予防、そして生活の質の向上につながるといえる。

最近では、看護にICTやAIを活用した支援の報告も増え、入院・入所・在宅を問わずケアを必要とする人々の生活をより快適化し、生活の質を向上する看護の取り組みが着実に進んでいる。テレナーシングへの看護職の関心も高まりつつあり、国内外で『テレナーシングガイドライン』が刊行され、テレナーシングを始めるための準備や具体的な実施手順のほか、看護の質を保証する重要性も示されている。そうした今、テレナーシングを提供する人材の育成や教育カリキュラムの整備が急がれている。

**引用文献**

1. Tidd J, Bessant JR：Managing Innovation：Integrating Technological, Market and Organizational Change, Wiley, New Jersey, 2020：3.
2. 総務省ホームページ：令和4年 情報通信に関する現状報告の概要. 第2部 情報通信分野の現状と課題, 第8節 デジタル活用の動向, 1 国民生活におけるデジタル活用の動向. https://www.soumu.go.jp/johotsusintokei/whitepaper/ja/r04/html/nd238110.html（2023/8/29アクセス）

# AI 活用 / ビッグデータとこれからのテレナーシング

亀井智子

## 人工知能（AI）とは

人工知能（artificial intelligence：AI）とは、「視覚、音声認識、意思決定、言語間の翻訳など、通常は人間の知能を必要とするタスクを実行できるコンピュータシステムのプログラムと技術」[1] を指している。この言葉が誕生したのは、人工知能の研究分野を確立した 1956 年のダートマス会議であるといわれる。現在は第 3 次 AI ブームといわれるが、最初のブームは 1950 年代～1960 年代にかけてコンピュータを使用した推論や探索を行って、チェスの対戦やパズルを解くといったことに活用されていた [2]。第 2 次ブームは 1980 年代～1990 年代といわれ、AI に知識やルールを教え込ませる研究が進み、人の症状から病名を特定し、治療法などを提示することに使われた [2]。2012 年に開催された AI の世界的な競技会が契機となり、機械学習（machine learning：ML）やディープラーニング（deep learning）による手法に注目が集まるようになった [2]。

## 機械学習とは

機械学習とは、損失関数を最小化し予測能力を最適化する最適化を伴う予測や分類を実行するアルゴリズムを形成する手法であり [3]、アルゴリズムを用いて特定の分野の大量のデータから規則性や関係性を求める手法である。ML は、データ内のルールをみつけて時間のかかる分析を短時間で実行できる利点がある。ただし、注目すべきデータの判断や検証するには、人の手による介入が必要である。

## ディープラーニングとは

ディープラーニングは、ビッグデータに隠された複雑なパターンを学習しながら共通点を抽出して状況に応じた判断を下すものである。

これらの AI 技術は、遺伝子解析や画像解析に活用されている。医療機関の外来などで受診者に問診する AI ロボットなどを見かけることもあるだろう。ロボットによる説明に加え、内蔵カメラによって受診者の表情分析を行い、その結果を診療に活かしている例もある。

## ビッグデータの活用

テレナーシングでは、蓄積される利用者の心身のモニタリング情報、看護記録などをビッグデータとして解析して、利用者個別の心身特性を把握した上で、病状変化の予測にリアルタイムに活用できる。テレナーシングでは、これまで病院のベッドサイドで測定していたバイタルサインズが、自宅からの遠隔モニタリングによりデータ送信されることになる。その情報を病院のナースステーションではなく遠隔地のテレナースが確認して、より的確な遠隔地からのテレナーシングの提供に活かす。

このように、AI とさまざまな情報が融合したデジタルヘルスケアイノベーションがさらに進展することで、機械が行う仕事とテレナースが行うヒューマニスティックな支援が融合した看護を提供できる時代が目の前まで近づいているといえよう。

＊

情報管理と AI/ ビッグデータに関しては、第 2 章「遠隔医療と AI（人工知能）・ビッグデータ」（p.51）で詳述する。



**引用文献**

1. Oxford Dictionary Lexicon website：artificial intelligence. https://www.dictionary.com/browse/artificial-intelligence（2023/12/5 アクセス）
2. 松尾豊監修：Newton 大図鑑シリーズ AI 大図鑑．ニュートンプレス，東京，2020.
3. Baskozos G, Themistocleous AC, Hebert HL, et al：Classification of painful or painless diabetic peripheral neuropathy and identification of the most powerful predictors using machine learning models in large cross-sectional cohorts. BMC Med Inf Decis Making 2022；22（1）：144.

# テレナーシングの定義・目的・特徴

亀井智子

## テレナーシングの概念

テレナーシングの前提は、健康上のケアニーズをもつ人の存在である。テレナーシングの要件は、看護職による看護に焦点を当てた実践、情報提供、教育、看護相談、保健指導、ケアのコーディネート、そして、両者をつなぐ情報通信ネットワークの存在、およびそれにつながるICTと機器の使用による音声、映像、画像の共有である。物理的・地理的距離は問わず、直接の接触は行わないタッチレスケアが原則となる（**図1**）。その帰結として、テレナーシングの提供により、利用者の心身の健康の安定、生活の質の向上、そして直接的に提供する看護との統合や遠隔多職種コミュニケーションによる連携が可能となる。

## テレナーシングとは：定義・目的

筆者は「テレナーシング」を、テレナーシングの概念分析[1]と自らの経験から次のように定義している。

「テレナーシングとは、離れた場所から情報通信技術を活用して提供される看護実践」。

ちなみに日本在宅ケア学会では、「情報通信技術（ICT）と遠隔コミュニケーションを通じて提供される看護活動」[2]と定義している。

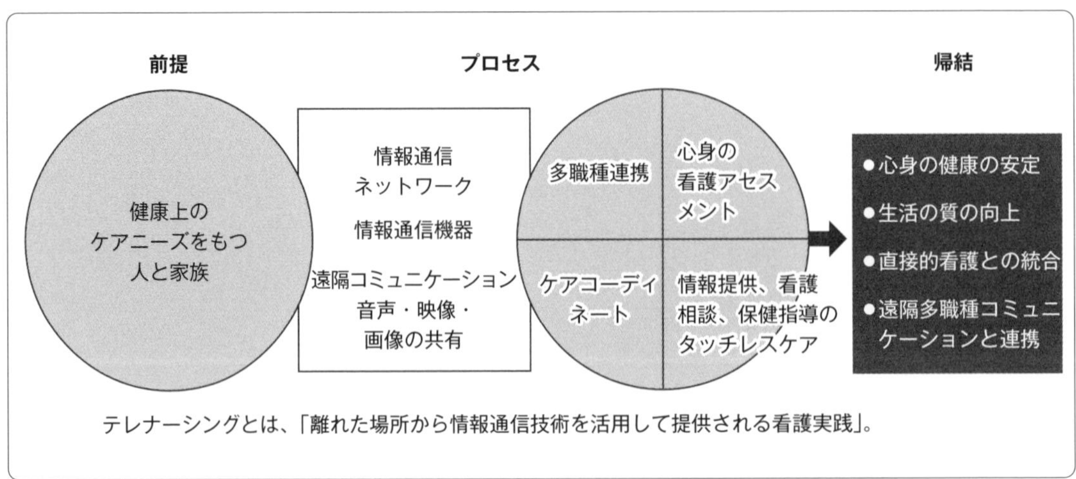


**図1**　テレナーシング看護実践モデル（亀井、2023）

テレナーシングは、ICT を活用したケアイノベーションの産物として、離れた地点にいる人と看護職が、いつでもつながることができるという新たな価値をもつ看護である。

そこで、テレナーシングを「ベッドサイドの看護」「訪問看護」に続く“第 3 の看護”であるととらえることができる。そのため、テレナーシングを提供する際には、「いかに利用者と看護職がつながるか」を考えなければならない。そして、テレナーシングの目的である人々の心身の健康の安定と生活の質を高めるための看護支援の提供を行うことが大切である。

## テレナーシングの特徴

テレナーシングは、遠隔コミュニケーション技術を基本とした看護方法であり、以下のような利点と限界がある。



### 1 テレナーシングの特徴

**①負担軽減**

まず、利用者と家族の通院に要する時間と交通費の負担が軽減される。また、自宅で専門職の訪問を受ける場合に感じる「人を迎え入れる心理的負担」は、テレナーシングでは生じない。さらに、看護職にとっても訪問のための時間とコストがかからない。

**②生活の場に即した看護の提供**

PC のディスプレイ越しに家庭の様子を観察することができ、外来での看護面談よりも情報量は多く、生活の場に即した、より適切な看護相談や保健指導が可能となる。

**③遠隔モニタリングによるバイタルサインズ等の情報収集**

必要な情報をモニタリングし、把握することで、病状を観察しながら具体的な看護相談が行える。遠隔聴診器も出ており、操作を本人か家族に行ってもらう必要はあるが、心音、呼吸音などの聴取もテレナースは可能であるため、身体情報もある程度把握できる。

**④どこでも実施可能**

医療資源が不足・偏在している地域においても、インターネットさえあれば看護を届けることができる。

### 2 テレナーシングの限界

現時点でのテレナーシングの限界として、以下のことが挙げられる。そのため、情報を補うための工夫が必要である。

**①情報の質と量の制約**

機器を介して得る利用者の情報の量と質は直接対面して得る情報と比較すると限界がある。

**②通信障害**

利用者宅のインターネット環境によって、通信障害や遮断が生じることがある。

**③触診・打診による情報収集の限界**

利用者に触れなければ情報を収集できないフィジカルアセスメントには限界がある。

**④視診**

視診の際には、PC が自動的に色補正を行っていることに留意して、標準的な色見本シート

(p.78参照）をあらかじめ本人に渡し、そのシートとともに皮膚色などを報告してもらうようにする。サイズの報告では、スケールとともにカメラに向けてもらうなどの工夫が必要である。

**⑤触診**

触診を補うためには、本人や家族などの協力を得て、患部に触れ、固さ、圧痛の有無などを口頭で伝えてもらうといった情報の追加のための工夫が必要である。

**⑥においのアセメント**

直接においを嗅ぐことはできないため、本人・家族等に報告してもらうしか方法がない。

**⑦器材等が必要**

利用者と看護職の双方に、テレナーシングに必要な器材やソフトウェアなどが必要であるため、初期費用がかかる。

**⑧その他**

テレナーシングシステムが機関のネットワークとは切り離されていることが多いため、電子カルテへの情報入力やモニタリングデータの電子カルテへの登録、ひいては在宅自己測定の血圧値等を正しい医療情報として記録することへの根本的な課題が残る。現時点では、わが国のテレナーシングへの診療報酬項目はごくわずかとなっており、報酬制度の整備は喫緊の課題となっている。

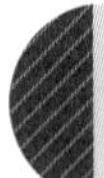

## テレナーシングの情報提供、教育、看護相談、保健指導、ケアのコーディネートの中心的機能

テレナーシングは、健康の一次予防から三次予防にある多様な年代、多様な健康状態の人々に提供が可能である。Larson-Dahn[3]による実践モデルは、電話対応の看護モデルとして作られたものであるが、テレナーシングにも通用する遠隔支援のモデルとなっている。中心は、患者－健康問題と看護師の看護サービスのコンサルティング機能である。看護職の知識と経験、アセスメントとコミュニケーション、利用者がもっている資源、意思決定の共有、資源の配分、評価と成果の機能があり、これらを通して情報提供、教育、看護相談、保健指導、ケアのコーディネート機能を発揮する（**図2**）。

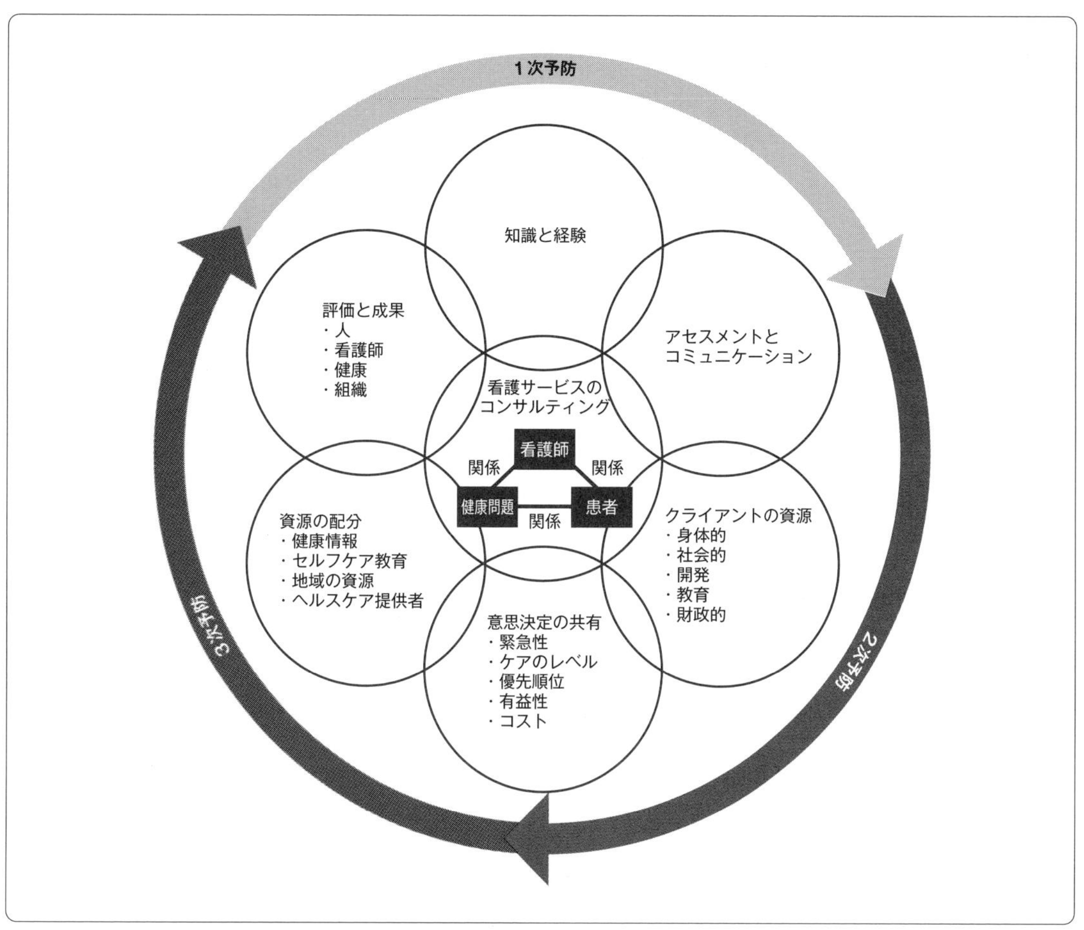


**図２　テレナーシングの実践モデル**

Larson-Dahn ML：Tel-eNurse Practice：a practice model for role expansion. J Nurs Adm 2000；30（11）：519-523. より引用


**引用文献**

1. McVey C：Telenursing：A concept analysis. Comput Inform Nurs 2023；41（5）：275-280.
2. 日本在宅ケア学会編：テレナーシングガイドライン．照林社，東京，2021.
3. Larson-Dahn ML：Tel-eNurse Practice：a practice model for role expansion. J Nurs Adm 2000；30（11）：519-523.

# 遠隔医療における
# テレナーシングの位置づけと種類

亀井智子

## テレナーシングの位置づけ

テレナーシングの位置づけについては、厚生労働省『オンライン診療の適切な実施に関する指針』によれば、現時点では、遠隔医療のうち、診断等の医学的判断を含まない、一般的な情報提供としての「遠隔健康医療相談」に位置づけられている（**図 1**）。

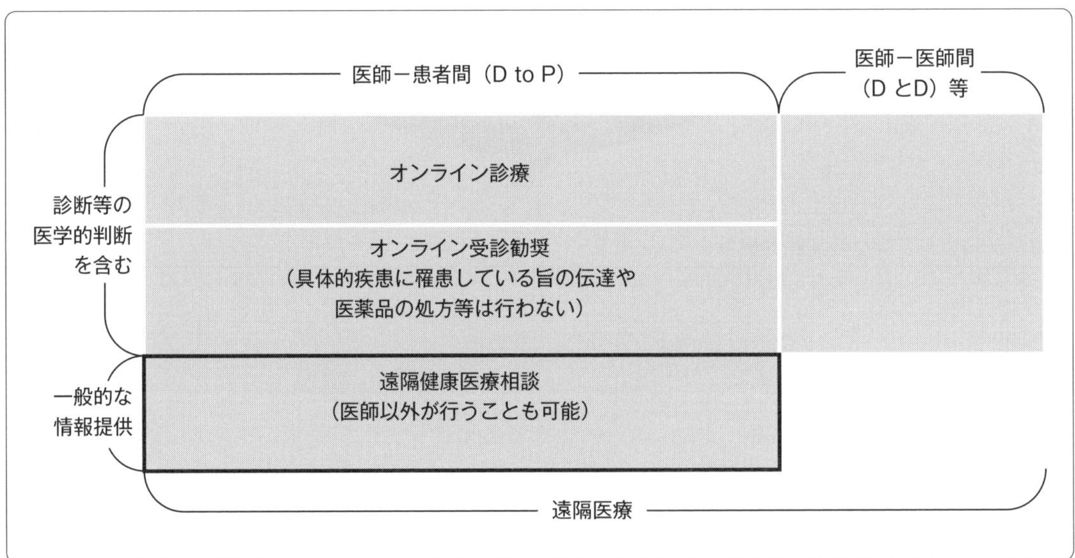


**図 1**　テレナーシングの位置づけ

厚生労働省：オンライン診療の適切な実施に関する指針 平成 30 年 3 月（令和 5 年 3 月一部改訂）. 2018：7. より引用
https://www.mhlw.go.jp/content/001126064.pdf（2023/12/5 アクセス）

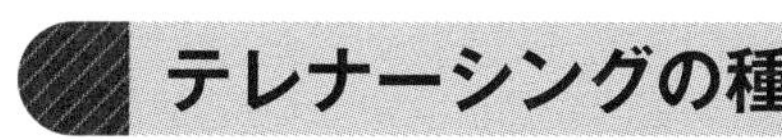

## テレナーシングの種類

テレナーシングの種類は、現時点では以下の 2 種類に大別される（**表 1**）[1]。

### 1 Nurse to People（N to P）

遠隔地の看護職から在宅生活者などに看護を提供する方法である。在宅ケアでは「患者」ではなく、主体的な生活者であるととらえているため、“Patient”でなく、“People”を用いている。N to P の方法では、インターネットとテレビ会議システムなどの器機を用いて遠隔対面し、情報提供、教育、看護相談や保健指導、ケアのコーディネーションを行うものである。バイタルサインズほか心身情報を遠隔モニタリングし、それらを評価して、遠隔看護相談や保健指導を行うものもある。

### 2 Nurse to Nurse（N to N）

看護職間のカンファレンスやコンサルテーションである。これは、一般の看護師が、他施設の専門看護師や認定看護師、診療看護師（NP）などにケアについてのアドバイスを求めたり、コンサルテーションを受けるものなど、遠隔地の看護職間で行われるものである。



**表 1　テレナーシングの種類**

| 種類 | 看護職と利用者間のテレナーシング<br>N to P（Nurse to People/Patient） | | 看護職間の専門的支援<br>N to N（Nurse to Nurse） |
|---|---|---|---|
| | テレナース↔利用者 | テレナース↔心身状態のモニタリングが必要な利用者 | 看護職↔看護職 |
| 主な内容 | 情報提供、教育、相談、保健指導 | | 情報提供、教育、相談、指導<br>（ケアの利用者は参加しない） |
| 利用者の例 | ●健康増進<br>●健診後の生活習慣病予防<br>●妊娠中や産後の女性と家族<br>●子育て中の家族<br>●慢性疾患をもつ人<br>●家族・介護者　など | ●慢性疾患をもつ人<br>●モニタリング結果をもとにセルフケアへの支援が必要な人<br>●症状変化をとらえて、それに応じた健康支援が必要な人<br>●疾患の増悪の危険性があるため、モニタリングが必要な人<br>●エンドオブライフ期にある人<br>など | ●看護職間のカンファレンス<br>●看護職間の情報提供、教育<br>●看護職間のケアに関する相談、指導　など |

**引用文献**

1. 日本在宅ケア学会編：テレナーシングガイドライン．照林社，東京，2021.

# テレナーシングのプロセス

亀井智子

テレナーシングのプロセスとは、テレナーシングを行う看護職（テレナースと称す）の知識と経験をもとに、利用者・家族のアセスメント、相互のコミュニケーション、利用者・家族がもつ資源の活用、テレナースがもつ資源の活用、意思決定の共有、そしてケアの評価を含む看護ケアである[1]（図 1）。

## 1 テレナースの知識と経験

現時点では、テレナースの教育カリキュラムや研修受講の義務はない。しかし、日本在宅ケア学会ケアイノベーション研修・研究委員会では、厚生労働省の委託を受けてテレナーシングセミナーを開講し、さらに厚生労働省新型コロナウイルス感染症対応看護職員研修軽～中等症患者対応研修（自宅療養者用）では、自宅療養者へのテレナーシングを取り入れた看護観察と保健指導の研修も行っている。

また、筆者ほか、本書の著者らが作成したテレナーシング e ラーニングも開講されている。テレナーシングには、看護全般の知識、臨床推論、遠隔観察法、遠隔コミュニケーション技法、ICT の基本とリスク管理、使用する器材の理解、そして看護実践の経験が必要である。通信機器を介した遠隔看護観察や遠隔コミュニケーションは、対面のそれらとは方法が異なり、通信

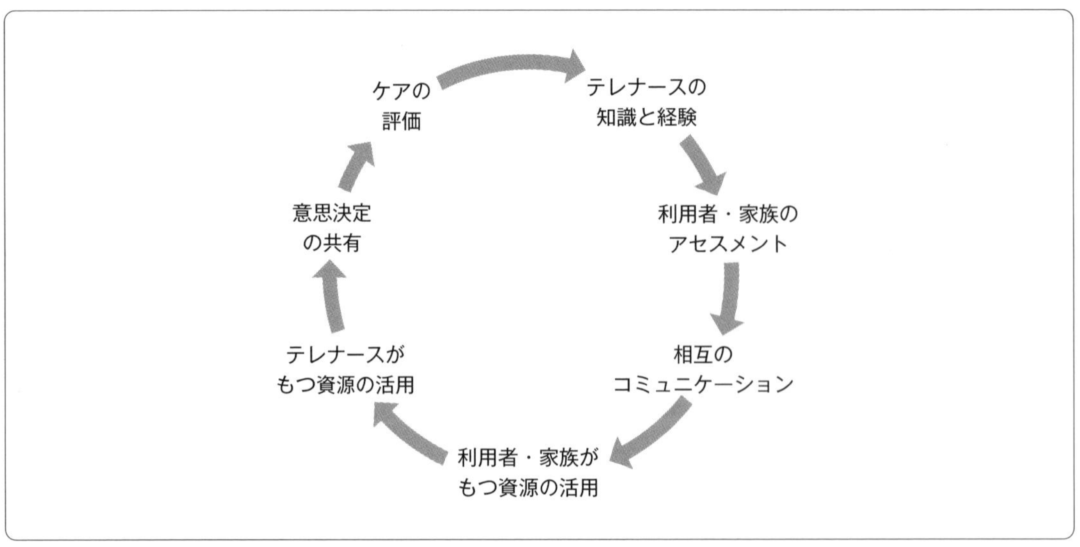


図 1　テレナーシングのプロセス

のタイムラグ、通信遮断などをふまえた実施が必須であり、テレナーシングを行う前に、最低限これらを理解することが必要である。

## 2 利用者・家族のアセスメント

テレビ電話での対面遠隔面談の開始前に、既存の情報から対象者と家族の概要とヘルスリテラシーを把握しておく。**表 1** のような観察情報と遠隔モニタリング情報から評価する。観察により情報収集する場合、室内の明るさの確保が必要である。自然光が観察に適するため、窓からの自然光が得られるようカーテンや障子を開けるように依頼する。自然光が不足する場合、蛍光灯やデスクライトの用意を依頼する。家族構成、機器操作等に協力可能かアセスメントする。利用者へのアセスメントでは、心身・社会的側面から包括的に行う必要がある。

## 3 相互のコミュニケーションと工夫

オンライン上の意思疎通では、専門用語は避け、わかりやすくゆっくり、はっきりとした言語を使うことが基本であるが、この他に、テレナースの表情や頷く等の態度なども基本的コミュニケーションスキルとなる。加えて、これらは大きくリアクションをとることで、画面越しの利用者に明確に伝わっていく。頷く場合はゆっくりと大きく頭を上下に振り、「NO（いいえ、違う）」という反応は大きく左右に首を振るとよい。意外な言葉に驚いたときは、画面の中にギリギリ入るよう手を広げて驚いている表情と態度で表現する工夫が必要となる（**図 2**）。こ

表 1　テレナーシングのためのアセスメント項目

| | |
|---|---|
| テレビ電話等による観察から得る情報 | ●顔色、表情、声の張り、声のトーン<br>●創・痛み・浮腫の有無・部位など、疾患に応じた症状<br>●食事・排泄状況、生活の自立度、身体可動性<br>●服薬・インスリン使用、治療状況など<br>●在宅酸素療法・在宅人工呼吸療法・在宅透析等の使用状況、日常生活の様子、趣味や楽しみ等 |
| 遠隔モニタリングを併用している場合のアセスメント | ●血圧、脈拍、酸素飽和度、体温、体重、1 日歩数、血糖値、睡眠時間、主傷病・副傷病に関連する症状等 |

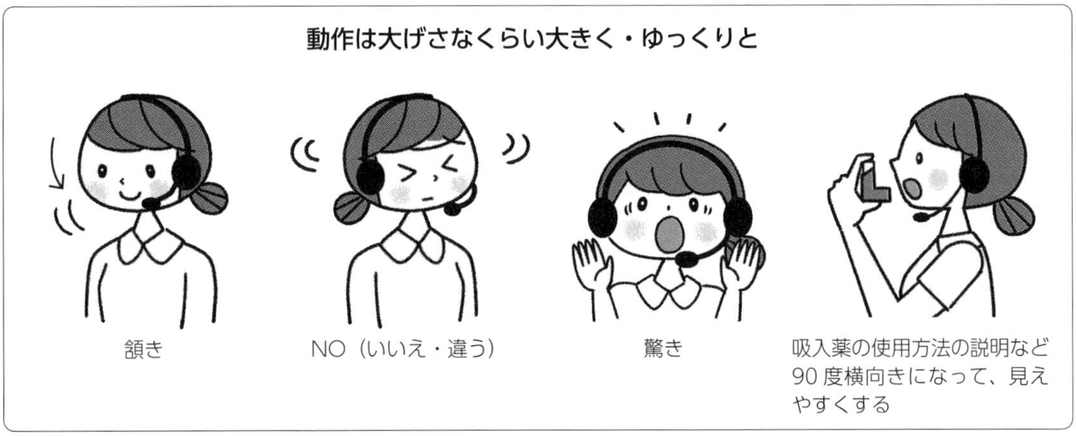

動作は大げさなくらい大きく・ゆっくりと

頷き

NO（いいえ・違う）

驚き

吸入薬の使用方法の説明など90 度横向きになって、見えやすくする

図 2　非言語的コミュニケーションとしての態度や表現の例

れらは非言語的コミュニケーションに属するものであり、言語的コミュニケーションに加えてテレナーシングでは重要なコミュニケーションの一つとなる。

オンライン上では音声がぶつかり合うため、言葉を発するのは一人（一方）ずつでなければならない。一方ずつ言葉を発して対話するため、対話中に考えていたことや情報が聞き取れなかったことはメモをしておくなどして、相手が話し終わってから会話を始める。話題がすでに変わってしまい一度話を戻して聞き返すことも必要となり、同じ内容を行ったり来たりして、確認することもある。また、聞き取りの間違えが起こりやすい言葉も多い（**表 2**）。「さ行」で始まる言葉など子音は高音に属するが、特に高齢者では普段の対話でも聞き取りにくいため、気をつけたい。言葉のバリアフリーを念頭に、言い換えが可能な場合は表現を変えることも対応の例となる。説明を行う場合、画面に対して正面で行うことが伝わるものと、画面 90 度の角度（横向き）で説明するほうが正しく伝わるものがあるため、画角にも工夫が必要となる。周囲の雑音で対話に集中できない場合、家の中でテレビがついていて注意がそれる場合などでも聞き取りづらい状況が生じるため、窓やドアを閉め、周囲の静寂さと同席者の有無を確認してからセッションを始めるようにする。

無線 Wi-Fi を利用する場合は有線よりもタイムラグや通信遮断のリスクが高まる。音声だけが聞こえずに画面が写っている場合は、紙に文字を書いてカメラにかざすことで、かろうじて対話は成り立つ。「はい」「いいえ」「聞こえません」など、簡単なコミュニケーションカードを利用者に渡しておき、それを画面にかざしてテレナースに伝えてもらうことができる。通信遮断が起こった場合は、一度オンラインから退室して、再起動などを試みるとよい。

## 4 利用者・家族がもつ資源の活用とテレナースのもつ資源の配分

利用者と家族は、病気の知識、これまでの生活経験、親族や介護者、友人・知人、経済力など、生活を基盤とした人的・物的・教育的・心理社会的・経済的資源をもっている。テレナーシングで生活に即した支援を行うためには、これらの資源に本人と家族が気づき、活用できるよう協力を得ることが必要である。本人と家族の資源だけでは生活の質の向上が難しい場合、セルフケア教育や健康情報、地域資源や社会資源（制度）の活用が欠かせない。高齢者であれば介護保険制度をはじめとして、身体障害者支援、住まい、成年後見など、国や自治体レベルの支援や制度があるため、必要な資源を紹介して各機関と連携を図り、つなげることが大切で

**表 2　オンライン上で聞き間違えが起こりやすい言葉の例と対応**

| 聞き間違えが起こりやすい言葉 | 対応方法 |
|---|---|
| **ひ**ろい（広い）→ **し**ろい（白い） | 口をはっきり横に開けて発語する |
| **い**ちじ（1 時）→ **し**ちじ（7 時） | 「**なな**じ」と言えば間違えは少ない。時間は復唱して確認することも大切 |
| **さ**とうさん（佐藤さん）→ **か**とうさん（加藤さん） | 「**さ**」にアクセントを置く |
| **わ**らう（笑う）→ **あ**らう（洗う） | 口をすぼめて「**わ**」を発音する |
| **は**くしゅ（拍手）→ **あ**くしゅ（握手） | 手を叩く、手を握るなどと置き換えて言う（言葉のバリアフリー化） |

ある。もちろん、テレナースがもつ知識は重要な資源であるため、療養上の看護相談や保健指導を十分に行う。

## 5 意思決定の共有

テレナーシング中の意思決定の場面としては、立てていた目標の変更、モニタリング値からの逸脱による緊急対応が必要となることや、緊急性はないが確実に何らかの行動が必要とされるものなど、さまざまである。

遠隔地からの看護支援では、利用者に直接的に手を添えたり触れる看護は行えない。そのため、必要性、緊急度、優先順位を正しく説明し、何らかの意思を決めてもらうための動機づけ、その期限、複数の選択肢の用意、それぞれの利点と欠点などを理解してもらうことが必要となる。急いで物事を決める場合とそうでない場合があり、緊急性が低い場合は「遅延」技術を活用し、本人や家族に考えてもらうための時間を設け、結論を出してもらうことも必要となる。いくら緊急性があったとしても、本人・家族が理解し行動に移すことを納得できなければ行動は生じない。テレナースが直接その場に行って対応することはできない。したがって、真の緊急性や必要性をわかりやすく伝え、それをどのように対応するか考えて決めていくプロセス自体を利用者とともに進める必要がある。そのようにして決めたことは両者の約束ともなるため、行動に移しやすい。

## 6 ケアの評価・成果

テレナーシングは、利用者と看護職の双方がケア提供プロセスを構成する。看護職と利用者の関係性、心配事の解消、利用者の心身状態のアウトカムとしての病状や症状の安定性、主観的 well-being などが評価指標となる。それに基づいて、テレナーシングの終了や継続を判断する。一般的には、設定した目標に到達した場合、テレナーシングは終了となる。看護職の評価では、コンピテンシーや説明責任、所属組織自体の評価も行い、組織改善に活かす。

**引用文献**

1. Larson-Dahn ML：Tel-eNurse Practice：a practice model for role expansion. J Nurs Adm 2000 30（11）：519-523.

# テレナーシングにおける People-Centered Care

亀井智子

テレナースは、テレナーシング利用者とともにテレナーシングの目標を考え、利用者・家族が主体的に健康を守り、疾病や障害などとともに生きることを支える対等なパートナーシップの働きかけが必要である。このことを「People-Centered Care（ピープル・センタード・ケア）」[1, 2]といい、個人や地域社会における健康問題の改善に向けて、市民自身が主体となり、保健医療従事者とパートナーシップを組んで、課題に取り組むことを指している。

ピープル・センタード・ケアの中心は市民（生活者）である。テレナースはともに歩むパートナーとして位置づけられる。パートナーシップの取り方には、次の３種類が挙げられる。

①**アプローチ型パートナーシップ**：まだ明確な問題意識をもっていない市民が健康への関心を持ち、健康生活を送ることができるようアプローチするようなパートナーシップの取り方を指している。

②**サポート型パートナーシップ**：疾患や症状をもちながら生活する市民へのサポートを行う専門職としての関係性の取り方のことを指している。

③**共同推進型パートナーシップ**：すでに健康問題に対して主体的に取り組んでいる市民とともに、さらなる取り組みを進める専門職の関係の持ち方を指す。

また、パートナーシップの要素には８つの種類が含まれる（**表 1**）。その種類とは、「市民と専門職との互いの理解と信頼」、「互いを尊重する姿勢をもつこと」、また、「市民は市民として、専門職はそれぞれの専門性という互いの持ち味（強み）を活かして課題に取り組むこと」、そして、「互いが担う役割を明確にして取り組んでいくこと」等である。これらが推進される過程で、市民と専門職は「ともに学び」、「意思決定を共有」し、そして「ともに課題を乗り越えていく」、というパートナーシップのあり方そのものがピープル・センタード・ケアである[1, 2]。

テレナーシングでも、利用者（市民）の主体的な健康改善の意識や病気に関する取り組みが必要であり、サポート型パートナーシップの姿勢を欠かすことはできない。そのため、利用者について理解し、利用者の持ち味や強みを見つけ、ともに考え、ともに課題を乗り越えていくよう敬意をもったパートナーシップを確立する必要がある。

**表 1**　People-Centered Care におけるパートナーシップの８つの構成要素

| | | |
|---|---|---|
| ①互いを理解する | ②互いを信頼する | ③互いを尊重する |
| ④互いの持ち味を活かす | ⑤互いに役割を担う | ⑥ともに学ぶ |
| ⑦意思決定を共有する | ⑧ともに課題を乗り越える | |

※本稿の引用文献は p.22 参照

# 長期療養者支援の視点とテレメンタリング技法

亀井智子



## テレナーシングと長期療養支援の視点

慢性疾患、難病など、長期的に療養支援が必要な人々へのテレナーシングは、低コストで長期の看護が提供可能である。長期的支援のためには日々、あるいは定期的な心身情報を看護職が把握できるよう、遠隔モニタリングの方法を取り入れることが必要である。遠隔モニタリングにより具体的にテレナーシング支援が行いやすくなる。

遠隔モニタリングでは、医師、薬剤師やその他必要な職種と連携することや、利用者の何をどのようにモニタリングするのかを明確化する必要がある。さらに、病状変化やその徴候を判定するための基準となる閾値（トリガーポイント）についても検討しておく。そして、モニタリング情報から利用者に何が生じているかを看護職が推論する上で必要な看護観察や情報収集を行うために、テレビ電話によるセッションを行う。

慢性疾患の経過を、多様に変化する一つの行路（course）ととらえる「病みの軌跡」[1]という概念がある。急性期、安定期、不安定期などの局面とその時々の利用者の生活状態と反応をとらえ、タイミングよく支援を行ううえで遠隔モニタリングが活用できる。テレナーシングでは、モニタリング情報を集めて送信するのは利用者や家族自身で、テレナースは利用者側からの情報提供を受ける側である。そのため、テレナーシングの中心は常に利用者がでなければならない。また、長期療養者自身が遠隔モニタリングの必要性を理解すること、健康や病気の管理に必要となるバイタルサインズやモニタリング項目の収集方法と頻度を日常生活のスタイルに合わせて決める必要がある。このように、長期療養者支援では、利用者が常に主体となり、看護職は受け取った情報をもとに、遠隔地の利用者の心身状況をアセスメントして、遠隔看護相談・保健指導などを行う必要がある。

## テレメンタリング技法

テレメンタリングとは、通信機器を用いて離れた地点からメンタリングを行うことである。その元語“メンター”とは、優れた助言者のことである。この言葉は、ギリシャの詩人 ホメロスが書いたとされる叙事詩『オデュッセイア』に登場する老賢人の名前である「メントール(Mentor)」に由来する[2]。テレナースによる“メンタリング”は、「利用者にとってきわめて有益な助言や指導を行うこと」そして、「親身に相談にのること」[2]を意味している。テレナーシングでは、直接の対面をしないことから、コミュニケーションや情報のやりとりにはタイムラグや聞き取りの間違え、理解が十分にできないことなどの問題が生じやすい。そのため前述したように、言語的コミュニケーションのみならず、表情や身振り、頷きなど、非言語的コミュニケーションを総動員してメンタリングを行うことが重要である。

また、テレメンタリングの方法には、テレビ電話のほか、一般電話、携帯電話によるリアルタイムコミュニケーションによる方法と、電子メールなどストア・アンド・フォワード方式がある[2]。それぞれの方法を理解して実施することが重要である。

これらの詳細については、第3章「遠隔コミュニケーション「メンタリング」の基本」(p.72)、「ストア・アンド・フォワード方式（電子メール）を用いた支援の基本」(p.80)で解説する。

**「テレナーシングにおける People-Centered Care」(p.20) 引用文献**

1. Kamei T, Takahashi K, Omori J, et al：Toward advanced nursing practice along with people-centered care partnership model for sustainable universal health coverage and universal access to health. Rev Lat Am Enfermagem 2017；25：e2839.
2. 高橋恵子，亀井智子，大森純子，他：市民と保健医療従事者とのパートナーシップに基づく「People-Centered Care」の概念の再構築．聖路加国際大学紀要 2018；4：9-17.

**「長期療養者支援の視点とテレメンタリング技法」(p.21) 引用文献**

1. ピエール ウグ編，黒江ゆり子，宝田穂，市橋恵子訳：慢性疾患の病みの軌跡ーコービンとストラウスによる看護モデル．医学書院，東京，1995.
2. 日本遠隔医療学会編：テレメンタリングー双方向ツールによるヘルスケア・コミュニケーション．中山書店，東京，2007：22-24.

**「テレナーシング・遠隔医療の潮流と健康保険制度」(p.23) 引用文献**

1. 厚生労働省：オンライン診療の適切な実施に関する指針 平成30年3月（令和5年3月一部改訂）．2018：7.
https://www.mhlw.go.jp/content/001126064.pdf（2023/12/5 アクセス）
2. 厚生労働省：横断的事項（その3）．中医協 総－2 元.12.11.
https://www.mhlw.go.jp/content/12404000/000575553.pdf（2023/12/5 アクセス）
3. 蝶名林直彦編著：必見！　オンライン診療の実践と解説．日本医事新報社，東京，2021.
4. 医療.com：2022年改定 がん患者指導管理料の算定要件とカルテ記載について 2022.09.11.
https://provide-a-better-life.com/gankanjyashidoukanriryou（2023/12/5 アクセス）

# テレナーシング・遠隔医療の潮流と健康保険制度

亀井智子



インターネット通信の高速化、IoT（Internet of Things）機器の進展と種類の多様化、ウェアラブル機器開発など、テレナーシングに必要な機器の発展はめざましい。遠隔医療やテレナーシングの臨床的有効性、経済的評価など、研究報告も多数出されている。これによって、医療コストの削減効果が見いだされ、諸外国では、テレヘルス（遠隔医療）の健康保険への適用が進み、対面診療と同等の診療報酬の扱いをしている国もある。

わが国では、2018年に医師が行う『オンライン診療の適切な実施に関する指針』[1]が策定され（2023年一部改訂）、テレヘルスのための具体的なガイドラインが示され、診療報酬化され、コロナ禍の2020年に初診から適用可能となった（「遠隔医療と診療報酬制度」p.33に詳述）。また、在宅酸素療法遠隔モニタリング加算では、慢性閉塞性肺疾患病期Ⅲ・Ⅳで在宅酸素療法を行う者への遠隔モニタリングと保健指導が2018年度に診療報酬化され、施設要件を備えた医師または看護師が行うことで算定可能となった[2]。

このように、2018年は遠隔医療全般にとってのマイルストーンの年であった。2020年度の診療報酬改定では、事前の対面診療の期間が6か月から3か月に見直され、緊急時の対面診療への対応のため、受診可能な医療機関をあらかじめ説明し、診療計画に記載することになった[3]。そして、新型コロナウイルス感染症の拡大により、期間限定の措置がとられた。初診にもオンライン診療が認められ、難病、糖尿病、在宅自己注射などでは、特定疾患管理指導料（医学管理料）の算定が認められるようなった。また、一定条件で薬剤処方が可能であるが、診療録などで基礎疾患の状況が把握できない場合は、7日間が上限であり、いわゆるハイリスク薬の処方はできないとされている[3]。2022年度の診療報酬改定では、「がん患者指導管理料（ロ）」における「医師、看護師又は公認心理師が心理的不安を軽減するための面接」をICTを用いて行った場合に診療報酬が算定可能となっている[4]。

在宅療養者へのテレナーシングや遠隔医療には、少しずつではあるが健康保険制度が適用されるようになっている。また診療報酬制度の改定にあたっては、エビデンスが重視される。在宅酸素療法遠隔モニタリング加算の提案は、看護界からのものであった。今後も国民に広く看護を届けられるようにしていく必要がある。

# テレナーシングとケア倫理

亀井智子

テレナーシングという直接対面せずに行う看護実践においては、以下のように倫理原則を守る必要がある。

## 1 全般的な姿勢

テレナーシングやリスク管理に関する理解が必要であるため、あらかじめ教育を受け、テレナーシング提供のための高いアセスメント力、コミュニケーション力を身につける必要がある。利用者の生活習慣、考え方や信条、社会的背景、経済的状態、健康問題や障害によらず、権利と尊厳を尊重し、生活と健康の側面から支援を行う。テレナーシングは、利用者との信頼関係に基づいて治療的関係性を初期に構築するように努める必要がある。

## 2 エラーの回避

機器を介した言葉のやりとりには、情報欠損が生じやすい。コミュニケーションには齟齬が生じやすいことを理解し、重要な点は、利用者と相互に確認を行い、エラーを防ぐことが重要である。

## 3 個人情報の保護・情報管理

利用者の情報は適切に取り扱い、個人情報を守ることが大原則となる。そして、情報通信技術の進展に合わせた継続的な自己研鑽を図ることも大切である。テレナーシングで扱う個人情報、モニタリング情報（心身データ）はセキュリティ対策をとり、適切に保存する。個人情報を取り扱う事業者にも、**表 1** のような対策が課せられている。

## 4 説明責任

テレナーシングを開始する前に、テレナーシングで行えることと行えないこと、実施の頻度、どの職種と情報を共有してケアを提供するのか、テレナーシングの中止や終了の基準を説明する必要がある。他の職種との連携が必要となった場合の理由と連携する職種や機関を説明する。ICT を介したコミュニケーションでは、情報欠損や遅延が生じることがあるため、利用者や家族が理解しているか必ず確認する。

表 1　個人情報の保護

| | |
|---|---|
| 安全管理措置 | ●第 20 条<br>個人情報取扱事業者は、その取り扱う個人データの漏えい、滅失またはき損の防止その他の個人データの安全管理のために必要かつ適切な措置を講じなければならない |
| 従業者の監督 | ●第 21 条<br>個人情報取扱事業者は、その従業者に個人データを取り扱わせるに当たっては、当該個人データの安全管理が図られるよう、当該従業者に対する必要かつ適切な監督を行わなければならない |
| 委託先の監督 | ●第 22 条<br>個人情報取扱事業者は、個人データの取扱いの全部または一部を委託する場合は、その取扱いを委託された個人データの安全管理が図られるよう、委託を受けた者に対する必要かつ適切な監督を行わなければならない |

## 5 エビデンスに基づくケア

情報提供、教育、相談、保健指導、コーディネーションはガイドライン等を参照し、最新のエビデンスに基づいて正しく行う。

# テレナーシングとリスク管理

亀井智子

テレナーシングの主なリスクとしては、利用者の取り違え、情報変更の確認漏れ、記録の間違い、画像の保存忘れ等がある。それぞれのリスクに応じた対策をとることが必要である（**表1**）。

また、テレナーシングには、情報通信機器の使用が必須である。医師が行うオンライン診療では、テレビ会議システムの利用が認められているが、テレナーシングに使用する器機についての取り決めはなく、『医療情報システムの安全管理に関するガイドライン』[1] を参照して行うことが必要である。

テレナーシングのリスク管理としては、情報セキュリティの担保と、そのための対策が大前提となる。情報セキュリティの詳細については「テレナーシング実践のためのセキュリティと情報管理」（p.41）に詳述されている。個人情報保護を遵守し、テレナース、医師などの多職種、利用者が使用するシステムのすべての安全性担保が不可欠である。

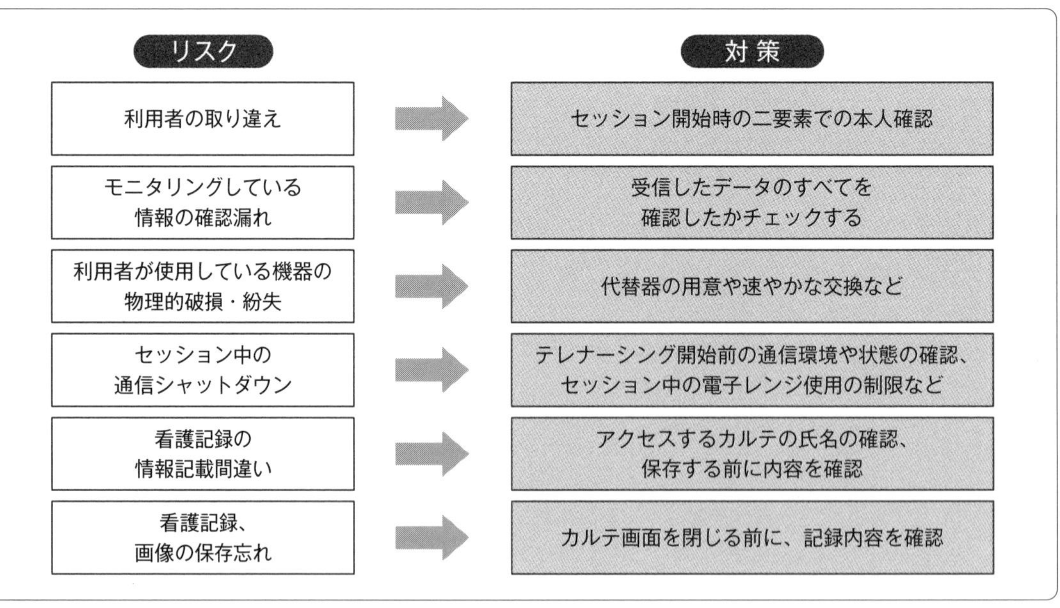


**図 1**　テレナーシング中のリスクと対策

**引用文献**

1. 厚生労働省：医療情報システムの安全管理に関するガイドライン 第 6.0 版（令和 5 年 5 月）. https://www.mhlw.go.jp/stf/shingi/0000516275_00006.html（2023/12/5 アクセス）

# テレナーシングの有用性と今後の課題

亀井智子



## エビデンスの考え方

テレナーシングのように、従来とは異なる新たな看護を開発・提供し、看護職の役割を拡大するためには、看護実践に関する成果や有効性を提示することが必要である。一般に、医療や看護において、研究によって有効性が確認され、科学的根拠があることを「エビデンスがある医療・看護」と呼んでいる。それは研究者の主観が入らないように計画されたランダム化比較試験の研究結果１つだけでなく、複数のランダム化比較試験の結果を統合するメタアナリシスからエビデンスの確実性や精確性を判断した上で決められる。

これまでのエビデンスの考え方は、**図 1-A** のようなピラミッドで示され、研究デザインごとに、エビデンスのレベルを直線的に区切るものであった。しかし、エビデンスの質評価である GRADE アプローチによる各ドメインの評価が導入されるようになり、精確性が低いランダム化比較試験よりも、精度の高い観察研究が堅実なエビデンスとしてガイドラインに採用されることも生じてきた。これを反映して、直線から上下に動く波線図へとモデル図は変化し（**図 1-B**）、さらに、ピラミッドの頂点からシステマティックレビューを外し、ほかの種類の研究をステークホルダーが評価・適用するためのレンズとして使用するものと表現される**図 1-C** として示されるようになった[1]。

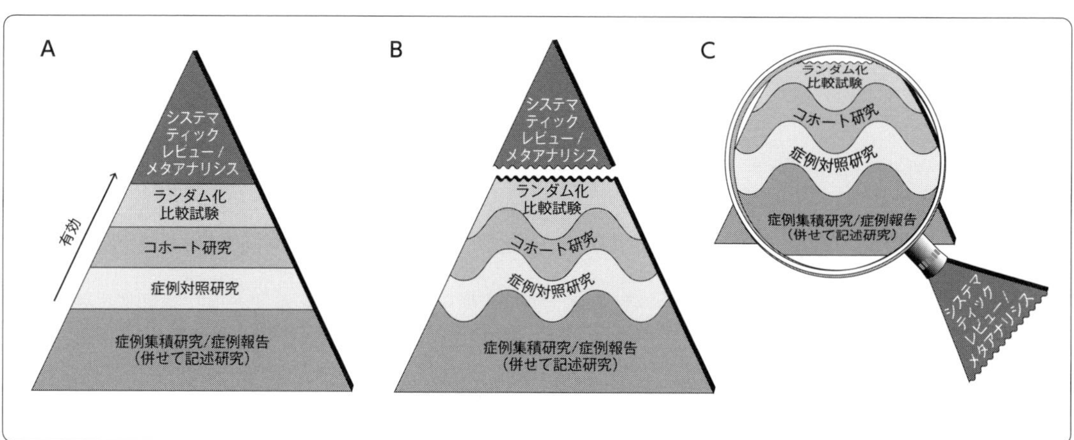


**図 1　新しいエビデンスピラミッド**

Murad MH, Asi N, Alsawas M, et al：New evidence pyramid. BMJ Evidence-Based Medicine 2016；21（4）：125-127. より引用

## テレナーシング、テレモニタリング、テレヘルスのエビデンス

テレナーシングのエビデンスとして、システマティックレビューとメタアナリシスを紹介する。

慢性閉塞性肺疾患（COPD）で在宅療養する者を対象とした在宅モニタリングに基づくテレナーシングでは、増悪・救急受診・再入院・在院日数などの減少効果が報告されている[2]。また、心不全在宅療養者を対象とした遠隔モニタリングと専門職による支援では、死亡率の減少効果が示されている[3]。身体に装着して睡眠や歩数などを簡便に持続的に測定するウェアラブル機器を使用して、遠隔保健指導を組み合わせた遠隔専門職支援では、2 型糖尿病者の体重減少、ヘモグロビン A1c や空腹時血糖値の低下が示され[4]、遠隔看護相談や保健指導には一定の有効性があると考えられる。しかしながら、望ましい実施頻度、実施期間などはいまだに明確ではない。いずれのランダム化比較試験においても、盲献化の点でバイアスがあるため、エビデンスの確実性は低～中である。

『在宅ケア実践ガイドライン』[5] では、ICT を活用したこれらの在宅慢性疾患療養者への支援として、ケアの推奨が具体的に示されている。

## テレナーシングに関する今後の課題

看護界、また関連領域のテレナーシングへの理解を得て広める上で、テレナーシングで何がどこまで可能であるのか、看護の質はどのように保証されるのかについて説明することが必要である。そのためのテレナーシングのプロセスを明確化し、多様な疾患や背景をもつ生活者に医療の一部としてテレナーシングを行う支援モデルを示すことが重要である。一方、テレナーシングを提供する看護職を育成することは急務であるが、先述のように、テレナーシング教育プログラムがほとんどないのが実情である。今、そのカリキュラム作成が急がれている。


**引用文献**

1. Murad MH, Asi N, Alsawas M, et al：New evidence pyramid. BMJ Evidence-Based Medicine 2016；21（4）：125-127.
2. Kamei T, Yamamoto Y, Kajii F, et al：Systematic review and meta-analysis of studies involving telehome monitoring-based telenursing for patients with chronic obstructive pulmonary disease. Jpn J Nurs Sci. 2013；10（2）：180-192.
3. Inglis SC, Clark RA, Dierckx R, et al：Structured telephone support or non-invasive telemonitoring for patients with heart failure. Cochrane Database of Systematic Reviews 2015；10：CD007228.
4. Kamei T, Kanamori T, Yamamoto Y, et al：The use of wearable devices in chronic disease management to enhance adherence and improve telehealth outcomes：A systematic review and meta-analysis. J Telemed Telecare 2022；28（5）：342-359.
5. 日本在宅ケア学会編：在宅ケア実践ガイドライン．医歯薬出版，東京，2022.

# 遠隔医療の歴史と動向

東福寺幾夫



## 日本の遠隔医療の歴史

日本の遠隔医療は 50 年余り遡ることができ、1971 年に行われた心電図伝送実験がその起原とされる（**表 1**）。

1983 年には、世界初の遠隔病理診断（以下、テレパソロジー）実験が日本で実施され、18 例の実施報告が残っている[1]。これに続くテレパソロジーの研究の結果、1995 年には臨床利用可能なテレパソロジーシステムが登場し、臨床応用とエビデンス蓄積が進んだ。

1996 年には厚生省遠隔医療研究班（班長：開原成允・東京大学教授）が発足し、わが国の遠隔医療に関する組織的・政策的研究が始まった。その成果発表会として、翌年には第 1 回遠隔医療研究会が開催された[2]。

**表 1**　日本の遠隔医療年表

| | |
|---|---|
| 1971 年 | 日本初の遠隔医療実験（和歌山県・心電図伝送実験） |
| 1982 年 | 世界初の遠隔病理診断実験（東京 - 伊勢、慶応大・日立電子） |
| 1995 年 | 臨床応用可能な遠隔病理診断支援システム登場 |
| 1996 年 | 厚生省遠隔医療研究班発足、遠隔医療の組織的研究開始 |
| 1997 年 | 厚生省医師法第 20 条解釈通知「遠隔診療は無診察診療ではない」 |
| 1999 年 | 厚生省診療録等の電子保存要件通知「真正性・見読性・保存性の確保」 |
| 2000 年 | 遠隔術中迅速病理診断が保険診療として認可 |
| 2003 年 | 厚生労働省：遠隔診療対象に 7 疾病例示 |
| 2005 年 | 日本遠隔医療学会結成 |
| 2011 年 | 厚生労働省：遠隔診療対象に 2 疾病追加 |
| 2015 年 | 厚生労働省：遠隔診療対象地域・疾病の制約解除 |
| 2018 年 | 厚生労働省：『オンライン診療の適切な実施に関する指針』を発表し、オンライン診療を保険診療として認可 |
| 2020 年 | 厚生労働省：COVID-19 対策の特例として、初診からのオンライン診療認可 |
| 2023 年 | 電子処方箋運用開始 |

当時、患者に対する遠隔診療を進めるうえで大きな障害となっていたのが、医師法第 20 条の無診察診療の禁止の規定である。通信回線を介する遠隔診療が無診察診療に該当するのではないかという懸念が実施の障壁となっていたが、1997 年 12 月、当時の厚生省が「遠隔診療は無診察診療ではない」との解釈を示した[3]ことで、この障害は回避されることになった。さらに、1999 年には医療情報の電子保存を認めるための 3 要件が示され、電子カルテ利用も進むことになり、2000 年にはテレパソロジーによる術中迅速診断が保険診療として認められた。2005 年には日本遠隔医療学会が結成され、以来遠隔医療にかかわる学術的活動の中心として機能している。

2015 年には厚生労働省がそれまで遠隔診療の適用に設けていた限定を解除したことから、オンライン診療に対応したシステムも数多く登場した。2018 年には「オンライン診療の適切な実施に関する指針」[4]が示され、オンライン診療に保険点数がつき、2020 年には条件つきながらオンライン診療による初診も認められた。2023 年には、電子処方箋の運用が開始となった。

## 遠隔医療成立要件

遠隔医療の成立要件を**表 2** に示す。これらは技術要件と社会要件に大別される。

技術要件としては、コンピュータによる文字・数値以外に、画像や波形、音声など多様な情報の取り扱いが可能なこと、次にこれらの情報を高速に、確実に、かつ安価に伝送できる通信ネットワークの存在、そして医療機器や生体情報のモニタリング機器などの存在である。

しかし、これらの機器や技術だけでは遠隔医療は成立し得ない。遠隔医療に対するニーズが存在し、社会がその実施を認めることが必要であり、その実施により遠隔医療システムの運用が経済的に成り立つことが不可欠である。

これらの要件のなかで、最も充足の難しいのが経済基盤の確立である。日本では、新たな治療法や医療機器の利用は保険診療に組み入れられ、保険点数がつかないと普及は困難である。技術要件は満たし、その実施に関するニーズがあっても、経済基盤が不十分で持続的運用が困難な事例は少なくない。

例として、テレパソロジーについて考えてみよう。テレパソロジーは、顕微鏡の標本拡大画像を伝送し、遠隔地の病理医による病理診断を実現するものである。その技術要件としては、以下のものが挙げられる。

**表 2　遠隔医療成立要件**

| | |
|---|---|
| 技術要件 | 1. コンピュータによる多様な情報の取り扱いが可能（文字・数値・音・波形・画像・動画等のデジタル化）<br>2. 高速大容量・低価格の通信回線の存在（デジタル情報の高速伝通信ネットワークサービス）<br>3. 小型軽量の医療機器・生体情報モニタリング機器（身体装着型モニタリング装置、家庭で利用可能な小型軽量医療機器等） |
| 社会要件 | 1. ニーズの存在（遠隔医療に対する要求）<br>2. 遠隔医療に対する社会的容認<br>3. 遠隔医療の持続的運用を可能にする経済基盤の確立 |

①コンピュータの性能が向上し、あわせて画像圧縮技術が確立し、コンピュータで画像を容易に取り扱えるようになったこと
②ISDN デジタル通信サービスによりデジタル情報を、高速かつ低コストで伝送できるようになったこと
③ステージ移動や対物レンズ交換の遠隔操作、自動照明調整や自動焦点調整等の機能を備えた顕微鏡が開発されたこと

さらに、社会要件としては、以下のようなものが考えられる。

①がん手術では術中迅速病理診断により術後の患者 QOL の向上が期待されるので、病理医の不在の病院でも術中迅速診断を実施したいこと
②テレパソロジーの実証研究により、テレパソロジー診断の精度が肉眼観察に劣らないことが実証されたこと
③テレパソロジーによる術中迅速診断が保険診療として認められたこと

テレパソロジーによる術中迅速診断の点数は院内で実施した場合と同じで、遠隔加算がついたわけではない。しかし、保険診療として実施できるようになり、その正当性が社会的に認められ、経済的な裏づけも得られたことで、導入が容易になり、普及が促進されたことは否めない。



## 遠隔医療と医師が行うオンライン診療の動向

遠隔医療は非常に広い意味を有する。情報通信技術を利用して治療・療養や健康増進、介護に役立てること全般を指す場合もある。また、狭い意味で、医療従事者間で実施される遠隔医療、いわゆる D to D 遠隔医療を指す場合もある。

遠隔診療は、情報通信機器を用いて遠隔で患者の診察をする意味で使用し、D to P 遠隔医療という場合もある。オンライン診療はリアルタイムで行われる D to P 遠隔診療を指す。遠隔診療では医師や患者が移動する代わりに、情報を移動させ診療を実現する。

遠隔診療は基本的には病状が安定した慢性期患者を対象とし、対面診療と組み合わせて計画的に実施することとされており、初診は対面で行うことが原則であるが、2022 年 4 月からは患者の状態があらかじめ把握できる場合には実施が認められた。なお、リアルタイムの遠隔診療はオンライン診療として認められているが、メールなどによる非同期方式の遠隔診療は認められていない。

遠隔診療・オンライン診療では、ビデオ通話機能による患者との対話が基本になる。これに加えてモニタリングも行われ、患者（利用者）の体重、血圧、体温や 1 日の歩数、看護職が行う心電図や $SpO_2$ などの測定も可能である。また、心臓ペースメーカや在宅酸素装置など医療機器の稼働状態把握や遠隔監視も遠隔医療の一つである。

オンライン診療では、医師と患者がオンラインで対話するだけではなく、そこに看護師などが介助する場合もあり、これを D to P with N 遠隔診療という。

2023 年 1 月からは、電子処方箋の運用が始まった。これに関連して、薬剤師による遠隔服薬指導も電子お薬手帳の展開と合わせて今後の普及が期待される領域である。

ソフトウェアを単独の医療機器として認証したものが SaMD（Software as a Medical

Device：ソフトウェア医療機器）である。画像診断支援等の医師業務を支援するSaMDはこれまでもあったが、患者が利用するSaMDも登場してきた。2021年に禁煙治療の支援を目的とするアプリが医療機器として認証され、医師によるアプリの処方が保険診療としても可能となった。こうしたアプリを応用した疾病治療をデジタル治療というが、これも遠隔診療の応用の一つである。

今後も、遠隔医療・遠隔診療は応用の幅を広げていくと期待される。


**引用文献**

1. 川北勲，千田龍吉，坂口弘：日立遠隔病理診断システムの使用経験．臨床検査 1983；27（12）：1757-1559.
2. 東福寺幾夫：日本の遠隔医療発展年表．図説・日本の遠隔医療 2017．日本遠隔医療学会，2017：77-79.
3. 厚生省：情報通信機器を用いた診療（いわゆる「遠隔診療」）について．健政発第1075号，平成9年12月24日．https://www.mhlw.go.jp/bunya/iryou/johoka/dl/tushinki01.pdf（2023/12/5アクセス）
4. 厚生労働省：オンライン診療の適切な実施に関する指針．平成30年3月．https://www.mhlw.go.jp/file/05-Shingikai-10801000-Iseikyoku-Soumuka/0000201789.pdf（2023/12/5アクセス）

# 遠隔医療と診療報酬制度

東福寺幾夫



## 遠隔医療に関わる法的制約の回避

遠隔医療を進めるうえで大きな障害となっていたのが、医師法第20条の無診察診療の禁止・対面診療の原則であった。遠隔診療が無診察診療に該当するのではないかという懸念である。1997年12月、当時の厚生省が遠隔診療は無診察診療ではないとの解釈を示し[1]、この障害は回避されたが、初診は対面で実施し、遠隔診療は補完的な役割を担うとの位置づけであった。2015年には厚生労働省がそれまで遠隔診療の適用に設けていた限定を解除し、在宅患者のオンライン診療への道が開けた。2018年にはオンライン診療に保険点数がつき、2020年には新型コロナウイルス感染症対策の一環として、条件つきながら初診からのオンライン診療も認められ、2022年にはこれが恒久化された。なお、診療報酬に関連しては、「オンライン診療」に代わり「情報通信機器を用いた診療」という名称が使われているが、本稿では引き続き「オンライン診療」と記述する。

## 医師が行うオンライン診療の適切な実施に関する指針

2018年3月、厚生労働省はオンライン診療を安全に適切に実施するため、『オンライン診療の適切な実施に関する指針』[2]を策定し、公表した（以下、指針）。この指針は数次にわたり改訂され、2023年6月現在では令和5（2023）年3月一部改訂版が最新版である。**図1**にその目次を示す。読者が参照される際には、厚生労働省のホームページで最新版を確認し、利用していただきたい。なお、この指針は、保険診療・私費診療を問わず適用されることに留意いただきたい。

2023年3月改訂版の中から、まずオンライン診療実施の基本理念について紹介する。わが国のオンライン診療は居宅等の利用者を想定しており、以下の3点を基本理念としている。

①利用者の日常生活の情報も得ることで、医療の質の向上に結び付けること

②医療に対するアクセシビリティ（アクセスの容易性）を確保すること

③利用者が治療に能動的に参画することで、治療の効果を最大化すること

次に、オンライン診療実施の原則を示す。

医師と利用者の関係は「かかりつけの医師」の実施が基本であり、対面診療を適切に組み合わせることとされる。対面診療と同様に守秘義務が課される。オンライン診療の責任は原則当該医師が負い、オンライン診療が適切でない場合には、すみやかに対面診療に切り替えること

Ⅰ　オンライン診療を取り巻く環境
Ⅱ　本指針の関連法令等
Ⅲ　本指針に用いられる用語の定義と本指針の対象
　(1) 用語の定義
　(2) 本指針の対象
Ⅳ　オンライン診療の実施に当たっての基本理念
Ⅴ　指針の具体的適用
　1. オンライン診療の提供に関する事項
　　(1) 医師－患者関係／患者合意
　　(2) 適用対象
　　(3) 診療計画
　　(4) 本人確認
　　(5) 薬剤処方・管理
　　(6) 診察方法
　2. オンライン診療の提供体制に関する事項
　　(1) 医師の所在
　　(2) 患者の所在
　　(3) 患者が看護師等といる場合のオンライン診療
　　(4) 患者が医師といる場合のオンライン診療
　　(5) 通信環境（情報セキュリティ・プライバシー・利用端末）
　3. その他オンライン診療に関連する事項
　　(1) 医師教育／患者教育
　　(2) 質評価／フィードバック
　　(3) エビデンスの蓄積

**図１　オンライン診療の適切な実施に関する指針（令和５年３月一部改訂版）目次**

とされている。医師は、治療成績等の有効性の評価を定期的に行い、利用者の急変時等にも、利用者の安全を確保できる体制を確保しなければならない。医師は、安全性や有効性のエビデンスに基づいたオンライン診療を行わなければならない。その実施は利用者の求めに基づくものとされ、利用者がそのメリット・デメリットを理解したうえで、その実施を求める場合に実施することとされている。

## 医師が行うオンライン診療の実施手順

オンライン診療実施時は、以下の施設基準を満たし地方厚生局等に届け出る必要がある。
①オンライン診療のための十分な体制が整備されていること
②厚生労働省の「指針」に沿って診療を行う体制を有する保険医療機関である
③対面診療を行える体制であること
④オンライン診療を担当する医師が、「指針」で定める「厚生労働省が定める研修」を修了していること

オンライン診療実施の手順は、以下のとおりである。

利用者は当該医療機関がオンライン診療を実施しているか確認し、遠隔診療の予約を行い、

代金の支払方法を確認する。

予約の時間になったら、予約情報に基づき医療機関から利用者に接続し、医師・利用者双方の本人確認を行い、オンラインでの診察を行う。診療後、必要があれば対面診療のための来訪を促し、外来診療に切り換える。薬の処方がある場合には、利用者の希望する薬局に処方箋を送付し、オンラインで服薬指導を受け、宅配で薬を受け取ることになる。

従来から実施されてきた電話再診は、患者側から電話を掛けることとされていたが、オンライン診療では患者なりすましを防ぐため、医療機関から発信することとされている。

## 医師が行うオンライン診療の診療報酬



オンライン診療の診療報酬は、オンライン診療を届け出た保険医療機関が「指針」に従って診察を実施した場合に算定できる。オンライン診療実施のための施設要件や診療報酬の算定の際には、最新の情報を確認いただきたい。以下、厚生労働省の資料[3]に基づき、2022年4月時点でのオンライン診療に関連する診療報酬を紹介する。

対面診療の初診料は288点、再診料は73点である。一方、オンライン診療の初診料は251点と対面の87%に減額されているが、再診料が同額の73点である。初診料の点数にこのような違いが設けられたのは、「オンライン診療では、対面診療との比較において、触診・打診・聴診等が実施できないことをふまえると、点数水準に一定程度の差を設けることは妥当である」との考えによる。また、**表1**に示すように、オンライン診療による医学管理料等も対面診療の87%程度に減額されている。これもまた、「オンライン診療に係る医学管理料の点数水準についても、オンライン診療の初診料の対面診療に対する割合と整合的に設定することが適当」との理由が付されている。

**表1　医学管理料等の保険点数（2022年4月改定）**

| | 現行の対面診療における評価 | 情報通信機器を用いた場合の評価 |
|---|---|---|
| B000　特定疾患療養管理料 | | |
| 1　診療所の場合 | 225点 | 196点 |
| 2　許可病床数が100床未満の病院の場合 | 147点 | 128点 |
| 3　許可病床数が100床以上200床未満の病院の場合 | 87点 | 76点 |
| B001　5　小児科療養指導料 | 270点 | 235点 |
| B001　6　てんかん指導料 | 250点 | 218点 |
| B001　7　難病外来指導管理料 | 270点 | 235点 |
| B001 27　糖尿病透析予防指導管理料 | 350点 | 305点 |
| C101　在宅自己注射指導管理料 | | |
| 1　複雑な場合 | 1,230点 | 1,070点 |
| 2　1以外の場合 | | |
| イ　月27回以下の場合 | 650点 | 566点 |
| ロ　月28回以上の場合 | 750点 | 653点 |

**引用文献**

1. 厚生省：情報通信機器を用いた診療（いわゆる「遠隔診療」）について．健政発第 1075 号，平成 9 年 12 月 24 日．
https://www.mhlw.go.jp/bunya/iryou/johoka/dl/tushinki01.pdf（2023/12/5 アクセス）
2. 厚生労働省：オンライン診療の適切な実施に関する指針．平成 30 年 3 月（令和 5 年 3 月一部改訂）．
https://www.mhlw.go.jp/content/001126064.pdf（2023/12/5 アクセス）
3. 厚生労働省保健局医療課：令和 4 年度診療報酬改定の概要 個別改定事項Ⅱ（情報通信機器を用いた診療）．
https://www.mhlw.go.jp/content/12400000/000911810.pdf（2023/12/5 アクセス）

# 第 2 章

# テレナーシングのために知っておきたい情報管理

# テレナーシング実装のための情報リテラシー

東福寺幾夫

## アナログとデジタル

アナログとは、連続的に変化する物理量を指す。測定する際には、長さや角度に置き換え、値を目盛りと対応させて読み取る。一方、デジタルとは、「1、2、3」のように離散的な数値データをいう。

測定におけるアナログとデジタルについて**図 1** に示した。例えば、体温測定を例に考えてみよう。水銀体温計は体温によって変化する水銀柱の長さを目盛りで体温として読み取るものである。目盛りの読み取りにあたっては、最小目盛りの 10 分の 1 まで目分量で読むことも行われ、測定結果には一定の読み取り誤差を含むものであった。

一方、デジタル体温計は、温度によって変化する物質の電気的特性を利用して温度を感知し（センサー）、その電圧を一定の刻み幅のデジタル値に変換して（A/D 変換）数字で表示するものである。デジタル表示の 36.5℃という値は測定結果が 36.45℃以上 36.55℃未満の範囲内であったことを意味し、測定値には±0.05℃以内の誤差を含む。デジタル表示の測定器では、最小表示桁の 2 分の 1 の誤差を含むが、その読み取りで誤差が生ずることはない。なお、デジタル情報はコンピュータでは 0 と 1 の 2 値を基本とした符号として扱われる。

アナログでは対象に合わせた信号処理や伝送の技術が必要で、ノイズの影響も受けやすい。これに対してデジタルでは、対象は 0 と 1 の 2 値を電圧の高低などで表すため、ノイズに強い。

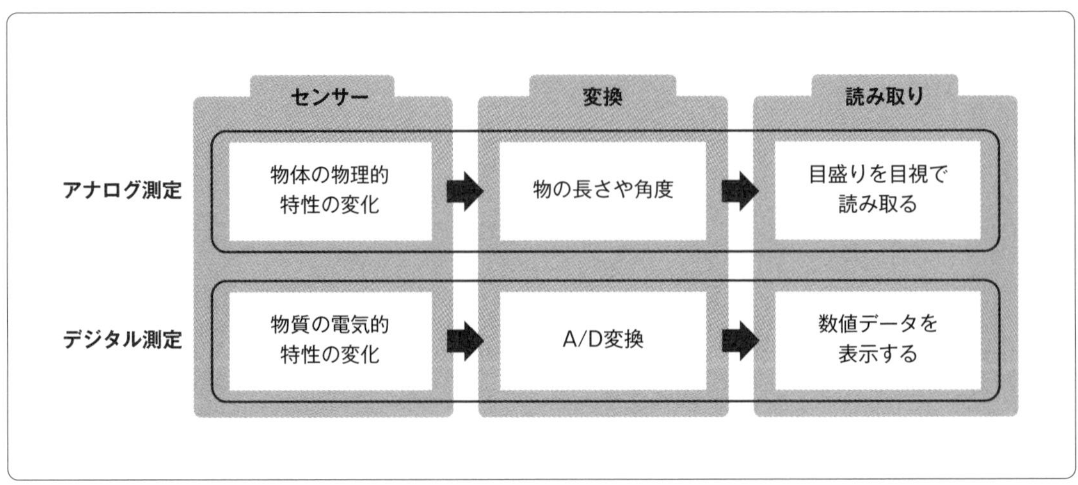


**図 1**　アナログとデジタル

また、デジタル化したデータは統一的に取り扱うことが可能になる。アナログレコードではビデオ信号を記録することはできないが、デジタルのCDには音声だけでなく動画や文書データも記録できる。

## デジタル通信の基礎知識

電話も昔は、音声の波形のアナログ信号を電線で直接送っていた。現在の電話は、マイクロホンで得られた音声の波形のアナログ信号を、いったん0と1を組み合わせたデジタル符号に変換し、このデジタル符号を伝送し、最後に波形信号に戻して（D/A変換）スピーカで音に戻すというデジタル通信方式に変わっている。

アナログ通信では、通話者間に信号の伝送路を設定し、通話が継続する間この回線を継続的に占有していた。このような回線交換方式では、通話数が増えると通信回線も多数敷設する必要があった。そこで考えられたのが、音声のデジタル化とパケット通信である。アナログの音声信号を送信前にデジタル情報に変換し、一定個数のデジタルデータを一まとめのパケットにして伝送する方式である。パケットとは、伝送すべきデジタル情報を一定の長さでひと塊にまとめ、そこに宛先や発信元などの情報を加えたものである。パケット化により、1つの伝送路で複数の通信パケットを伝送する多重化通信が実現し、通信量の増大にも対応できるようになった。

なお、デジタル信号の基本単位はある事象が起こったか否かを判別できる情報量のことで、これを「1ビット」と言う。多くの状態を識別するには、複数のビットを組み合わせる。現在の多くのコンピュータでは8ビットを基本として処理するが、これを「1バイト」と言う。情報量が多くなると呼び方も変わる。1000バイトを「1キロバイト」と言う。1キロバイトの1000倍を「1メガバイト」、その1000倍を「1ギガ」、さらにその1000倍を「1テラ」と言う。キロ、メガ、ギガ、テラといった呼び方は国際標準となっている。

## インターネットの仕組みと利用

インターネットは前述した「パケット通信」が基本となっている。インターネットに接続するすべての機器には「IP（Internet Protocol）アドレス」と呼ばれる一意の番地が割り当てられ、パケットはその番地を目印として伝送される。IPアドレスは数字で表されるので人には扱いにくいため、代わりに「ドメイン名」と呼ばれる文字列を利用する。例えば、日本遠隔医療学会のドメイン名は「jtta.umin.jp」である。ドメイン名やIPアドレスは全世界で重複しないように管理されている。

情報の伝送の際にはこの文字列をIPアドレスに変換しなければならない。その変換を行うシステムが「DNS（Doman Name System）」である。インターネット上の伝送拠点としてルータと呼ばれる機器が配置されており、ルータはIPアドレスを利用してパケットを送受信する。

インターネットを利用するには、以下の4つの手続きが必要である。

**①通信回線を提供する事業者と契約をする**

固定した場所でインターネットを利用するのか、移動先からも利用したいかにより、有線通信・無線通信のいずれかを選択する。

**②インターネットサービスプロバイダ（ISP）契約する**

ISP はインターネットへの接続サービスを提供する事業者である。

**③通信事業者が提供するネットワーク機器を設置する**

回線に接続するモデム装置や宅内機器接続用ルータを設置する。

**④ネットワーク機器にパソコン等を接続する**

利用者が用意したパソコン等を宅内のルータ等に接続する。

これらの概略を**図２**に示す。

なお、移動先でインターネットを利用する方法は２つある。１つは、上記①の移動体通信（携帯電話）事業者と契約し、携帯可能なモバイルルータを入手し、これを持参する方法である。この方式では、携帯電話が利用できる場所であれば、インターネットを利用できる。もう１つの方法は、移動先で提供される無線 LAN 環境（Wi-Fi）を利用する方法である。もちろん、Wi-Fi 設置者が ISP と契約していることが前提となる。ただし、Wi-Fi 環境によっては、通信内容が他に筒抜けになる可能性もあるので、利用にあたっては注意が必要である。自宅に Wi-Fi ルータを設置する場合には、接続する PC、タブレット、スマートフォン等との接続はパスワードで他者の不正利用を防止するとともに、通信を暗号化し他者の盗聴を防ぐなどの対策が必須である。

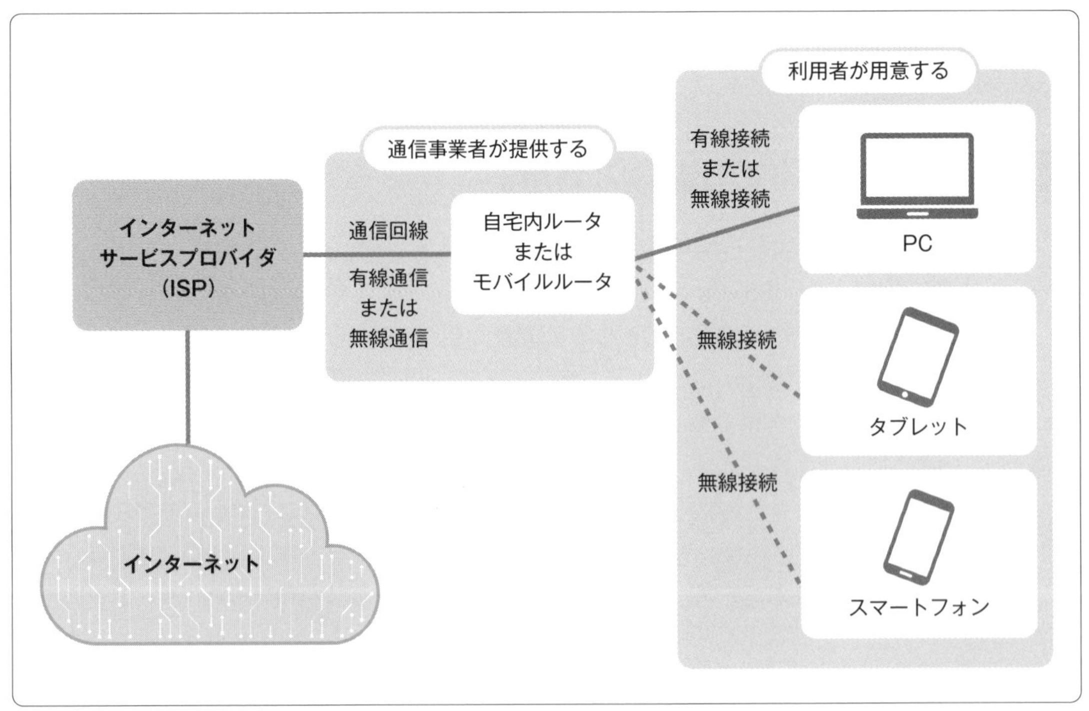


**図２**　インターネット利用に必要なものとその接続

# テレナーシング実践のための セキュリティと情報管理

東福寺幾夫



## はじめに

情報システムを安全に運用するために実施される対策が、情報セキュリティ対策である。情報セキュリティが損なわれると、個人情報が不正に流出することもあり、場合によっては業務用システムの運用を停止せざるを得ない状態に陥ることもある。実際、わが国でも電子カルテシステムがサイバー攻撃を受け、病院業務が停止に追い込まれた事例も発生している。

そこで、ここでは情報システムを安全に運用するための基礎知識を紹介する。

## 情報セキュリティと情報セキュリティ対策とは

### 1 情報セキュリティとは

情報セキュリティとは、情報の信頼性を向上させるために、情報に関する以下の3要素を維持することを言う。

(1) **機密性**：アクセス権限を有する者だけがアクセス可能なこと
(2) **可用性**：アクセス権限を持つ者が、いつでも情報にアクセスできること
(3) **完全性**：情報が最新で、正確で、保護されていること

これら3要素に加え、以下の4特性を維持することも含まれる。

(A) **真正性**：利用者や情報が本物であることを明確にすること
(B) **責任追跡性**：情報の生成、編集加工や消去などの操作などの行為が誰によって行われたかを明確にするため、後から追跡できるようにすること
(C) **否認防止**：情報の作成者が作成した事実を後から否認できないようにすること
(D) **信頼性**：情報処理が欠陥や不具合なく確実に行われること

### 2 情報セキュリティ対策とは

情報セキュリティ対策とは、上記の情報の3要素および4特性を維持し、業務を円滑に運用するために実施される以下のような対策を指す。

(1) 不正アクセスを防止すること
(2) 不正アクセスによる情報漏えいを防止すること
(3) 不正アクセスによる情報改ざんを防止すること
(4)「サイバー攻撃」全般を防止すること など

情報キュリティ対策は、情報システムを運用する組織が一丸となって実施すべきものであり、情報システム担当者や担当部署に任せておけばいいものではない。情報システムの利用者も、一人一人がそれぞれの役割を明確に理解し、担っていく必要がある。

不正アクセスの原因の多くは、利用者の不注意や誤った行動に起因することも多い。ID・パスワードを記載した付箋紙をモニタのフレームに貼り付けておくことなど、よく目にするが絶対にしてはならない。また、業務用のパソコンは、一定時間操作しないとログイン操作画面に戻るようにするなど、利用者一人一人の日ごろの行動が重要である。

## 医療情報システムの安全管理に関するガイドラインと実施事項

情報システムのセキュリティ対策は、業界ごとに所管の省庁から情報セキュリティガイドラインが示されている。医療情報システムについては、厚生労働省の『医療情報システムの安全管理に関するガイドライン第 6.0 版（令和 5 年 5 月）』[1] があり、これに沿った対策を実施することになる。

このガイドラインは概説編、経営管理編、企画管理編、システム運用編に分かれており、すべての医療従事者がこれらを読むことは困難と思われる。そこで、一般の情報システム利用者が最低限実践すべき事項を**表 1** としてまとめる。

## さらなる知識・情報の入手は

インターネットを安全に利用し、情報システムを円滑に運用するためのより広範な知識は、総務省の開設する『国民のための情報セキュリティサイト』[2] から入手できる。基礎知識から用語辞典まで掲載されており、もっと幅広く、より深く知りたい人にはアクセスをお勧めする。

同サイトの「基礎知識」[3] には、インターネットサービスの仕組みや各種リスクと対策などが掲載されている。また、情報セキュリティに関連する法律やガイドラインが掲載されている。法律違反の事例、情報セキュリティに関連する 10 の法律について説明がある。「一般利用者の対策」[4] には、利用者が実施すべき基本的な対策やインターネット利用時の脅威とリスク事故・被害の事例などが掲載されている。「企業・組織の対策」[5] では、業務上の対象者別に詳細な情報セキュリティにかかわる情報を提供している。

**表 1　一般の情報システム利用者が最低限実践すべき事項**

| | | |
|---|---|---|
| 1 | OS（パソコンやスマートフォンなどの基本ソフトウェア）や各種アプリケーションソフトウェアをアップデートし、最新に保つこと | ●不正アクセスやサイバー攻撃は、利用するコンピュータシステムのスキをついて行われる<br>●ソフトウェアにはさまざまな欠陥が見つかるが、それをタイムリーに修正しなければ、その欠陥を利用した攻撃の対象とされてしまうこともありうる<br>●ソフトウェアの更新はこまめに実施することが重要である |
| 2 | パスワードを適切に管理すること | ●利用者の氏名や誕生日等、類推しやすいパスワードは使用しない<br>●パスワードを書いた付箋紙をコンピュータに貼り付けることなどは、不正使用の温床である。<br>●パスワードは 8 文字以上、3 種類以上の文字を利用すること等指定され、利用者もパスワードの管理が困難になってきている。パスワード管理ソフトの利用も推奨される方法である |
| 3 | セキュリティソフトを利用すること | ●メールのチェックやウェブサイトの閲覧あるいは USB メモリをパソコンに差し込む等の行為は、ウイルスソフトウェアや悪意を持ったソフトウェア（マルウェア）に感染するリスクが高い<br>●マルウェア感染を防ぐには、セキュリティソフトウェアを利用するのが効果的である。セキュリティソフトウェアも常に最新状態に維持すべきことは言うまでもない |
| 4 | 不審なメールは開かないこと | ●マルウェア感染を予防するため、発信者の不明なメールは開かずに削除する |
| 5 | 提供元不明のデータはダウンロードしないこと | ●提供者の不明なデータをダウンロードすると、マルウェアを呼び込むこともあり得るので、不審データはダウンロードしないことが鉄則である |
| 6 | 私物のデバイスを業務システムに接続しないこと | ●自宅パソコンで仕事をしようとデータを吸い上げるために USB メモリを差し込むと、業務システムにウイルスを感染させる恐れがある |
| 7 | サーバやシステム設置場所への入退室を管理し、部外者は入室させないこと | ●サーバルーム等見学は基本的には禁止とする |
| 8 | 情報・データを定期的にバックアップすることなど | ●万一に備え、情報やデータは定期的にバックアップする<br>●バックアップデータは、地理的に離れた安全な場所に保管することが望ましい |



**引用文献**

1. 厚生労働省：医療情報システムの安全管理に関するガイドライン 第6.0版（令和５年５月）.
https://www.mhlw.go.jp/stf/shingi/0000516275_00006.html（2023/12/5 アクセス）
2. 総務省：国民のためのサイバーセキュリティサイト はじめに.
https://www.soumu.go.jp/main_sosiki/joho_tsusin/security/intro/index.html（2023/12/5 アクセス）
3. 総務省：国民のためのサイバーセキュリティサイト 基礎知識.
https://www.soumu.go.jp/main_sosiki/joho_tsusin/security/basic/index.html（2023/12/5 アクセス）
4. 総務省：国民のためのサイバーセキュリティサイト 一般利用者の対策.
https://www.soumu.go.jp/main_sosiki/joho_tsusin/security/enduser/index.html（2023/12/5 アクセス）
5. 総務省：国民のためのサイバーセキュリティサイト 企業・組織の対策.
https://www.soumu.go.jp/main_sosiki/cybersecurity/kokumin/business/business.html（2023/12/5 アクセス）

# テレナーシングに必要なプラットフォーム

東福寺幾夫

## テレナーシングの実施モデル

テレナーシングの実施には、テレナーシングにかかわる指示を出す主治医、テレナーシングを実施するテレナース、そしてテレナーシングのサービスを受ける患者（以下、利用者という）の３者がかかわる。それぞれが情報システムにアクセスし、情報交換をすることでテレナーシングが実現される。テレナーシングの実施モデルを**図１**に示す。

主治医の医療施設には、診療情報を保管・管理するための電子カルテシステムや遠隔診療を実施するためのオンライン診療システムが設置される。テレナースステーションにはテレナースシステムが設置され、主治医のシステムおよび患者端末と情報交換を行う。利用者・在宅療養者の住宅内には利用者端末が設置される。これら３要素がテレナーシング実現には必要である。

## 主治医のための情報システムの機能

主治医が利用するのは、主に電子カルテシステムと遠隔診療のためのシステムである。

電子カルテの主要機能は以下のとおりである。

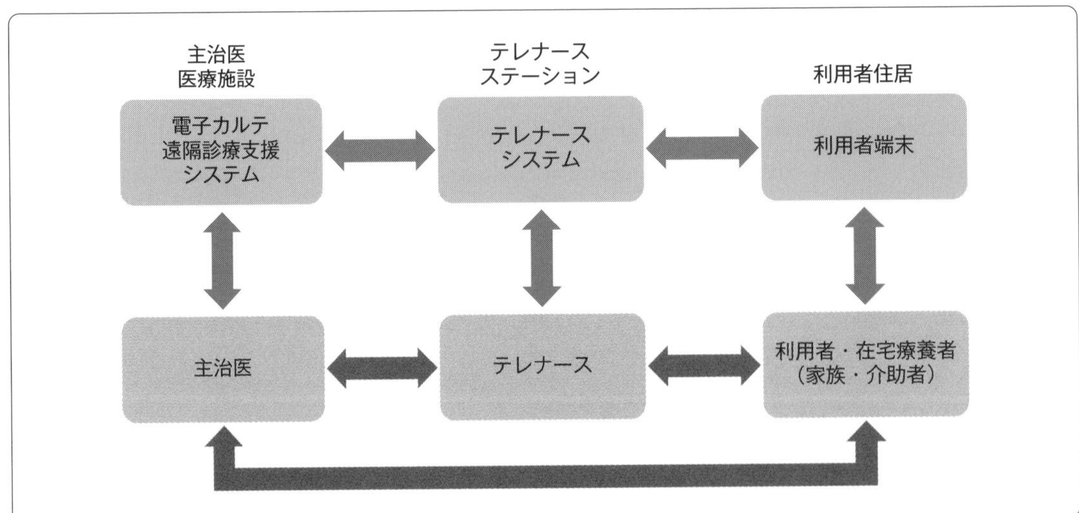


**図１**　テレナーシングの実施モデル

①患者の登録
②患者の受付
③診療記録の登録・保存・検索・閲覧
④検査や看護、処方などの指示入力
⑤検査指示書・処方箋の発行
⑥会計
⑦レセプト請求など

また、在宅の利用者を遠隔で診察（オンライン診療）するためのシステムの機能として、
①遠隔診療の予約
②オンラインでの問診・遠隔診察
③診療代金の決済機能
④処方箋発行や処方薬の配送など処方の処理機能

が必要である。さらに、テレナースおよび利用者とのオンライン・コミュニケーションのための、
⑤テレナース・利用者とのテレビ電話機能
⑥メール・メッセージの送受信機能

が必要である。

## テレナースのための情報システムの機能

テレナースシステムは、テレナースステーションに設置される。そのシステムは、以下の機能を備えると想定される。
①利用者登録機能
②看護師登録機能
③看護計画機能
④看護指示や看護記録等の情報を主治医と交換するための機能
⑤看護記録の登録・保存・検索・閲覧・統計解析機能
⑥利用者モニタリング情報の収集・登録・保存・閲覧・統計解析機能
⑦利用者モニタリング情報の主治医システムへの転送機能
⑧主治医・利用者とのテレビ電話機能
⑨メール・メッセージの送受信機能 など

## 利用者端末の機能と特性

利用者の居宅に設置される利用者端末に想定される機能は以下のとおりである。利用者端末には、利用者の心身の状況を把握するモニタリング機器が接続される場合もあり、それらへの対応機能も必要である。
①利用者登録機能
②支援者・介助者の設定・登録機能

③問診機能
④利用者教育支援機能
⑤オンライン決済機能
⑥テレナース・主治医とのテレビ電話機能
⑦モニタリング機器の設定・登録機能
⑧モニタリング機器からのデータ収集・保存機能
⑨モニタリングデータのテレナースシステムへの伝送機能

また、利用者は情報通信技術やコンピュータにかかわる知識に欠けることや認知機能が衰えている場合も想定されることから、次のような特性を備えることが求められる。

①利用者や支援者が容易に操作できること
②設置が容易であること
③電源や関連機器との接続が容易であること
④利用者や支援者が誤操作しても誤動作せず、容易に回復できること
⑤落下や他の物体の衝突で簡単に壊れない堅牢性を有すること。水や飲み物がかかっても耐えられる防水性も有すると望ましい
⑥端末ソフトウェアのアップデートなどの操作は、専門知識のない利用者や介助者が容易に実施できること

さらに、設置にあたっては、以下の事項も配慮が必要である。

⑦利用者の移動等で端末が落下や移動しないよう、安定した場所に設置すること
⑧テレビ電話機能利用時、利用者の顔が明瞭に映るよう順光で撮影できること。利用者は適度な明るさと演色性のある光源で照明されることも望まれる
⑨モニタリング機器の接続は無線方式が便利であるが、通信のセキュリティや安定性に留意すること

## まとめ

テレナースシステムは、主治医、テレナース、そして利用者・支援者が使用する３つのシステムから構成される。それぞれの備えるべき機能を紹介した。

それぞれが利用するシステムは所要の機能を有するだけでなく、ユーザにとって使いやすく、エラーから容易に回復できるよう配慮が望まれる。また、情報通信技術や情報セキュリティの専門知識をもたない利用者にも設置が容易で、ソフトウェア更新等の維持更新が容易なシステムとすることが望まれる。

# テレナーシングと情報通信技術

東福寺幾夫

## テレナーシングにおける情報通信

テレナーシングは利用者の療養生活を支えるものである。テレナーシングでは、利用者や家族・支援者との間で、以下の5つのような情報通信技術を利用したサービスが提供されると考えられる。

### 1 利用者の状態把握・モニタリング

モニタリングでは、今後 IoT（Internet of Things：物のインターネット）が重要な技術と思われる。

### 2 利用者とのコミュニケーション

テレナーシングでは、電子メールやテレビ電話機能が用いられるが、SNS（Social Networking Services：ソーシャルネットワーキングサービス）の利用も増加するものと思われる。

### 3 利用者の生活習慣変容への介入・指導

利用者の多くは、生活習慣病などの慢性疾患を抱えた人である。その状態を把握し、療養に必要な情報を提供し、望ましくない習慣については行動変容を促す。利用者の生活に介入することは対面指導が多く用いられてきたが、オンライン環境ではテレビ電話機能や SNS が利用される。新たな介入手段として、デジタル療法なども登場してきている。

### 4 家族や支援者との連携

家族や支援者とコミュニケーションをとり、理解を得ることは利用者とのコミュニケーション同様重要である。基本は利用者とのコミュニケーション手段と変わるところはない。

### 5 利用者の生活を支援

利用者の療養は生活そのものでもある。日常の移動や家事の支援などが必要である。この場面では、医療と介護や福祉との連携が必要になるが、情報共有に関しては利用者や家族とのコミュニケーションと違いはない。

## モニタリング

利用者の心身の状況を把握するためにモニタリングが実施される。モニタリングの現在と未来の姿を**図 1** に示す。

現在は、モニタリング機器を有線または無線で利用者端末に接続し、一定の場所で 1 日 1 回ないし数回、心電図、血圧、脈拍、体温、$SpO_2$ などのデータを収集している。近い将来、身体に装着可能なモニタリング機器（ウェアラブルデバイス）が利用されるようになると、いつでもどこでも身体データが収集可能になると考えられる。また、その接続形態も変わり、これらの機器を IoT 経由でクラウドサービスに接続し、テレナースセンターにデータを集められるようになると思われる。これは 5G 移動体通信ネットワークを利用することで実現可能と考えられる。

身体装着型モニタリング機器は、利用者のモニタリング負担を軽減するだけでなく、精度を向上させることもできる。すなわち、常時モニタリングしクラウドで解析を行い、異常を検知

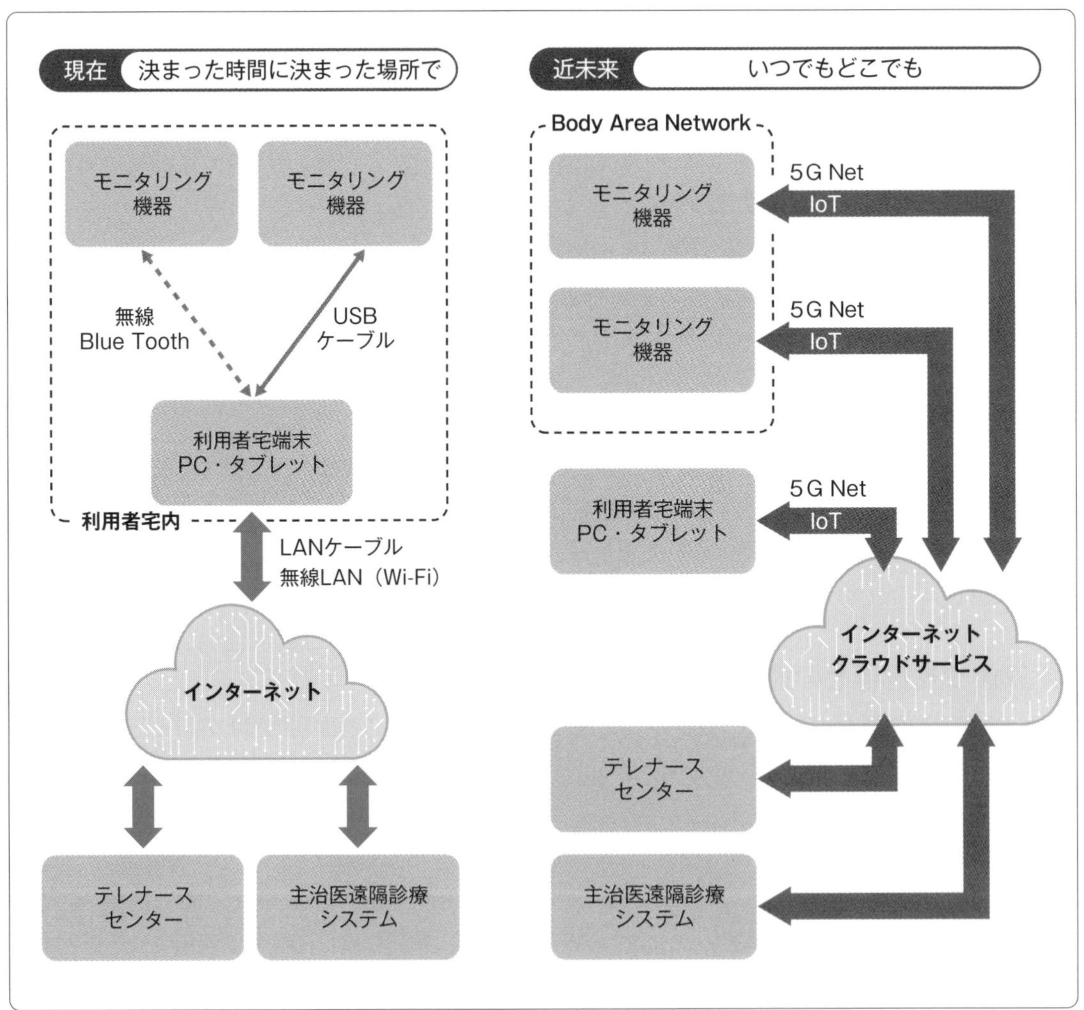


**図 1**　モニタリング方法の現在と近未来

したらテレナースや主治医に通知が来るなどの機能も実現するであろう。モニタリングには、スマートウォッチのような医療機器認定のない物も利用され、運動状況や睡眠状況などのデータを収集できるようになる。

服薬状況のデータを正しく収集でき、服薬記録を主治医にフィードバックされるようになると、医療の質向上にも効果が大きいと考えられる。また、メタバースなどのサイバー空間を利用すると、身体的障害のために外出の困難な利用者も社会参加が容易になると思われる。

## 利用者・家族・支援者とのコミュニケーション

医療提供者や看護職と、利用者・家族や支援者との連携強化は、今後のテレナーシングにおいても重要な課題である。従来は、対面での会話がその主要な手段であったが、情報通信技術を利用した以下のようなコミュニケーションも利用されている。利用の際の注意事項を述べる。



### 1 電子メール

電子メールは文字を用いた双方向通信であり、さまざまな文書や画像を添付して送受信できる。また、複数の人の間で情報を共有することも容易である。宛先にTOあるいはCCを利用すると、他の受信者にも受信者のメールアドレスが公開されるため注意が必要である。件名には、返信で自動的に「Re:」が付加される。何度かのやり取りで内容が変わったら、件名も併せて書き変えるべきである。

### 2 テレビ電話機能

テレビ電話機能は、今や無料で利用できる。安定した通信を行うには、安定した通信環境を用意することが重要である。また、お互いの顔色や表情がよくわかるように、逆光とならないようにし、明るい部屋で利用することが肝要である。また、利用者宅内では、画像の映る範囲を考え、プライバシー保護に配慮しなければならない。

### 3 SNS

利用するSNSの特性をわきまえ、リスクとベネフィットを理解して利用する。SNSで交換する情報範囲を特定し、十分管理した状態で利用することが必要である。

利用前にルールを策定し利用者全員に周知し、運用の状況を見ながら、ルールの改訂を柔軟に行うことも大切である。また、こうした情報通信サービスを利用する際には、通信途絶を想定した備え・バックアップ手段の確保も必要である。

## デジタル療法

デジタル療法（Digital Therapeutics）とは、疾病治療において、患者の持つスマートフォンにアプリケーションプログラムを実装し、以下のような機能を実現することで、治療の質を高めようとする手法をいう。

**①治療に関連あるバイタルデータを収集する**

- 例：高血圧治療における家庭血圧、糖尿病治療における血糖値、禁煙治療における呼気一酸化炭素濃度など。

**②治療に影響を与える患者の生活状況データを収集する**

- 例：1日の運動量・歩数、睡眠時間、食事内容など。

**③治療に関連する情報を患者に提供する**

- 例：収集・蓄積した患者の行動や状態のデータをAIで解析し、病状変化を予測し、患者にアドバイスするなどの応用も考えられる。

**④服薬実績を収集する**

日本では禁煙治療のデジタル療法に保険適用が認められたが、海外では薬物依存症の治療などにも利用されている。患者の行動変容を必要とする疾病治療を中心に利用が始まり、今後さらに多くの疾病への適用が期待されている。

デジタル治療アプリは治験を実施し、ソフトウェア医療機器SaMDとして認定されたものが臨床提供される。利用時には医師がアプリを処方することになる。

## まとめ

デジタル療法やスマートウォッチなど、テレナーシングに利用できる新技術、新サービスが続々と登場してきているが、エビデンスはまだ不十分なものも多い。これらの普及には料金に見合ったサービスを提供できることが重要であるが、健康保険や介護保険の対象となるかが大きなカギとなることも多い。

# 遠隔医療とAI（人工知能）・ビッグデータ

光永悠彦



## 医療データとビッグデータ

遠隔医療においては、自宅などの医療施設外に居住する患者の状態をモニターするための各種医療機器や、患者本人や介助者に自己の状態を入力させるためのタブレット端末が活用され、電子化された形で患者の医療データが記録・管理されることとなる。これらのデータは、取得された日時とともにサーバに記録される。遠隔医療をつかさどる医療機関は、遠隔医療システムが稼働している間、患者ごとの医療データを蓄積することができる。

こうして記録された医療データは、**表1**のような構造をもっている。このデータは時間を追うごとにサイズが増大していくが、比較的多く（数千名規模以上）の患者が対象となっている場合、このような構造をもつデータは「多数の患者（＝観察対象者）に対する多くの指標」を多時点において縦断的に収集しているということで、「縦断データ」と呼ばれる。縦断データは「ビッグデータ」とよばれる大規模データの一種である。

## 発症予測に役立つAIと機械学習

ビッグデータを遠隔医療で活用する事例として、病気の発症予測が挙げられる。病気の発症に至る前に、何か特徴的な患者の挙動が見られたとしよう。血圧や血糖値の急激な変化が見ら

**表1　ビッグデータの例。ある3名の患者群において、異なる日付のデータを表す（架空例）**

| 患者ID | 住所 | 日時 | 性別 | 年齢 | いびき音 | 睡眠時間 | 最高血圧 | 最低血圧 | 摂取カロリー | 無呼吸指数 |
|---|---|---|---|---|---|---|---|---|---|---|
| 00001 | 東京 | 1/30 | 女 | 71 | 2 | 6時間 | 112 | 78 | 1500 | 3.2 |
| 00002 | 東京 | 1/30 | 男 | 70 | 3 | 8時間 | 137 | 89 | 1900 | 5.0 |
| 00003 | 千葉 | 1/30 | 女 | 63 | 1 | 9時間 | 118 | 74 | 1700 | 2.6 |
| ： | | | | | | | | | | |
| 00001 | 東京 | 1/31 | 女 | 71 | 1 | 9時間 | 110 | 79 | 1300 | 3.6 |
| 00002 | 東京 | 1/31 | 男 | 70 | 4 | 9時間 | 142 | 83 | 1600 | 2.4 |
| 00003 | 千葉 | 1/31 | 女 | 63 | 2 | 8時間 | 102 | 79 | 1600 | 2.2 |
| ： | | | | | | | | | | |

れた患者が、一定期間の後に病気を発症したという事例は、看護の現場においてしばしば目にする。このような予測をコンピュータ上で行うのが、AI の一種である「機械学習」の仕組みである[1]。

一例として、観測された医療データとして「摂取カロリー」「血圧」「いびき音の主観的大きさ」「睡眠時間」「睡眠時無呼吸症候群（SAS）における無呼吸指数」を収集している場合を考えてみよう（無呼吸指数として、10 秒以上の呼吸停止状態が 1 時間あたり何回発生したかをカウントした結果を用いる）。ここでの機械学習の目的は、患者の無呼吸指数を残りの 4 種の変数から予測することである（観測されたそれぞれの項目のことを「変数」とよぶ）。機械学習のシステムは無呼吸指数以外の 4 種の変数（これらは「説明変数」とよばれる）を根拠として、それぞれの変数がどのような値となった場合に「無呼吸指数」（これらは「目的変数」や「基準変数」とよばれる）が高まるかを「学習」する。ただし、本例は概念的説明のための架空例であり、実際には説明変数や目的変数の種類を十分に吟味し、モデルの妥当性が高いことを確かめる必要がある。

「学習」の内容は**図 1** で示す「モデル」で表されるが、説明変数と目的変数との間の関係性を「モデル式」で表すこととする。目的変数はいわば「教師」に相当し、多数の患者に対するデータを機械学習のシステムに入れることで、モデル式の「係数」を用いた計算結果が教師（＝無呼吸指数の大きさ）の値に近づくように、係数が推定される。ちょうど、看護師が多数の SAS 事例に接する過程で、関連する 4 種の変数の値を見聞きし、その値の傾向からおおまかな無呼吸の傾向を予測することを、コンピュータ上で再現していることに相当する。**図 1** のモデルでは「時点の違い」を省略しているが、時点の違いを考慮（統制）したモデルを適用することで、無呼吸指数に及ぼす影響を「4 種の説明変数」のみに絞って検討することが可能

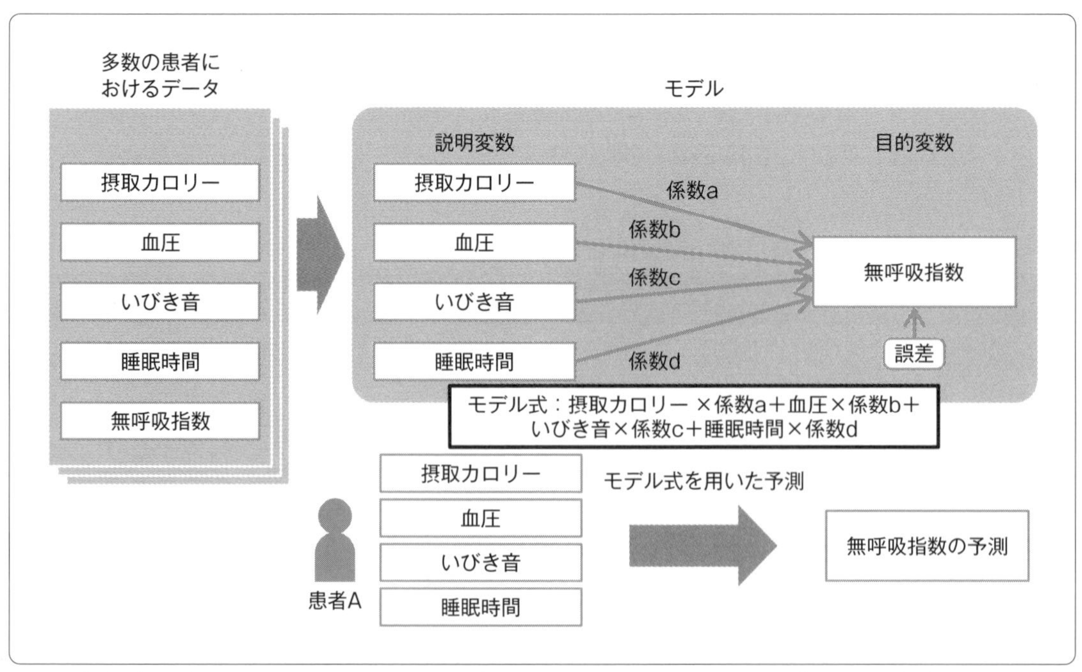


**図 1**　患者ごとの摂取カロリー、血圧、いびき音の大きさおよび睡眠時間から「無呼吸指数」を予測するためのモデル（例）と、ある患者 A における無呼吸の予測

となる。

十分な患者数の医療データを用いて「学習」が終わると、このモデルは「予測のための道具」として活用できるようになる。すなわち、このモデル式にある患者の説明変数を入れると、過去の学習の経験から算出された「無呼吸指数の予測値」が出力される。この仕組みによって、遠隔地にいる患者から観測された説明変数がSASを発症するパターンに近くなった際に警告を出すといったことが実現できる。

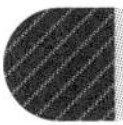

## 教師あり学習と教師なし学習

機械学習を医療分野に応用する実践は、画像診断の分野においてすでに多くの成果を上げている。この場合、「多くの患者の画像」が「多数の患者における生理指標等のデータ＝説明変数」に相当し、「医師による診断」が「無呼吸指数＝目的変数」に該当する。画像診断のための機械学習エンジンは、多くの患者の画像から、医師による診断をよりよく予測するようなモデル式を「学習」する。このような「学習」は、機械学習エンジンから見れば医師の診断という「教師」から「正しい答え」を教えられることで、与えられた画像から正しい答えを導き出すようにトレーニングを受けることに相当するため、「教師あり学習」とよばれている。**図 1** のような予測モデルの多くは、教師あり学習の結果として構築される。

一方で、医師による診断＝「教師による正解」といった基準を与えない状態で、多くの患者の画像を「分類」する「学習」を考えることもでき、「教師なし学習」と呼ばれている。分類の基準として、画像の間で共通した要素がどれだけ含まれているかを数量化したものを用いる。そのため、「似たもの同士である画像」が同じ群（クラスター）に属するというように学習される。教師なし学習の結果として分類された画像は、群ごとに似たような特徴を持っていると解釈され、それぞれに共通の背景があるか（例えば、ある疾患を持っている患者であるか）を検討するのに用いられる。教師なし学習をビッグデータに適用することで、生活リズムや生活習慣と言った、患者間で共通の要因を見いだすことができ、ある疾患が特定の生活習慣に頻発しているといった傾向を明らかにすることができる。

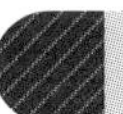

## AIを遠隔医療で活用するために

AIを遠隔医療で活用する上では、モデルがどれだけうまく学習できているかといった観点から「モデルの質」を評価することが必須である。特に、説明変数として何を用いるかについては十分な吟味が必要である。また、ビッグデータを活用する上では、データ上で患者個人を特定できなくするための工夫が必要である。ビッグデータを活用することで、変数間の関係性から隠れた傾向を探り出す「データマイニング」という技法を駆使することが可能となり、より質の高い遠隔看護の提供に役立つことが期待される。

**引用文献**

1. Theobald O : Machine learning for absolute beginners. A plain English introduction, 3rd ed. Scatterplot Press, 2021.

# 次世代通信技術（5G）とテレナーシング

光永悠彦

遠隔医療の現場では、ウェアラブル端末やタブレット端末、家庭に備え付ける医療機器などといった情報デバイスから、生理指標やアンケートへの回答、機器の利用状況といった電子データが発信される。それらのデータはインターネット回線や携帯電話回線を通じて、サーバに蓄積され、ビッグデータとなる。また、遠隔看護においては動画データが扱われることが多く、その情報量は膨大なものとなる。

## 2つの情報通信経路

遠隔地に居住する患者の自宅に設置された複数の情報デバイスからデータが送信され、サーバに蓄積されるルートは、大きく分けて2通りある。一つは「Wi-Fi」（**図1A**）、「無線LAN回線」とも呼ばれているもので、患者が契約したインターネット回線を利用する。情報デバイスとタブレット端末がBluetoothと呼ばれる無線回線でつながっており、タブレット端末は無線LAN回線を通じてインターネット網につながっている。Bluetoothは10m程度の距離をつなぐための無線通信技術で、スマートフォンとイヤホン、ノートパソコンとキーボードやマウスといったような、従来は有線でつないでいた機器同士が無線で接続できるようになるが、通信速度が比較的遅いという欠点がある。これにより、情報デバイスから発信されたデータはタブレット端末を経由してインターネット網に流され、サーバへ到達する。

もう一つの経路は「LTE（Long Term Evolution）」（**図1B**）と呼ばれており、携帯電話の回線を通じてインターネット網に接続するルートである。情報デバイス自体が携帯電話やスマートフォンと同様の通信機能をもっており、情報デバイスが収集したデータは携帯電話の基地局へ送信され、基地局からインターネット網に流され、サーバへ到達する。

以前は携帯電話で音声やショートメールしか送れない時代があったが、現在はスマートフォンで動画を閲覧したり、大容量のファイルをやりとりしたりできるようになった。これは携帯電話の通信規格が、技術革新に伴い更新されてきたためである（**図2**）。

## 「Wi-Fi」と「LTE」の利点と欠点

Wi-FiとLTEは、それぞれ利点と欠点をもっている。遠隔医療・遠隔看護を行う上では、どこにいてもつながりやすいLTEが便利であるものの、2023年現在主流となっているLTEの規格である「4G（4th Generation）」による場合、通信速度が遅く、遅延や途絶が発生し

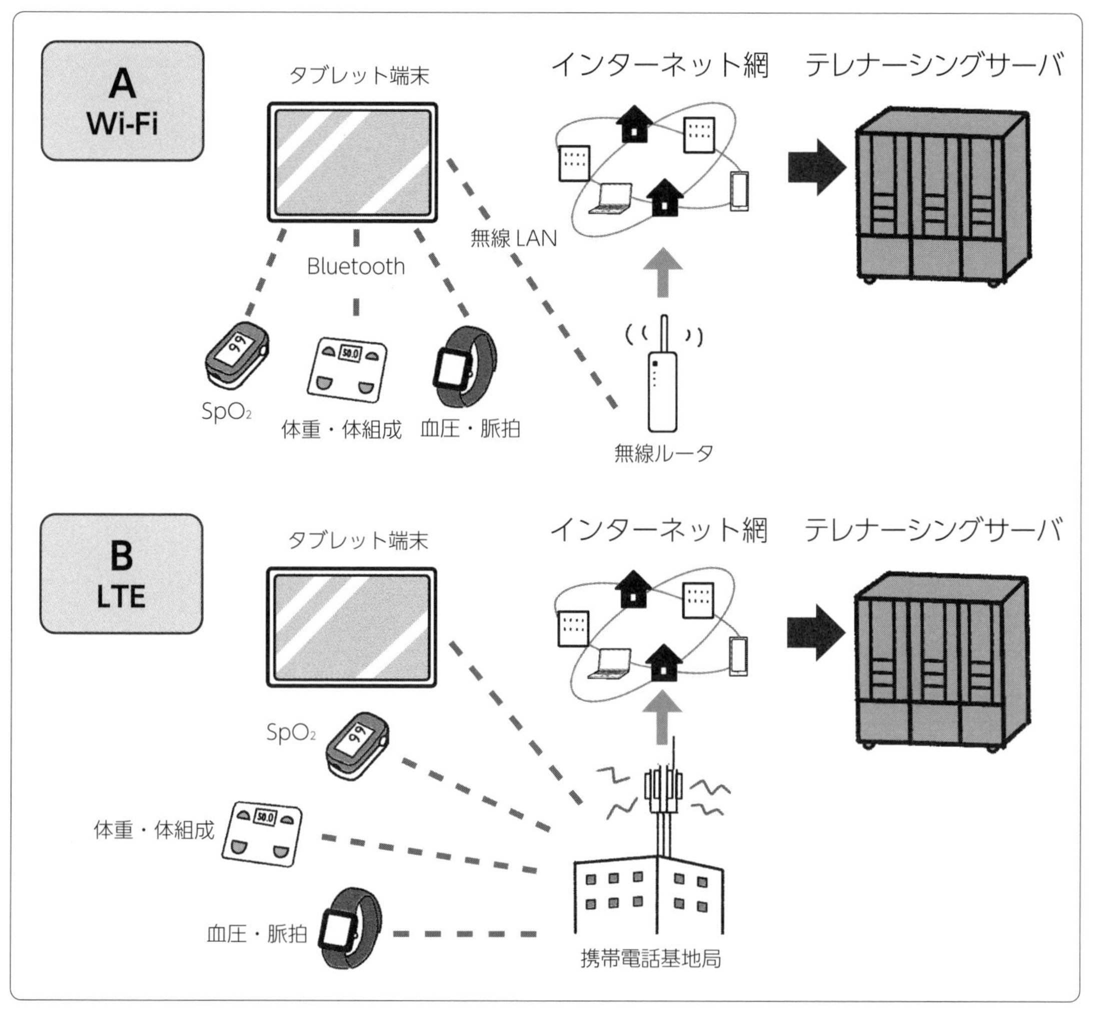


**図 1　Wi-Fi と LTE を用いた、情報デバイスからテレナーシングサーバへの情報通信経路**

がちであり、同時に接続できる情報デバイスの数も限られているといった欠点があった。Wi-Fi はそれらの欠点をカバーできるが、機器の間で通信の干渉が起こりやすく、遠距離の通信ができるほど強い電波を発することが法律上許されないため、通信できる範囲が無線 LAN アクセスポイントの周辺に限られるという別の欠点がある。

2023 年現在、4G に代わる次世代通信規格として「5G」が、都市部を中心に普及しつつある。5G は 4G に比べて「高速・大容量」（理論上、およそ 20 倍）「低遅延」（同、1/10）「多数同時接続」（同、10 倍）といった利点があるため、これまでの LTE の問題点を一挙に解消することが期待されている。5G では通信に使用する電波の周波数を高めることで大容量の通信を可能とするとともに、多数の端末の同時通信に対応するため、通信に使用する周波数帯を最適化するための仕組みを導入している [1]。

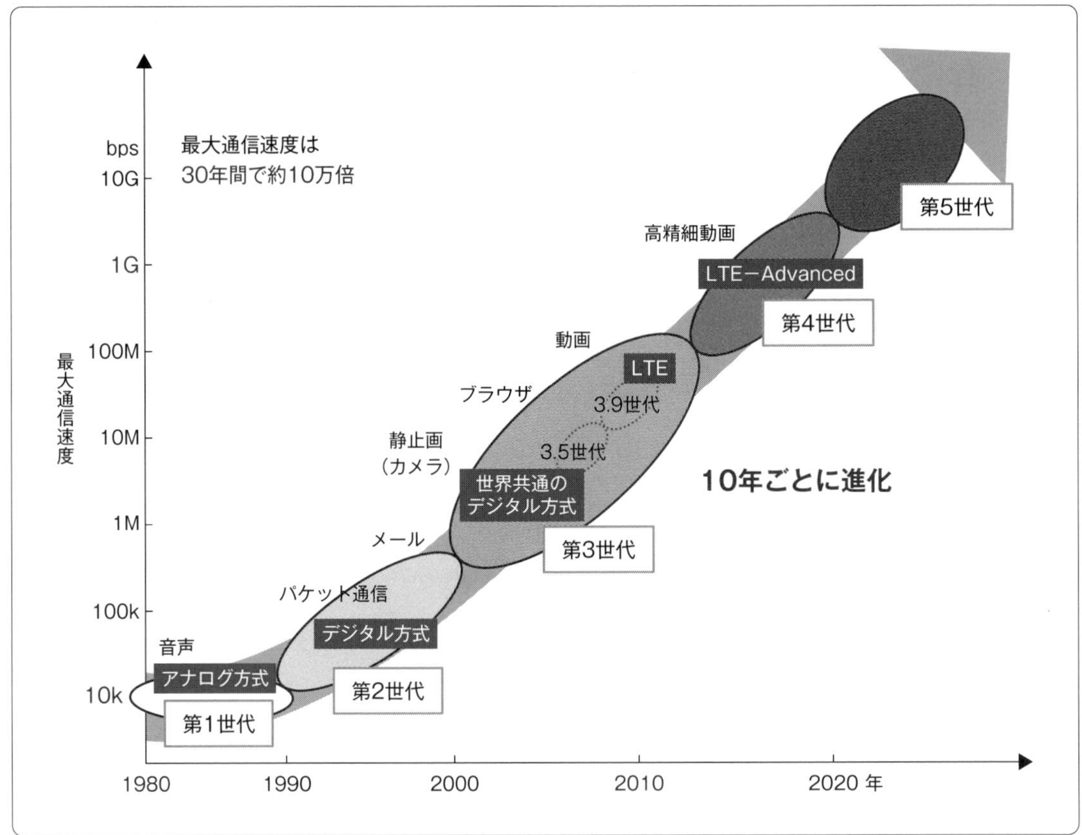


**図２　移動通信ネットワークの高速化・大容量化の推移**

「第４世代」「第５世代」が「4G」「5G」にそれぞれ対応する

総務省：令和２年情報通信白書　第１部　5Gが促すデジタル変革と新たな日常の構築．2020：11．より引用

## テレナーシングを支えるIoTと5G

社会のデジタル化に伴い、多くの「モノ」がインターネットに接続され、ネットワークを介して情報をやりとりする技術の応用が提案されている。たとえば、「スマート家電」として、自宅外からエアコンのスイッチを操作したり、スマートフォンで電子レンジを操作したりする機能があるが、そのような技術は「IoT（Internet of Things)」とよばれている。自動運転する車に代表される次世代の交通システムもIoTに支えられているといえるが、5Gは、そのような情報通信のための基盤となることが期待されており、多数の観測機器やタブレット端末などを駆使して行われる遠隔医療や遠隔看護を実践するうえで、欠かせない技術であるといえる。遠隔看護に用いられる機器の規格統一や、データを収集するための機器の機能を強化することが、今後さらに求められるであろう。

**引用文献**

1．総務省：令和２年情報通信白書 第１部　5Gが促すデジタル変革と新たな日常の構築令和時代における基盤としての5G. 2020：6-97.
https://www.soumu.go.jp/johotsusintokei/whitepaper/ja/r02/pdf/02honpen.pdf（2023/12/5アクセス）

# 第 3 章

# テレナーシングの進め方

# テレナーシングと利用者のヘルスリテラシー

髙橋恵子

## ヘルスリテラシーとは

人々が自分の健康を守るためには、自分に必要な健康や医療に関する情報を入手し、その情報を理解し、自分に有用な情報であるかを評価し、活用する力が必要となる。この、必要な健康情報を入手し、理解し、評価し、活用する力のことを「ヘルスリテラシー」という。ヘルスリテラシーは、その人の健康維持・向上を目指すことから、健康を決める力とも言われている[1]。

テレナーシングの利用者が、自分の健康を守り、安定した療養生活を家で続けるためには、このヘルスリテラシーの視点が1つの鍵となる。

## ヘルスリテラシーが重要な理由

ヘルスリテラシーが不十分な場合には、「予防、治療、薬などの知識が少ない」「ラベルやメッセージが読み取れない」「病気やケガのサインに気づきにくい」「慢性的な病気を管理しにくい」「保健・医療の専門家に自分の心配事を伝えにくい」「慢性の病気のために入院しやすい」「死亡率が高い」など、人々の健康に大きく影響する[2]。そのため、テレナーシングの利用者のヘルスリテラシーは、テレナーシングの実施継続を判断する際には非常に大事な視点となる。

## ヘルスリテラシーの3つのレベル

ヘルスリテラシーは、3つのレベル（機能的・伝達的・批判的）に分けられる（**表1**）[3]。1つ目は、「機能的ヘルスリテラシー」である。基本的な読み書き能力で、健康リスクや保健医療の利用に関する情報を理解する能力も含まれる。2つ目は、「伝達的ヘルスリテラシー」である。これは、より高度で、健康情報を自分で探し、他者に伝え、自分で適用しようとする能力である。3つ目は、「批判的ヘルスリテラシー」である。これは、さらにより高度で、得られた健康情報をうのみにせず、批判的に分析し活用する能力である。テレナースは、利用者がヘルスリテラシーのどのレベルに達しているのかを評価し、利用者のレベルにあわせて支援を行うことが必要となる。

**表1　ヘルスリテラシーの3つのレベル**

| 機能的ヘルスリテラシー | 基本的な読み書き能力 |
|---|---|
| 伝達的ヘルスリテラシー | 情報を自分で探し、他者に伝え、自分で適用しようとする能力 |
| 批判的ヘルスリテラシー | 得られた健康情報を、批判的に分析し活用する能力 |

Nutbeam D : Health literacy as a public health goal : a challenge for contemporary health education and communication strategies into the 21st century. Health Promot Int 2000 ; 15 (3) : 259-267. より引用

**表2　利用者のヘルスリテラシーに配慮したコミュニケーション**

- ゆっくりと時間をかけて話す
- わかりやすい、専門用語以外の言葉を使う
- 絵を見せたり描いたりする
- 1回に伝える情報量を制限して、繰り返す
- ティーチバック法を使って確認する
- 質問しても恥ずかしくない環境をつくる

Weiss BD : Health literacy and Patient safety : Help patients understand. American Medical Association Foundation and American Medical Association. 2007 : 29. より引用



## ヘルスリテラシーの評価方法

ヘルスリテラシーの評価においては、包括的で幅広い能力を測定する尺度がたくさん開発されている。アメリカの国立医学図書館とボストン大学では、開発されたヘルスリテラシーの尺度をデータベース化し公開している[4]。ヘルスリテラシーのレベルを測定するものや、ヘルスリテラシーを1項目（自分でフォームに記入する自信はどれぐらいか）でスクリーニングする尺度などがある[5]。利用者のヘルスリテラシーを尺度を用いて把握することで、利用者により適した支援を行うことが可能となる。

## ヘルスリテラシーに配慮したコミュニケーション

ヘルスリテラシーが低いことは、その人の能力の問題としてとらえられがちだが、ヘルスリテラシーには、利用者とテレナースの両者が関係していることに留意すべきである。利用者がテレナースの説明を理解できない場合は、テレナースの説明の仕方に問題がある可能性もある。テレナースは、利用者のヘルスリテラシーの低さや高さに関係なく、どの利用者に対しても、ヘルスリテラシーに配慮したコミュニケーションをとることが必要である。例えば、「ゆっくりと時間をかけて話す」「わかりやすい、専門用語以外の言葉を使う」「絵を見せたり描いたりする」「1回に伝える情報量を制限して、繰り返す」「ティーチバック法を使って確認する」「質問しても恥ずかしくない環境をつくる」などの方法がある（**表2**）[6]。

表３　健康情報を見極める確認ポイント（い・な・か・も・ち）

| | |
|---|---|
| い | いつの情報か |
| な | 何のための情報か |
| か | 書いた人は誰か |
| も | 元ネタ（根拠）は何か |
| ち | 違う情報と比べたか |

八重ゆかり，佐藤晋巨，髙橋恵子，他：地域住民のヘルスリテラシー向上に寄与するｅラーニング教材の開発．聖路加国際大学紀要 2017；3：9-83．より引用

## 健康情報の探し方・調べ方のコツ

利用者が、インターネットやテレビ、家族や知人などの健康情報をうのみにしている、または情報に翻弄され困っていることがある。その場合は、「健康情報の５つの確認ポイント」の「い・な・か・も・ち」[7]を紹介するとわかりやすい。これは、必要なポイントの頭文字をとって語呂合わせにしたもので、利用者が入手しようとする健康情報を、（い）いつの情報か、（な）何のための情報か、（か）書いた人は誰か、（も）元ネタ（根拠）は何か、（ち）違う情報と比べたか、の視点で確認する（**表３**）。テレナースが、画面越しで利用者と一緒に確認できるものである。

## おわりに

ヘルスリテラシーとは、健康情報を入手し、理解し、評価し、活用する力のことであり、それによって、その人の健康の維持・向上を期待できるものである。テレナーシングの利用者が、ヘルスリテラシーのどのレベルで、どのプロセスで困っているのかを確認することで、利用者への支援が明確になる。しかし、ヘルスリテラシーは、利用者とテレナースの相互作用が関係するため、テレナースは、対象者のヘルスリテラシーの低さ高さに関係なく、どの利用者に対しても、ヘルスリテラシーに配慮したコミュニケーションが重要である。

**引用文献**

1. 中山和弘：健康を決める力 これからのヘルスリテラシー．ヘルスリテラシーとは意思決定する力．講談社，東京，2022：1-19.
2. Berkman ND, Sheridan SL, Donahue KE, et al：Low health literacy and health outcomes：An updated systematic review. Ann Intern Med 2011；155（2）：97-107.
3. Nutbeam D：Health literacy as a public health goal：a challenge for contemporary health education and communication strategies into the 21st century. Health Prom Int 2000；15（3）259-267.
4. Health Literacy Tool Shed, Boston University. http://healthliteracy.bu.edu/（2023/12/5 アクセス）
5. Tokuda Y, Doba N, Butler JP, et al：Health literacy and physical and psychological wellbeing in Japanese adults. Patient Educ Couns 2009；75（3）：411-417.
6. Weiss BD：Health literacy and Patient safety：Help patients understand. American Medical Association Foundation and American Medical Association. 2007：29. http://www.hhvna.com/files/Courses/HealthLiteracy/Health_Literacy_Manual_AMA_Revised.pdf（2023/12/5 アクセス）
7. 八重ゆかり，佐藤晋巨，髙橋恵子他：地域住民のヘルスリテラシー向上に寄与するｅラーニング教材の開発．聖路加国際大学紀要 2017；3：9-83.

# 一次予防・二次予防・三次予防と継続支援ニーズ

高橋恵子

テレナーシングの利用者は、さまざまな健康状態にあり、年齢も異なり、生活の背景も多様である。そのため、利用者の健康のとらえ方も異なる。そこで、テレナースは、利用者の価値観を理解し、尊重する姿勢で対応することが重要となる。

テレナースが利用者の健康を支援する上では、疾病予防の段階を理解しておくことが有用である。疾病予防は、一次予防、二次予防、三次予防の段階に分類される。疾病予防の段階によるテレナーシングの利用者と継続支援ニーズについては、**表 1** に示す通りである。



表 1　疾病予防の段階によるテレナーシングの利用者と継続支援ニーズ

| 疾病予防 | 支援の目標 | テレナーシングの利用者 | 継続支援ニーズ |
|---|---|---|---|
| 一次予防 | ●健康増進<br>●生活習慣の改善 | ●健康増進をめざす人<br>●生活習慣病を予防する人<br>●妊娠中・産後の女性<br>●子育て中の家族<br>●介護予防の高齢者、介護者　など | ●健康増進への情報提供・相談・支援<br>●生活習慣（食事、運動、喫煙、ストレス対処法、アルコール、生活リズム）の改善に向けた相談・支援 |
| 二次予防 | ●疾病の早期発見<br>●早期治療 | ●健康診断で異常が発見された人<br>●慢性疾患の維持・安定期にある人（呼吸器系、循環器系、脳神経系、代謝・消化器系）など | ●健康診断後の人や慢性疾患の維持期にある人に、早期治療につなぐための相談・支援<br>●慢性疾患（循環器、脳神経、呼吸器、代謝・消化器疾患など）への重症化予防に関する相談・支援 |
| 三次予防 | ●疾病による機能低下の防止 | ●慢性疾患をもつ人：循環器系疾患（高血圧・心不全）、呼吸器系疾患（慢性閉塞性肺疾患、喘息、誤嚥性肺炎）、脳神経疾患（脳卒中、パーキンソン病、認知症、神経難病）、代謝・消化器疾患（糖尿病、肝炎）、筋・骨格系疾患（関節炎、変形股関節症、脊髄性疾患等）、精神疾患、皮膚疾患、感染症（新型コロナウイルス感染症など）、がん<br>●治療回復にある人<br>●終末期にある人 | ●慢性疾患をもつ人、治療回復期にある人、感染症をもつ人への継続的なリハビリテーション支援<br>●慢性疾患をもつ人へのセルフケア（薬物管理、食事・運動・健康観察など）への相談・支援<br>●終末期にある人への継続的な相談・支援 |

## 一次予防

健康な状態で、健康増進、生活習慣の改善、疾病を予防していく段階である。一次予防における、テレナーシングの利用者には、健康増進をめざす人、生活習慣病を予防する人、妊娠中の人、子育て中の人、介護予防の高齢者、介護者などが挙げられる。テレナースは、健康増進、生活習慣の改善に向けた継続的な相談・支援を行う。

## 二次予防

疾病の早期発見、早期治療を目標におき、病気の進行を予防していく段階である。テレナーシングの利用者には、健康診断で健康異常が発見された人、慢性疾患の維持・安定期にある人などが挙げられる。テレナースは、健康診断後の人に早期治療につなぐための相談・支援を、慢性疾患の維持期にある人に慢性疾患（循環器疾患、脳神経疾患、呼吸器疾患、代謝・消化器疾患など）への重症化予防に関する相談・支援を行う。

## 三次予防

疾病による機能低下を防ぐことを目標におき、疾病発症後の機能回復、維持、再発予防、リハビリテーションをしていく段階である。テレナースは、循環器、呼吸器、消化器疾患などの慢性疾患をもつ人、治療回復期にある人、感染症をもつ人を対象に継続的なリハビリテーションを支援していくこと、そしてセルフケア（薬物管理、食事・運動・健康観察など）を支える。また、終末期にある人を対象に、継続的な相談・支援も可能である。

# 対象者と家族の特性とテレナーシングのニーズ

髙橋恵子

テレナーシングは、家族や周囲の協力があれば、子どもから高齢者まで、疾病や障がいがあっても利用が可能である。ここでは、利用者となる小児、成人、高齢者とその家族の特性について概説する（**表 1**）。



**表 1　小児・成人・高齢者におけるテレナーシングの対象とその家族の特性**

| 対象 | 年齢（発達段階） | 対象の特性 | 家族の特徴 |
|---|---|---|---|
| 小児 | 0～17 歳ごろ<br>乳幼児期<br>学童期<br>思春期<br>青年期 | ●心身ともに、成長・発達過程の途中である<br>●乳幼児期、学童期（小学生）、思春期・青年期（中学生・高校生）の各期で特性が大きく異なる<br>●症状が急激に悪化しやすく、重症度の判定が難しい<br>●本人から直接情報を得たり、協力を得ることが難しい場合がある<br>●テレナーシングを行う上で、ご家族（親）の協力が必要である | ●家族（親）は、子どもの毎日の身の回り（療養上）の世話をしている<br>●身の回りの世話によって、時間的にも、経済的にも、体力的にも影響する<br>●兄弟・姉妹の子育ても行っている場合がある<br>●家族内でのテレナーシングへの考え方の違いがある |
| 成人 | 18～65 歳ごろ<br>青年期<br>中年期<br>壮年期 | ●心身ともに、成長を遂げ、充実した時期<br>●自らの心身の健康を維持する<br>●両親や他者から情緒的に独立し、社会的役割・責任を担う<br>●職業に就き、家庭生活を営む<br>●自分の行動様式、習慣が確立する | ●支えられていた立場から支える立場へ<br>●子育て・親の介護と重なる<br>●時間的にも、経済的にも、体力的にも影響する<br>●本人と家族の考え方の違いがある |
| 高齢者 | おおよそ 65 歳以上<br>老年期 | ●基礎体力の低下、日常生活行動の低下<br>●視力、聴力など身体機能全般の低下<br>●複数の疾患を抱えている場合が多い<br>●症状が現れにくく、自覚症状が乏しい<br>●直近の出来事を思い出す力や、過去を思い出す力が弱まる<br>●新しいことを覚えることが難しい（記銘力の低下）<br>●注意力や集中力を保つことが難しい | 〈要介護高齢者の家族の場合〉<br>●介護に直面する家族は、これまでの生活の変化や新たな役割を担う<br>●介護者も高齢である場合が多い<br>●本人と家族の考え方の違いがある |

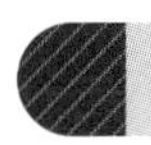

## 小児の特性とその家族

小児は、0歳からおおむね17歳までを指す。小児は、乳幼児期、学童期、思春期、青年期の各期において特性が大きく異なる。特に、乳幼児や学童では、症状が急激に悪化しやすく、重症度の判定が難しいことが挙げられる。テレナースは、本人と家族に小さな気になる症状や変化があれば、観察した情報を記録に残し、データ管理するように伝えるとよい。また、乳幼児期の小児から直接情報を得ることが難しく、学童期や思春期は情緒が安定せず協力を得ることが難しい場合がある。そのため小児の場合は、テレナーシングを行う上で、ご家族、特に親の協力が欠かせない。

家族は、子どもの毎日の世話をしていることが多く、そのため時間に追われ、経済的にも厳しく、体力的にも負担がかかる。外来受診ではなく、テレナーシングを利用することで家族の時間や身体的負担を軽減することができる。

また、兄弟や姉妹の子育てを並行して行っている親もいるため、精神的にも身体的にも負担は大きいと考えられる。テレナースは、対象の子どもと同時に、子どもを支える家族の健康についても配慮する必要がある。また、家族内でのテレナーシングの導入に対する考え方の違いや、病気のとらえ方の違いが生じることがある。テレナースは、テレナーシングを導入する前、そして導入後もこまめに家族の考えを確認することが大切である。

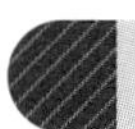

## 成人の特性とその家族

成人は、18歳からおおむね65歳までを指し、青年期・中年期・壮年期が該当する。この時期は、心身ともに成長を遂げ、充実した時期とされ、健康を自身で守る力がある。また、この時期は両親や他者から情緒的に独立し、社会的役割・責任を担い、職業に就き、経済的にも自立し、家庭生活を営む時期ともいわれる。しかし、テレナーシングを利用する病気や障害をもつ成人は、これらの発達課題を遂げることができず、個人差はあるが、喪失感や不安感が大きいことがうかがえる。テレナースは、本人ができるところを確認し、過剰に家族が支援し過ぎないように伝えていくことが必要である。また、利用者がどのような療養生活を望んでいるのかをていねいに確認し、希望する生活に添えるよう一緒に考えて支援を行っていく。

### ■利用者の家族について

利用者の支援だけでなく、世代として子育てや親の介護が重なる家族もいる。また、仕事も忙しく、時間的にも、体力的にも、経済的にも大きな負担を抱えている。テレナースは利用者の家族の現状を把握し、家族がテレナーシングをどのように考えているのかを確認しながら、無理のないかかわりが続けられるよう支援を行っていくことが大切である。

また、本人の望む生活と家族が考える生活が異なることもある。テレナースは本人と家族とのコミュニケーションをはかり、双方の考えを確認しながら進めていくとよい。

## 高齢者の特性とその家族

高齢者とは、おおむね65歳以上を指す。高齢者は、基礎体力や日常生活行動の低下がみられ、聴力や視力も低下してくる。そのため、テレナースは高齢者と話す際には、いつもよりも意識して、大きな声でゆっくりはっきりとした言葉でパソコン画面越しに伝える必要がある。また、聞こえない場合もあるため、伝えたい内容を理解しているかどうか確認するために、「今話したことを、家族にどのように伝えるか」などティーチングバック法を活用して、具体的に質問するとよい。説明の際は、言葉や文字よりも、表や図、写真や色見本などを用いるとわかりやすい。

また、高齢者は主たる病気以外の高血圧や糖尿病など、複数の疾患を抱えていることも多く、症状が現れにくく自覚症状が乏しいことが特徴である。気づかないうちに症状が急激に悪化することも考えられる。そのため、気になる症状は記録に残してもらうように伝えるとよい。

さらに高齢者は、直近の出来事を思い出す力や、過去のことを思い出す力が弱まる。そのため、新しいことを覚えることが難しい、注意力や集中力が低下するといった精神機能も同時に低下することが多い。つまり、テレナースが、機器の操作やデータ管理など新しいことを説明しても、記憶できず、負担を感じ対応できない可能性もある。利用者の方がどこまで一人で行えるのか、また、家族はそれをどこまでサポートできるのか、家族を含めてテレナーシングの導入が可能かどうかしっかり査定をしていく。

介護に直面する家族は、これまでの生活の変化や新たな役割を担うことになり、その介護者もまた高齢者であることが多い。また、本人と家族の考え方の違いもある。特に家族が高齢であると機器の操作にも不慣れで抵抗がある場合も多いため、家族の負担にならないように、テレナーシングの適応を慎重に見極めることが重要である。

# ヘルスコミュニケーションの基本

抱井尚子

## ヘルスコミュニケーションとは

ヘルスコミュニケーションという現象は、人文社会科学や健康科学などのさまざまな分野において研究されているが（**図 1**）、扱うテーマや研究対象が幅広いことがこの概念の定義付けを困難にしているともいえる。また、ヘルスコミュニケーションは、あらゆる保健医療活動において実践されている（**図 2**）。そこで本稿では、テレナースと利用者とのコミュニケーションに焦点を当て、ヘルスコミュニケーションの定義を「保健医療活動の過程において起きる、人と人との相互作用」とした。

## コミュニケーションの 4 つの特性

テレナースがヘルスコミュニケーションを実践する上では、「コミュニケーションの特性」をおさえる必要がある。ここでは、「意味の相互構築」、「言語・非言語コミュニケーション」、「コミュニケーションの不可逆性」、および「コンテクストの存在」の 4 つの特性を取り上げる（**図 3**）。それぞれの特性について説明し、コミュニケーションの参加者が留意すべき点についても提示する。

### 1 意味の相互構築

コミュニケーションの第 1 の特性は「意味の相互構築」である。コミュニケーションとはたえず変化しながら続いていく動的なプロセスであり、過去の経験や学習したことの延長線上に、「今・ここ」で展開されるコミュニケーションがある。つまり、メッセージそのものに不変的な意味があるわけではなく、対話者同士がやりとりの中でメッセージの意味を作り出すということである。したがって、コミュニケーションの参加者は、互いのメッセージの意味が正しく共有されているか、常に気を配り、確認するように努める必要がある。

### 2 言語・非言語コミュニケーション

第 2 の特徴は「言語・非言語コミュニケーション」である。言語コミュニケーションにおいては、どのようなコードを使用するかがコミュニケーションの質に影響する。例えば、テレナースによる専門用語の多用は、利用者との意味の共有を阻害してしまう。したがって、テレナースは、できるだけシンプルでわかりやすい言葉を使うよう心がける必要がある。

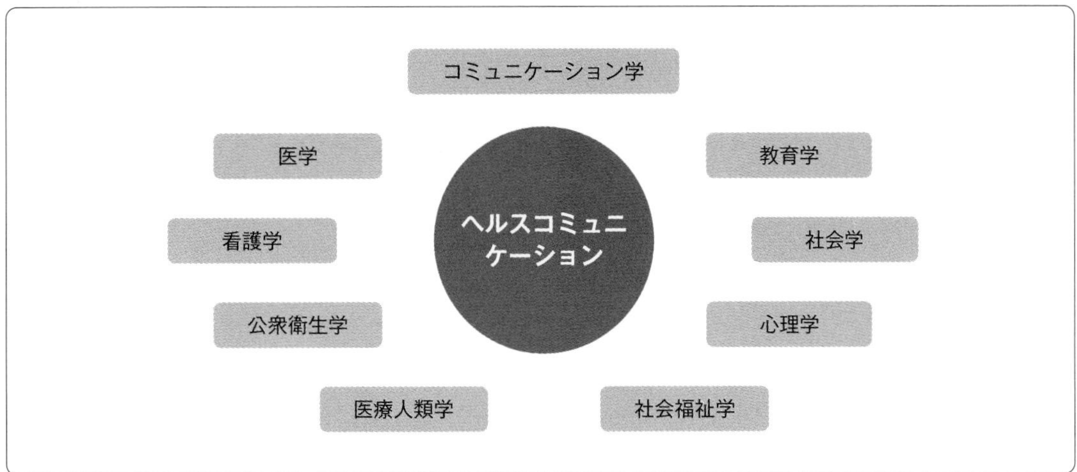

図１　学際的なヘルスコミュニケーション

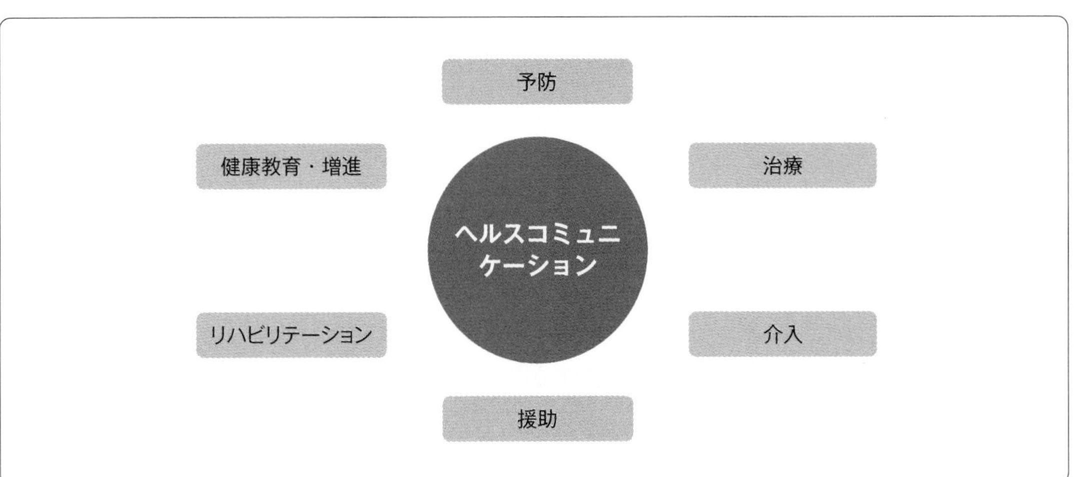

図２　ヘルスコミュニケーションが実践される保健医療活動

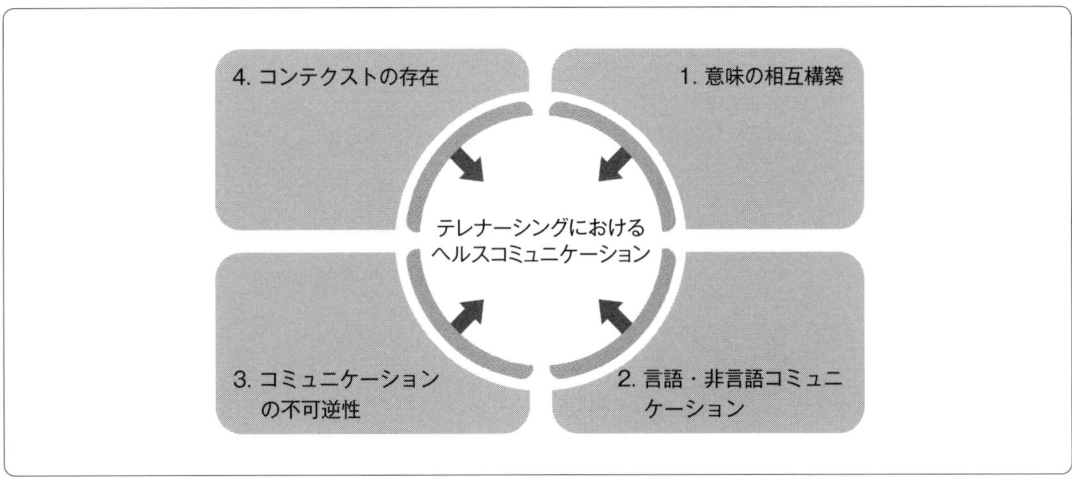

図３　コミュニケーションの４つの特性

さらに、テレナーシングでは、身体に触れることによる触診・打診・聴診は不可能であるという限界がある。ただし、この点については、モニターを通して得られる相手の非言語キュー（表情、体型、姿勢、顔色、視線、ジェスチャーや、声の大きさ、抑揚、流暢さ、言いよどみ、沈黙、笑い方といった周辺言語）からも多くの情報を得ることができる。

### 3 コミュニケーションの不可逆性

第３の特徴は「コミュニケーションの不可逆性」である。これは、コミュニケーションは取り消しや、やり直しがきかないということを意味する。一度発した言葉は二度と戻すことはできないし、メールやSNSのような書き言葉においても、いったん誰かの目に触れたものを白紙に戻すことはできない。万が一問題のあるコミュニケーションを行った場合は、その修復も、コミュニケーションで行うしかない。したがって、何をどのようにどのタイミングで相手に伝えるかには、十分な注意を払う必要がある。

### 4 コンテクストの存在

第４の特徴は「コンテクストの存在」である。コンテクストとは、コミュニケーションの参加者の間ですでに共有されているものである。コンテクストには、文化背景、人間関係、気分、場の状況、歴史など、さまざまなものが含まれる。同じ言語・非言語メッセージでも、コンテクストによって意味解釈や評価が変わってくる。例えば、文化によって医療的意思決定が患者本人を中心に行われるか、患者の家族を中心に行われるのかといった違いがみられる。人間関係もまたコンテクストになる。相手と意味を正しく共有するためにも、良好な人間関係の構築・維持が大切になる。そして、コミュニケーションの参加者間でコンテクストが共有されていない可能性がある場合は、開かれた心をもって相手とのコミュニケーションに臨む必要がある。

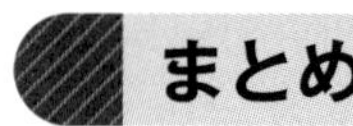

## まとめ

“One cannot NOT communicate.”（「人はコミュニケーションせずにはいられない」）とは、コミュニケーション研究者のポール・ワツラウィック（Paul Watzlawick）による著名な引用である。言葉を発していないときでさえ、私たちは沈黙によって何らかのメッセージを送っている。このことは、自身のコミュニケーションに対して常に意識的になることの重要性を示している。したがって、注意深く、かつていねいにヘルスコミュニケーションを行うことが、より効果的で質の高いテレナーシングの実践につながるといえる。その第１歩として、まずは「コミュニケーション」という現象の基本的な特性を理解することが肝要である。

**参考文献**

1. 池田理知子，五十嵐紀子：よくわかるヘルスコミュニケーション．ミネルヴァ書房，京都，2016.
2. 抱井尚子：健康コミュニケーション．岡野雅雄編，わかりやすいコミュニケーション学―基礎から応用まで．三和書籍，東京，2008：173-210.
3. 八島智子，久保田真弓：異文化コミュニケーション論―グローバル・マインドとローカル・アフェクト．松柏社，東京，2012.

# テレナースがもつべき姿勢とスキル

河田萌生

テレナーシングでは、主に慢性疾患をもつ人の行動変容やセルフケアを引き出す支援を行うことが多い。その支援は、療養者と直接対面した上で直接触れて行う通常の看護支援とは異なり、ICT を利用して遠隔から行う。そのため、テレナースとして特に意識してもつべき姿勢やスキルがある。



## テレナースが持つべき姿勢

テレナースがもつべき基本的な姿勢を**図 1** に示した。

### 1 利用者との肯定的コミュニケーションの姿勢

利用者が自分自身で考え、抱えている疾患と向き合い、症状とうまくつき合いながら主体的に生活していくことを支援するために、利用者の考えや思い、現在できているセルフケア行動を肯定的に受け止めるコミュニケーションの姿勢を身につけることが重要である。

### 2 利用者の話を傾聴する姿勢

利用者からの相談場面では、テレナースが一方的に情報や保健指導を提供するのではなく、利用者が何を相談したいのかという利用者の「語り」を引き出す姿勢が重要である。そのためには、相手の語りをそのまま受け入れる姿勢が必要となる。しかし、テレビ電話越しのコミュニケーションでは、傾聴する姿勢は相手に伝わりづらい。そこで、相づちや頷き、目線を合わせることなど、非言語的コミュニケーションに注意することが大切である。

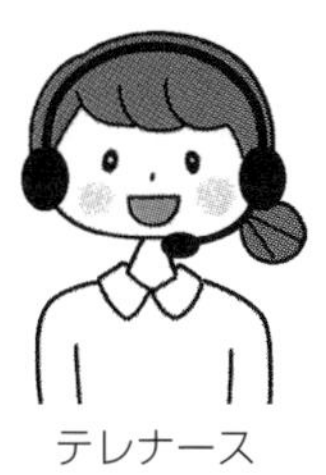


- 利用者との肯定的コミュニケーションの姿勢
- 利用者の話を傾聴する姿勢
- 親身に相談にのるメンタリングの姿勢

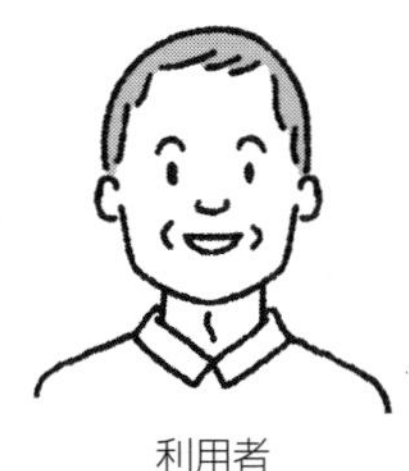


**図 1** テレナースがもつべき姿勢

### ③ 親身に相談にのるメンタリングの姿勢

慢性疾患を抱える利用者は、さまざまな課題に対処しようとしながら日常生活を送っている。テレナースは、そうした道のりをともに歩む伴走者として、専門的知識を提供しながら、親身に相談にのり、利用者が自ら課題を乗り越えていくための「メンタリング」の姿勢が求められる。

## テレナースがもつべき能力とスキル

テレナースがもつべき能力とスキルには以下のようなものがある（**図 2**）。

### ① コミュニケーション能力とスキル

コミュニケーションは、テレナーシングを行う上で基本となる能力でありスキルである。利用者はテレナースに言いづらいこと、例えば医師から指示されている食事を守れていなくても、それを言葉にすることは少ない。利用者をよく理解するためには、安心・安全なコミュニケーションを確立することが重要であり、傾聴と共感的態度で接し相手の発言一つ一つをていねいに分析し真意をとらえていく必要がある。

### ② メンタリング能力とスキル

利用者は、時に自身にとって何が課題なのかに気づいていないことがある。テレナースは一方的に課題を指摘し、対処方法を提示するのではなく、利用者自らが課題に気づき、対処していく能力を引き出すためのメンタリングの能力とスキルが求められる。

### ③ 利用者の意思の表明や意思決定を支える能力とスキル

疾患の増悪徴候が表れた際に、テレナースが受診を促す必要がある場面がある。しかし、あくまでも生活の主体は利用者であるため、受診をするか否かは利用者本人、場合によっては家族が決めることを忘れてはならない。利用者が自身の意思を表明できるようなコミュニケーションを心がけることが重要となる。

コミュニケーション能力とスキル
メンタリング能力とスキル
意思の表明や意思決定を支える能力とスキル
テレナース
テレナーシングに関する機器操作の能力とスキル
テレナーシングのためのアセスメント能力とスキル
多職種連携・協働の能力とスキル

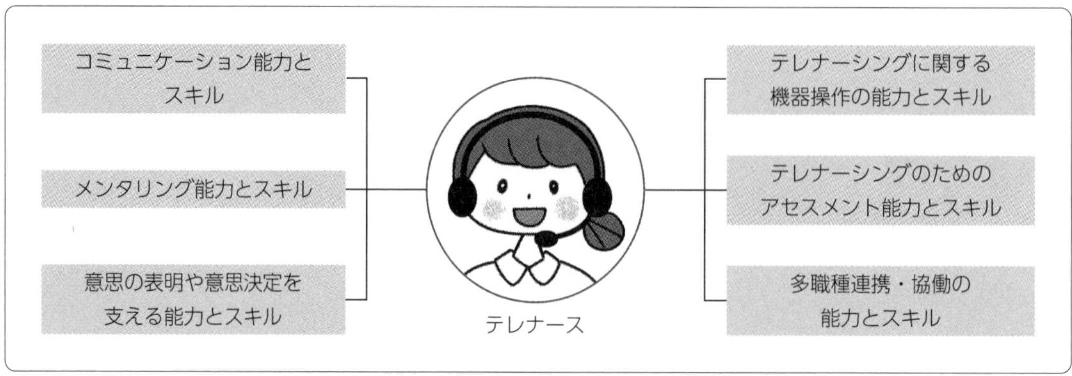

図 2　テレナースがもつべき能力とスキル

## ❹ テレナーシングに関する機器操作の能力とスキル

テレナーシングでは、ICT や各種モニタリング機器、情報端末を利用する。これらの機器操作に関する基本的知識を身につける必要がある。

## ❺ テレナーシングのためのアセスメント能力とスキル

テレナーシングにおいても、看護過程の展開、すなわち情報収集とアセスメント、計画立案、実施と修正を行っていく。しかし、対面の看護と比べて情報が限られる場面は少なくない。限られたモニタリングデータから、適切なアセスメントをもとに病状や状況を推論する能力とスキルが必要となる。

## ❻ 多職種連携・協働の能力とスキル

テレナーシングは利用者の在宅療養を支える地域包括ケアシステムの一環に位置している。利用者にかかわっている職種を把握し、利用者の状況に合わせて必要な職種に情報提供を行うとともに情報提供を依頼するなど、多職種連携・協働を推進していく能力とスキルが求められる。

# 遠隔コミュニケーション「メンタリング」の基本

河田萌生

「メンタリング」とは、よき助言者が指導を行うことである。経験や知識の深い人が親身になり相談にのるという意味合いがある。注意したいことは、メンタリングは一方向的な支援ではなく、支援者（メンター）と被支援者（メンティー）が対になり、コミュニケーションを通じて知識や経験を共有しながら展開されるということである。メンタリングの中核にあるのはコミュニケーションであり、テレナーシングで行う遠隔コミュニケーションの技法を用いてメンタリングを行う。

## 遠隔コミュニケーションの基本（図 1）

### 1 傾聴と共感

良好なコミュニケーションを取るには、利用者との信頼関係を構築することが重要となる。利用者の語りを傾聴し、受け止めて理解し、共感的態度で接することが信頼関係の構築の一助となる。傾聴する姿勢と共感的態度は、テレビ電話ではしばしば伝わりづらいことがある。利用者の話を聞いているときは、メモは最小限に留め、利用者と視線を合わせるように心がける。そして適切な相づちと頷きを行い、話を聞いていることを相手に意識的に伝えることが必要となる。

**傾聴と共感**
- 視線を合わせる
- 適切な相づちと頷き

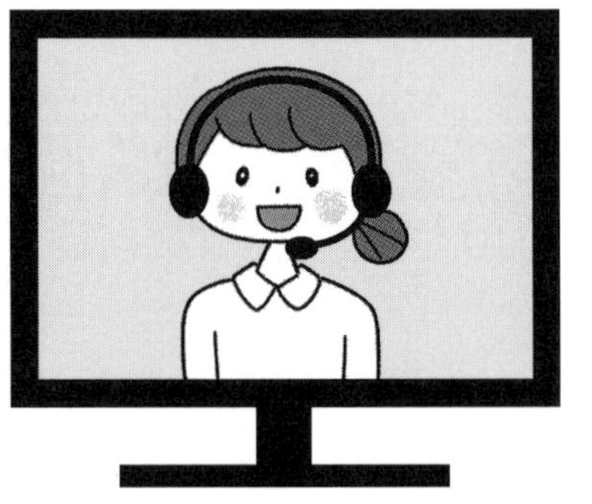

**非言語的コミュニケーション**
- 表情や声のトーンに配慮する
- 身振りや手振りを用いる

**会話時の注意**
平易なことばで、ゆっくりとはっきりと話す

図 1　遠隔コミュニケーションの基本

### ② 非言語的コミュニケーションの活用

テレビ電話では、カメラに映る範囲しか利用者に見えないため、非言語的コミュニケーションも重要なコミュニケーションとなる。テレナースは自身の表情や声のトーンにも気を配り、利用者が話しやすい雰囲気づくりを行う。身振りや手振り、頷きは対面時と同じように行ってもテレビ電話では見えづらいことがある。少しオーバーに、ゆっくりと大きく行い、非言語的コミュニケーションを活用する。また、利用者が発する非言語的コミュニケーションも見落とさないよう、視線、表情、沈黙にも気を配り、よく観察しながらコミュニケーションを取る。

### ③ 会話時の注意

テレビ電話による対話は、音声が聞き取りにくい。聞き間違えによるミスコミュニケーションを防ぐために、専門用語は避け、平易な言葉でゆっくりとはっきり話すことを心がける必要がある。特に難聴のある高齢者の場合は、こちらの声が聞き取れるか、声の大きさは適切であるか確認を行う。同時に、利用者の発話が聞き取りづらい場合があるため、こちらの理解が正しいかも適宜確認することで、良好なコミュニケーションを維持することができる。また、会話の衝突にも注意が必要である。利用者の発話を遮るような発話は避け、話し終えるのを待ってから発話をする。



## メンタリングの具体的方法

メンタリングは、下記の３ステップに沿って行い、利用者の課題を解決していく。テレナースが先走って課題解決の方策を考えるのではなく、解決すべき課題を利用者を中心に考え、利用者本人が主体となって意思決定を行えるようなコミュニケーションを心がける（**表 1**）。

課題解決がうまく進まない場合、課題の理解や解決方法が間違っている可能性があるため、以下のことを考慮し、再びステップに沿ってメンタリングを進める。

- 聞き取りが不十分で、重要な点の把握が漏れており、最初の課題設定や解決策自体が間違っていないか。
- 途中で状況が変化したために、課題の本質がずれたり、新たな課題が発生していないか。
- 課題が解決したがゆえに、新たな課題が生じていないか。

これらの検討を行い、必要に応じて最初のステップに戻り、再度段階を踏んで課題の再設定と解決へのプロセスを辿る。

表１　メンタリングの３ステップ

| Step | メンタリングの技法 | | | ポイント |
|---|---|---|---|---|
| Step1<br>利用者を知る | ①導入 | 1）緊張緩和 | ●導入では、緊張をほぐすことを最重要視する<br>●はじめにテレナースは自己紹介を行い、テレナーシングの目的とどのように行われるかを説明する<br>●本題に入りにくい場合は、少し雑談をして気分をほぐすようにする<br>●突拍子もない話題は、かえって不信感を与えるため、通信機器の具合を尋ねたり、テレナース側の音声や映像が鮮明かを尋ねるのがよい | ●直接対面しないことで、利用者はより緊張や不安が強い状態にあることが多い<br>●テレナースがどのような人物か、信頼に足るか疑問をもっている |
| | ②共感 | 1）傾聴 | ●利用者が相談したいことを尋ねる<br>●まずは「聞く」という立場に徹することが重要 | ●共感を示すことが聞き取りを進めるためにきわめて重要である。相づちのタイミング、表情、身振り、声の調子を工夫する |
| | | 2）受容 | ●傾聴にあたっては、「なるほど」「そうですね」「よくわかります」など、相手の言葉に頷きながら、適宜肯定的な相槌を打つ。内容によっては、「大変でしたね」「つらかったと思います」「腹が立つのはもっともです」などと、深い受容を示すことも必要 | |
| | ③理解 | 1）質問 | ●十分に話を聞き終えたら、課題を明確にするための質問をする<br>●課題の核心に直接迫るような質問は避ける。利用者が答えやすそうなことから、「もう少し詳しく聞かせてください」「具体的にどんなことでしょう」などと尋ねる<br>●相手の態度や表情の変化に十分注意し、無理には聞かない | ●共感を示しながら聞き取りの内容を頭で整理する<br>●利用者は必ずしも順序立てて話すとは限らないため、テレナース側が問題の理解に努める必要がある |
| | | 2）想像 | ●利用者の実像をイメージする<br>●表面的には落ち着いているように見えるが、実は悩みが深い、深刻そうに話しているが話し相手が欲しいだけで問題は深刻ではない、など | |
| | | 3）確認 | ●思い込みを避けるために、利用者のイメージに誤解がないかたえず確認を行う<br>●「〇〇だったらどうしますか？」「〇〇とも思いましたか？」などの質問に対して想定しない返答があれば、それに合わせてイメージを修正していく | |

| | | | | |
|---|---|---|---|---|
| Step2<br>利用者自身に課題を理解してもらう | ①気づき | 1）洞察 | ●利用者自身が課題の核心を明確に理解していることはまれ<br>●課題を認めたくない、課題に対峙したくないとの心構えであることもあるため、「あなたが心配なのは○○ですね」と指摘しても、かえって不信感を招くことが多い<br>●利用者自身が自己洞察を行い、課題の所在を明確にしていくためのコミュニケーションが必要 | ●これまでのメンタリングにより問題点が明らかになったら、それを利用者自身が理解できるよう支援する |
| | | 2）誘導 | ●利用者自身が課題に気づくように誘導することが必要<br>●「確かにそうですね。でもどうしてそうなるのでしょう」「なるほど、それが一番の心配の理由なのはどうしてですか」など、利用者に考えてもらうような質問がよい<br>●気づきは利用者自身の自己洞察力に左右される | |
| | | 3）示唆 | ●自己洞察が深まらない場合は、「○○が課題かもしれませんね」など断定しないように課題の所在を提示する | |
| | ②目標 | 1）道筋 | ●課題に対する洞察が深まることにより、おのずと解決の道筋が見えてくる<br>●解決が困難であり、解決を諦めるということが解決方法のこともある<br>●解決方法を利用者自らが気づくことが必要。「どうすればよいと思いますか」、「他には方法はないでしょうか」などの質問を行う | ●ここから課題解決の過程に入る |
| | | 2）意識 | ●解決の方向がずれないように、「課題なのは○○でしたね」などと問題の核心を利用者が理解できるよう提示する | |
| | | 3）依存 | ●利用者自身が解決に向けて努力をするよう促していくことが肝心であり、テレナースが代わりに解決するというような、利用者から依存される関係に陥らないように | |
| | | 4）認知 | ●利用者がワンパターンのマイナス思考にとらわれており、「どうせ○○だから」「○○しかない」などといった誤った問題の認知から、誤った解決策しか導き出すことができない場合や矯正できない場合には、メンタリングだけでは解決が困難なことがあるため、メンタリングの適応かどうかの判断が必要 | |

| Step3<br>課題を解決する | ①支援 | 1）助言 | ●課題の内容やそのときの状況、利用者の性格を考慮し行う<br>●保健指導では、エビデンスに基づいた看護を提供することが不可欠であるため、常に最新のエビデンスに触れることが必要 | ●課題を解決する方法を利用者自らが気づくことができたとしても、簡単に実行できないことも多いため、実行に移せるよう支援する |
|---|---|---|---|---|
| | | 2）支持 | ●支援の基本は肯定と支持<br>●「それで良い」「そのまま進めましょう」などという言葉は励ましとして有効であるが、利用者が課題解決の壁に突き当たっている場合には、利用者を追いつめることになるので注意する | |
| | | 3）遅延 | ●支援は結果を急がないことが最も重要<br>●利用者が解決を急ぐ場合には、「焦らずにゆっくり考えていきましょう」など、むしろスローダウンを働きかけることもテレナースの重要な役割 | |
| | | 4）危険 | ●問題解決の過程は、利用者が対処に失敗し、ときに急激に状態が悪化する場合もあることに十分留意しておく<br>●対面と比べて、利用者の変化のサインを見逃す危険性が大きいことも理解しておく<br>●利用者に適切な介入をするために、上司や同僚に相談することも必要 | |

**参考文献**

1. 村瀬澄夫：テレメンタリングとは．日本遠隔医療学会編，テレメンタリングー双方向ツールによるヘルスケア・コミュニケーション．中山書店，東京，2007.

# 慢性疾患をもつ人への遠隔看護相談・保健指導の基本

河田萌生

## 慢性疾患をもつ人への遠隔看護相談・保健指導の内容

テレナーシングで行う看護・保健指導の内容は、**表1**に示すように、主に4つに分類される。

慢性疾患は完治することが難しく、その病気は生涯にわたることから、慢性疾患をもつ人の人生に重大な影響を及ぼす。慢性疾患にかかることは、健康な身体を失う喪失体験であり、身体部分、身体機能の喪失から、社会的自己、自己イメージなどの喪失まで、さまざまな次元の喪失が多重に経験され、①ショック、②否認、③情緒的混乱、④解決への努力、⑤受容といった心理過程をたどるとされている[1]。そこで、疾患の病期を把握するともに、利用者が今どの心理段階に置かれているのかを対話を通して見極め、テレナースは遠隔看護相談、保健指導を通して受容への歩みを支える必要がある。また、慢性疾患は本人のみならず家族にも影響を与えることが多い。不安や動揺などの情緒的反応から、家族役割の変更や生活上の調整、介護負担に伴う疲弊などが生じる場合がある。テレナースはそうした家族の健康課題にも目を配り支援を行わなければならない。

## 遠隔看護相談・保健指導における問診の方法

利用者がテレナースに相談したい内容を明確化するために、問診の方法がポイントとなる。最初から利用者の問題点を断定するような焦点化した質問をしても、利用者に生じている状況を正確に把握することができない。まずは、「今日の調子はいかがですか？」などの全体像をつかむ質問から始め、利用者の回答に合わせて推論しながら徐々に問題に焦点化した質問へと進めていく。質問は、「はい・いいえ」で答えられるようなクローズドな質問ではなく、オープンエンドな質問を投げかけることで、利用者の状況を具体的に把握することができる（**図1**）。

**表1　テレナーシングで行う看護・保健指導の内容**

| |
|---|
| ①モニタリングデータに変化がみられた場合の観察、および対処方法のエビデンスに基づく保健指導 |
| ②利用者の不安や疑問、モニタリング項目の経過などに関する傾聴 |
| ③自己管理のモチベーションの維持につながる共感と傾聴 |
| ④セルフケアを承認し、励ましや提案など病いとどのようにつき合っていくのかを支えるメンタリング |

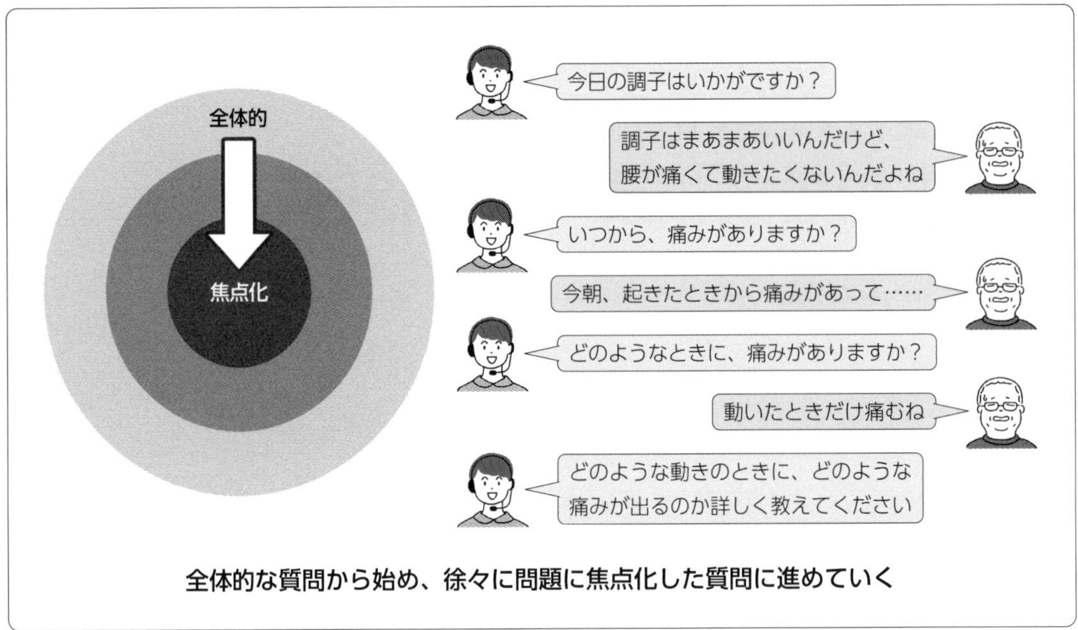


**図１**　問診の方法と問診例

## 遠隔モニタリングによる症状観察の方法とポイント

テレビ電話を利用して、問診を併用しながらさまざまな症状を確認することができる。定規と色のサンプルが記載されている色見本カード（**図２**）を利用者に渡しておき、痰の色や発疹の赤み、チアノーゼの色、創傷などの大きさを指し示してもらうとより正確なモニタリングを行うことができる。ここでは、いくつかの症状に対する観察の方法とポイントを紹介する（**図３〜５**）。

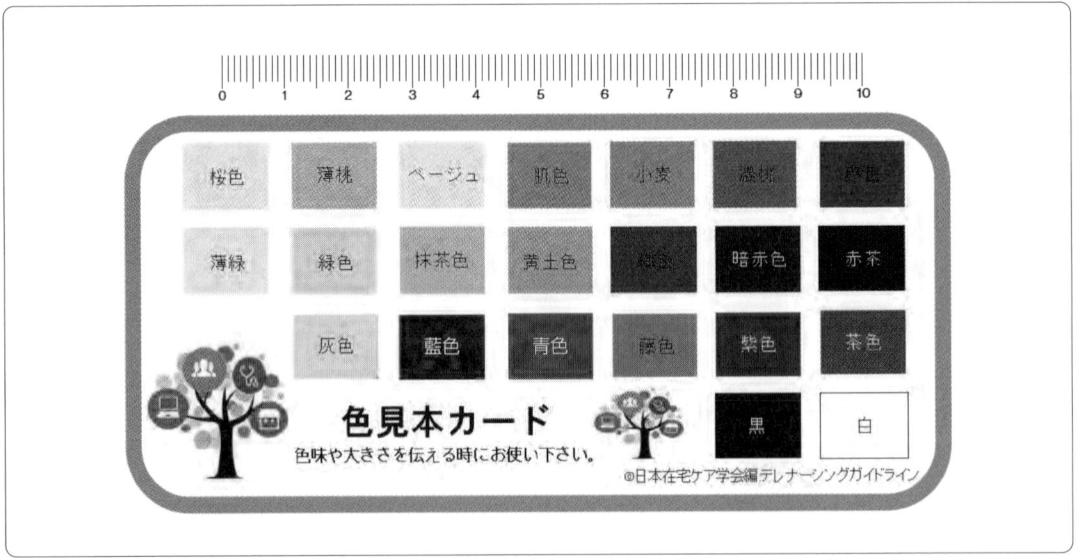


**図２**　色見本カード（日本在宅ケア学会）

**問診のポイント**

・頭痛の有無
・発熱の有無
・動悸、胸の痛みの有無
・その他、身体の痛みの有無など

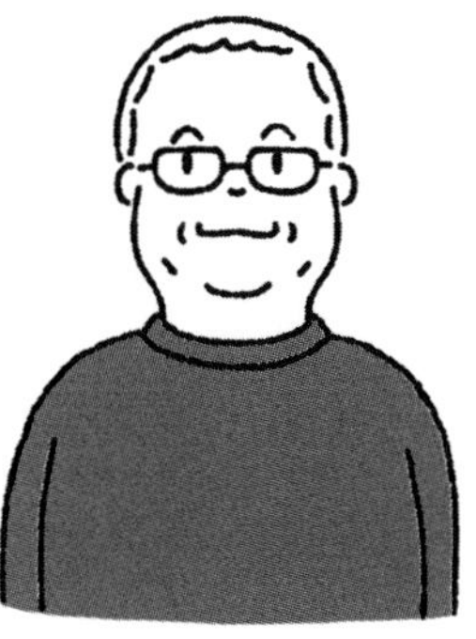

**視診のポイント**

・表情はおだやかか？
・顔色は悪くないか？
・意識状態は正常か？
・息切れ、肩で呼吸するなどの努力呼吸はないか？
・咳嗽・喀痰はないか？
・冷汗は出ていないか？
・手の震えはないか？
・声量や発話はいつも通りか？

**図３　上半身の観察のポイント**

**問診のポイント**

・下肢のだるさ、重量感、痛みの有無
・水分・塩分の摂取量、排尿量の減少の有無
・浮腫に伴う随伴症状（手足の冷え、倦怠感、食欲不振、息切れ、喘鳴など）の有無
・その他の部位の浮腫の有無

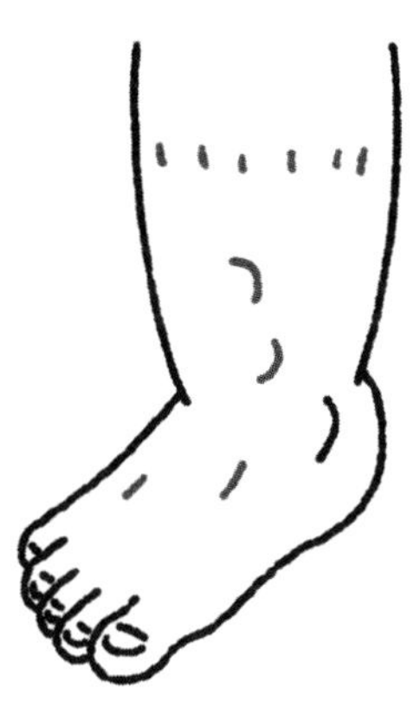

**視診のポイント**

・靴下の跡がいつまでも残っていないか？
・脛や踵を指で 10 秒程度押してもらい、へこみ（指の跡）が残るかどうか？
・左右差はあるか？（下肢静脈瘤、深部静脈血栓症、リンパ浮腫の鑑別）
・浮腫による皮膚の脆弱性（傷など）はみられないか？

**図４　下肢のむくみの観察ポイント**

爪の色の観察　　唇の色の観察

室内が暗いと観察しにくいため、必要に応じて明るい部屋に移動してもらう

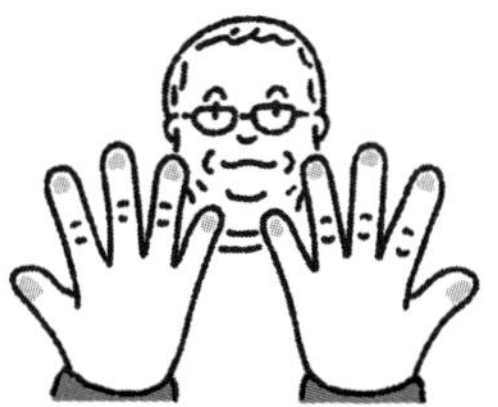

爪が見えるように両手をディスプレイに近づけてもらう

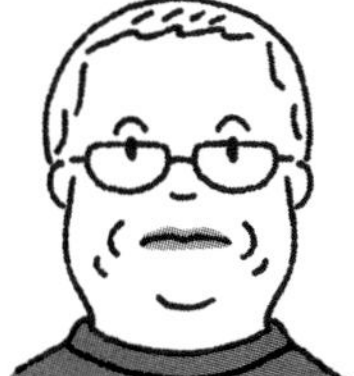

**問診のポイント**

・$SpO_2$ 値の低下の有無
・息苦しさの有無

**視診のポイント**

・爪や唇の色は青紫色になっていないか？

**図５　チアノーゼの観察ポイント**


**引用文献**

1. 今尾真弓：成人前期から中年期における慢性疾患患者の病気の捉え方の特徴：モーニング・ワークの検討を通して．発達心理学研究 2010；21（2）：125-137.

# ストア・アンド・フォワード方式（電子メール）を用いた支援の基本

河田萌生

## ストア・アンド・フォワード方式とは

ストア・アンド・フォワード（Store-and-forward：蓄積伝送）方式とは、情報を必要に応じて引き出し、転送が可能であることを意味し、主に電子メールによるやりとりを指す[1]。

利用者が相談のやりとりを何度も読み返すことが可能であり、テレナースからの返信内容を反芻し思考を深めることに役立つ[1]。

電子メールを利用した相談支援を行うにあたり、その特性と留意点を十分に理解しておく必要がある（**表1**）。相談上の行き違いを防ぐためには、下記のような一定のルールづくりを行い利用者や家族と共有しておくことが望ましい。

①返信までの時間（例：受信後 24 時間以内に返信する）
②返信者の継続性（同一人物が返信をするのか否か）
③家族からの相談メールは利用者の承諾を必ず得る

**表1　電子メールの特性と留意点**

| 特性 | 留意点 |
|---|---|
| ●やりとりは同時刻に居合わせる必要がないという利点がある反面、タイムラグによる多少の行き違いも生じやすい<br>●文書でのやりとりなので、細やかな心情の交換は難しい<br>●決まったテーマや目標について進捗状況を交換したり、短いアドバイスを加えるなど簡単なやりとりに適している→新たな問題設定や解決手段を探ることが困難 | ●利用者以外にカーボンコピー（CC）でメールを出さない<br>●相手の文面から心情を読み取る<br>●支援は、前向きな内容とする<br>●次につなぐ（返信が期待できる）内容とする<br>●何度も読み返し、相手が読むときの心情を想像してから送信する<br>●送付先を誤ると訂正や回収はできないので、送信前に宛先を確認する |

酒巻哲夫：テレメンタリングによる保健指導方法．保健師ジャーナル 2008；64（1）：13．より引用

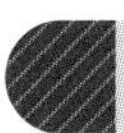

## 電子メールを用いたテレナーシングの実際

電子メールを用いたテレナーシングのポイントについて、事例を示す（**図1～4**）。

ただし、疾患の増悪が考えられ、緊急を要する状況や予想外の返信や反応がある場合など電子メールによる相談支援に限界があると感じた場合には、テレビ電話などその他の手段も考慮する。

**【事例】**

山田一郎さん、78歳。息子と二人暮らし。重症慢性心不全により在宅療養中。心不全により運動耐容能が低下しているため、身体機能の維持を目的に毎日自宅内で体操を行っている。ある日、テレナースのもとにメール相談が届いた。

テレナーシングモニターセンター様

こんにちは。
　ご相談したいことがあります。

　背中のあたりがずっと痒かったのですが、昨日お風呂に入った時にぽこんと大きく腫れていることに気がつき、あまりにも大きいので驚いています。体操のやりすぎではないかと思っています。このまま体操をつづけていていいのでしょうか？
　心配になりメールをさせていただきました。
　どうぞよろしくお願いいたします。

山田一郎

**図1　メールの相談例**

山田一郎様

こんにちは。メールを拝読致しました。
驚かれるほど腫れているとのこと、さぞご心配のこととお察しいたします。

（「驚いて心配している」という山田さんの心情を読み取り、共感的に対応する）

現在、肩を回す体操と足踏み体操をしていらっしゃいますが、
そのことによって背中が腫れることは考えにくいかと思います。

（まずはじめに、山田さんが心配に思っている「体操のやりすぎにより腰が腫れているのではないか？」ということに対して回答する）

しかし、体操をすることで痛みが出る場合には
体操を中止したほうがよいでしょう。

（腫脹が感染性か外傷性か不明であるため、外傷性の可能性も考慮し安全域を取った対応をする）

細菌などに感染していないか、腫れの状態をよく拝見させていただきたいのですが、
息子さんに背中のお写真を撮っていただき、お送りいただくことは可能でしょうか？
何か症状の変化などございましたら、あわせてお知らせください。
お返事お待ちしております。

（利用者に起きている問題を明確化するための対応を伝える。利用者に協力を仰ぐときは、利用者の身体能力、家族のサポート状況なども考慮する）

テレナーシングモニターセンター

（送信前にもういちど文面を見返し、利用者を心配させるような不適切な表現はないか、相手が読むときの心情を想像して内容を確認してから送信する）

**図2　事例への返信例（初回）とポイント**

テレナーシングモニターセンター様

ご返信をありがとうございます。

体操をしても痛みはないので、体操をつづけています。
ご相談できて少し安心しました。
背中の写真を息子に撮ってもらったので、送ります。

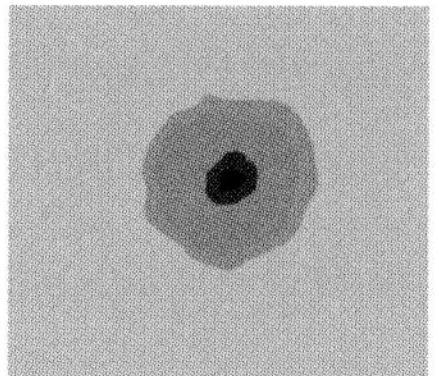

山田

図3　利用者からの返信

山田一郎様

> 内密な内容ではなくとも、利用者のプライバシーを守るために、本人の了承を得ずに家族をCCに加えてメールを出さない

この度は、お写真をお送りいただきありがとうございました。
腫れの状態がとても良くわかりました。
息子さんにもご協力をいただき、どうぞよろしくお伝えください。

お写真を拝見しますと、赤みがだいぶあるようです。体操をされても痛みがないということですので、どこかにぶつけたりしてできた腫れではなさそうです。
このような赤みは、細菌などに感染している場合に出ることが多いため
皮膚科を受診されることをお薦めいたしますが、いかがでしょうか？
山田さんのお考えをお聞かせいただけますと幸いです。

> 常に利用者の意思決定を尊重するために、一方的な受診の強要はしない。返信が期待できるような表現を用い、利用者の考えを傾聴する姿勢を示す

テレナーシングモニターセンター

図4　事例への返信例（2回目）とポイント


**引用文献**

1. 日本遠隔医療学会編：テレメンタリングー双方向ツールによるヘルスケア・コミュニケーション．中山書店，東京，2007.

# テレナーシング開始手順、説明と同意の取得

山本由子



## テレナーシングを開始するまでの手順

慢性疾患で在宅療養を希望する本人と家族に向けたテレナーシングを始めるにあたり、まず適用性について医師・看護師が医療の視点から状態を確認しアセスメントする。適用と判断された場合、担当医より指示書を受ける。その後、計画書を作成し、本人・家族と面談してテレナーシングの必要性を説明して理解を得ていくことが前提となる。実際に利用者宅に必要な機器を設置し使用できること、説明を理解して承諾を得ることによってテレナーシング開始となる。テレナーシング導入までの具体的な流れを**図 1** に示し、説明と同意の取得について述べる。

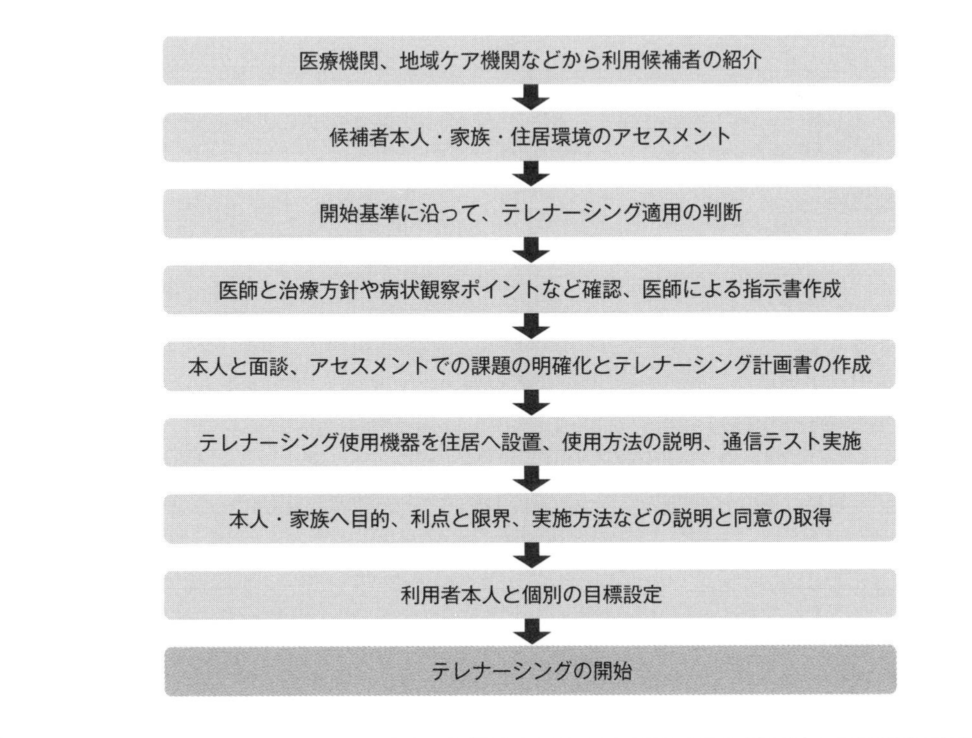


**図 1**　テレナーシング開始への流れ

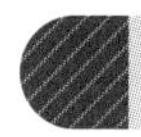

# テレナーシング開始のためのアセスメント

テレナーシングは医療機関での対面看護とは異なり、送られるデータから日々の生活の様子をモニタリングし、一緒に振り返りながら親身に相談にのり、解決策や具体策を考えていくかかわりである。医療面や機器の使用に関してのみならず、家族や住居環境の側面からテレナーシングの利用が向かない場合があり得るため、あらかじめ導入についての適用性をアセスメントする。

## 1 利用者

**①基礎疾患、合併症、既往歴**

基礎疾患と重症度、療養上の注意、治療方針、治療内容、合併症の有無、既往歴など。

医療情報の取り扱いにあたっては『医療情報システムの安全管理に関するガイドライン第6.0版』[1]に沿う必要がある。

**②バイタルサインズ、生化学データ**

体温、血圧、脈拍、など生命活動を表すデータ、1日の歩数や行っている生活動作など情報を収集し、適した活動量と健康管理上の指標をとらえる。

**③セルフケア意識と行動**

テレナーシングは、本人のセルフケア力を支援し強化することを目的とする。そのため、疾患の理解、疾患への意識、治療への正しい知識、家族や周囲からの支援などが必要となる。セルフケア意識が低い場合は、まず自身の健康や体調への関心を高めるところから始める必要がある。

**④認知機能、理解力**

バイタルサインズの自己測定やモニタリング情報の手入力が必要な場合、認知機能や理解力をアセスメントする。認知機能の低下が疑われる場合は家族に様子を確認し、家族や介護者の協力が得られる場合は、テレナーシングの利用は可能である。

**⑤四肢運動機能**

バイタルサインズの自己測定や情報端末への入力を行う場合、四肢の運動機能に支障がないか確認する。高齢者では、握力の低下、タッチパネルでの指先の感覚鈍麻、上肢の麻痺や関節の拘縮などがある場合、測定や操作に支障が生じる可能性がある。家族・介護者の協力が得られる状況であればテレナーシングは可能である。

**⑥機器操作への理解**

テレナーシングに使用する精密機器の使用・操作方法、モニタリングにおけるデータ送信・通信上の安全対策、テレビ会議システムの利用方法などの理解を確認する。家族・介護者が代理で行っていく場合は、家族らの機器操作の理解を確認する。

## 2 家族

健康に関する考え方、在宅療養に関する考え方を把握し、療養およびテレナーシングにどの程度協力が可能であるかを把握する。同居か別居であるか、近くに住んでいるのかなどの関係性、モニタリングデータの測定や送信が困難な場合に協力が得られるか確認する。家族の中でキーパーソンを決め、何かあった際の連絡先と連絡方法を共有しておく。

### 3 住居環境

インターネットの接続環境を確認する。情報入力用端末の設置場所、個室か家族との共有スペースか、電源が確保できるかなど確認する。ウェブカメラでは利用者の背後が広角に写ること、テレビ会議では室内の照明が大切であることを伝える。照度不足や逆光とならないよう、できるだけ利用者の前方からの光源を確保する。

### 4 プライバシーの保護

テレナースとの相談やテレビ電話利用の際、個室を使えて利用者が安心できるかなどプライバシーに配慮する。家族が同席する場合はあらかじめ伝えてもらう。



## テレナーシングの開始基準

利用者の状況をアセスメントし、テレナーシングを適用できるかどうか基準に沿って判断する。在宅での慢性疾患療養においては、病状の変化は生活習慣と深く関係しており、本人および家族の理解による生活行動の変容が必要となる。医療者との継続的なコミュニケーションにより、疾患の急性増悪予防や対処法など、疾病の管理に関する知識を獲得できる。

また、テレナースは、対象者個人の特性、家族や生活背景をよく理解しておくことが重要である。慢性疾患等を自己管理していく意欲があり、心身の状態が安定していることが望ましい。テレナーシング開始にあたり、**表 1** のすべてを満たす必要がある[2]。

**表 1　テレナーシング開始基準**

1. 本人が慢性疾患により在宅療養している
2. 本人が慢性疾患等の自己管理に意欲があり、テレナーシングを希望している
3. 医師がテレナーシングの指示書を作成している
4. 本人の心身状態が安定している
5. 事前に対面での面談を行い、本人の心身状態を確認している
6. テレナーシングについての説明と同意が得られている
7. ストレスや悩み、その他の問題に直面しており、継続的な援助を必要としている
8. テレナーシング計画・看護プロトコルが作成されている
9. 機器を自宅に設置することが可能である
10. インターネットなどの通信環境がある

日本在宅ケア学会編：テレナーシングガイドライン．照林社，東京，2022：26．より引用

## 本人・家族への説明

利用者本人および家族と面談し、書面を用いて理解を確認しながら説明する。テレナーシングはさまざまなメリットがある反面、限界もあることをわかりやすく伝える必要がある。特に、急変時などの救急対応は目的でないこと、通院なしに医療職といつでも交流できるといった過大な期待とならないようていねいに説明する。

表２　必要な書類と説明内容

| 必要な書類 | 利用者・家族への説明 |
|---|---|
| ●テレナーシングの説明書<br>●個別カルテ（病歴、連絡先、検査データなど）<br>●医師の指示書（トリガーポイント）<br>●テレナーシングプロトコル<br>●看護記録 | ●テレナーシング適用と判断した候補者と面談し、適応を確認する<br>●書面および口頭で説明し、目的と方法、内容への理解を得る<br>●実施期間、テレナーシングで提供できること、できないこと（限界）を説明し理解を確認する<br>●機器を自宅へ搬入、設置する日程を打ち合わせる |

テレナーシングのメリットとしては、医療機関への通院にかかる利用者本人や家族の身体的・時間的・経済的負担を軽減できることが挙げられる。テレナースにとっても、本人や家族とのコミュニケーションを重視した看護・保健指導が可能となる。テレナーシング開始にあたり、実際に使用する書類と説明内容を**表２**に示す。

## 1 テレナーシングの説明、同意書

外来等で面談し、説明書を用いて、テレナーシングとは何か、目的と方法、本人が行うこと、テレナーシングでできること・できないこと、実施にあたっての費用負担の有無を十分に説明したうえで理解を確認する。自宅へ必要機器を搬入・設置して、実際に触れてもらい、測定データの送信を試行する。そのうえで、操作の難しさなど不都合はないか確かめる。同意書への署名は、機器を実際に扱ってもらってから得るとよい。また、開始後であっても中断や中止は自由であることを伝える[3]（**図２**）。

## 2 テレナーシング指示書

主治医からテレナーシング指示書を受け取る。利用者の状態によって個別にトリガーポイントが設定されていること、病状変化時の看護対応、連絡先と連絡手段の記載を確認する。この他に、テレナーシングの看護プロトコル内容を確認しておくとよい[4]（**図３**）。

**引用文献**


1. 厚生労働省：医療情報システムの安全管理に関するガイドライン第 6.0 版（令和５年５月）. https://www.mhlw.go.jp/stf/shingi/0000516275_00006.html（2023/12/5 アクセス）
2. 日本在宅ケア学会編：テレナーシングガイドライン．照林社，東京，2022：26.
3. 日本在宅ケア学会編：テレナーシングガイドライン．照林社，東京，2022：28.
4. 日本在宅ケア学会編：テレナーシングガイドライン．照林社，東京，2022：27.

### テレナーシングの説明および同意書の例

**テレナーシングとは**

テレナーシングは、在宅療養なさる方を対象として、日々の血圧や酸素飽和度、食欲などの心身に関する情報を、ご本人様からインターネットを用いて看護モニターセンターに送信していただき、この情報に基づいて健康状態を看護師が把握し、安定した療養生活を送っていただくために、電話やテレビ電話を用いて遠隔地から看護相談・保健指導を行う方法です。

**ご本人が行うこと**

ご自宅にテレナーシングを行うために必要な端末一式を貸し出し、設置いたします。1日1回、決められた時間までに、端末画面に表示される心身に関する質問項目のすべてに正確に回答してください。回答方法は、絵柄の選択肢の中から該当するものを選び、指で画面をタッチします。最後の項目が終了したら「送信」ボタンを押し、看護モニターセンターに送信してください。

**テレナーシングの方法とデータの利用**

看護モニターセンターでは送信したデータを看護師が確認し、日々の心身の状態を把握し、前日との違いを見たうえで、必要に応じて電話やテレビ電話による看護相談・保健指導を行います。

医師とあらかじめ決めた基準に従って、病状が悪化することを防ぐように看護相談や保健指導を行います。必要に応じて、受診をお勧めすることなどがあります。

**テレナーシングではできないこと**

テレナーシングは、日々の心身の状態の観察、および変化を早期にとらえて看護相談を提供し、急激な病状変化を防ぐことを目的としています。急な病状変化が生じた場合は、緊急連絡先にご連絡いただき、医師の診療を受けることが必要となります。

**情報の管理**

送信していただく情報はSSL暗号化しています。端末内部には情報が残ることはありません。データの保管はクラウド上で行っていますが、一定の安全対策をとっています。

**テレナーシング実施上の注意点**

端末は個人認証を行っています。ご本人以外が使用になることはお控えください。情報の送信は決められた時間までに行ってください。プライバシーを守ることができるお部屋で行ってください。

テレナーシング看護モニターセンター代表者

______________________

△△区××町○-○　□□□大学内
緊急連絡先　03-××××-1234

---

**テレナーシング実施の同意書**

私は、慢性疾患在宅療養者のためのテレナーシングについて説明を受け、実施方法、注意点等について十分に理解しましたので、テレナーシングの実施について同意します。

日付：　　年　　月　　日　本人または代理人（続柄　　　　　　）

署名______________________

上記対象者について、テレナーシングの実施に関する説明を行いました。

日付：　　年　　月　　日　施設名______________________

説明者署名______________________

**図２　テレナーシングの説明および同意書の例**

日本在宅ケア学会編：テレナーシングガイドライン．照林社，東京，2022：28．より引用

## テレナーシング指示書の例

指示期間（　年　月　日～　年　月　日）

| 対象者氏名 | | 生年月日 | 明・大・昭・平・令　年　月　日 | 性別 | 男・女 |
|---|---|---|---|---|---|
| 介護者氏名・続柄 | | | | | |
| 対象者住所 | 電話（　　）　- | | | | |
| 主たる傷病名 | | | | | |
| テレナーシングの目的など | | | | | |

| 現在の状況 | | | |
|---|---|---|---|
| 現在の状況 | 病状・治療等の経過 | | |
| | 投与中の薬剤の用法・用量・回数 | 1　2　3　4<br>5　6　7　8<br>9　10 | |
| | 日常生活自立度<br>認知の状況 | 寝たきり度 | 自立・J1・J2・A1・A2・B1・B2・C1・C2 |
| | | 認知の状況 | 自立・Ⅰ・Ⅱa・Ⅱb・Ⅲ・Ⅳ・M |
| | 要介護認定の状況 | 要支援（1・2）　要介護（1・2・3・4・5） | |
| | 利用中のサービス | 訪問診療・訪問介護・訪問看護・訪問入浴・訪問リハビリテーション・通所介護（デイサービス）・通所リハビリテーション（デイケア）・短期入所生活介護（特養等）・夜間対応型訪問介護・短期入所療養介護（老健 / 診療所）・特定施設入居者生活介護・福祉用具貸与・住宅改修 | |

| 必要なモニタリング項目 | | | | | | |
|---|---|---|---|---|---|---|
| 必要なモニタリング項目 | 体温 | 血圧 | 脈拍 | 酸素飽和度 | 呼気 | 呼気炭酸ガス |
| | 咳 | 痰 | 呼吸困難感 | 睡眠時間 | 血糖値 | 浮腫 |
| | 食欲 | 水分摂取量 | 排尿回数 | 排便回数 | 歩行数 | 運動 |
| | 痛み | その他 | | | | |

| 医療的処置 | | | | | | |
|---|---|---|---|---|---|---|
| 医療的処置 | 点滴管理 | 透析 | 中心静脈栄養 | ストーマ（人工肛門）の処置 | 酸素療法 | レスピレーター（人工呼吸器） |
| | 気管切開処置 | 疼痛管理 | 経管栄養 | 皮膚処置 | 褥瘡の処置 | カテーテル管理 |
| | その他 | | | | | |

| 留意事項 | | |
|---|---|---|
| 留意事項 | トリガーポイント | 酸素飽和度（　　）%以下　体温（　　）度以上 |
| | | |
| | 使用医療機器等の操作援助・管理 | |
| | 病状変化時の受診の指示 | |
| | その他の指示 | |
| | 緊急時の連絡方法 | 病院に電話・電子メール・その他（　　） |
| | 不在時の対処法 | 病院の（　　）に電話・電子メール・その他（　　） |
| 特記すべき事項 | | （注：薬の相互作用・副作用についての留意点・薬物アレルギーの既往があれば記載してください） |

上記の通りテレナーシングの実施を指示します
テレナーシングセンター　様

年　月　日

医療機関名
診療科名
医師氏名
電子メール

**図３　テレナーシング指示書の例**
日本在宅ケア学会編：テレナーシングガイドライン．照林社，東京，2022：27．より引用

# テレナーシング中止・終了の考え方

山本由子

在宅における慢性疾患療養者へのテレナーシングは、状態や環境を含めて主治医と適用性を検討し、選択して本人・家族への説明、理解と承諾を得て実施する。検討の時点で適切でないと判断される場合がある。また、テレナーシングを開始しても、途中で中止や終了がやむを得ない場合が起こり得る。テレナーシングは病状の安定期が原則であり、増悪の徴候を早期に把握し、急激な病状変化を防ぐことに意義がある。一方で、病状変化時および緊急対応の方法について、本人・家族および主治医や関係者と十分に取り決めておく。



## テレナーシングが向かない場合

身体の状態が落ち着いており医療側が適切と判断しても、認知機能の低下やセルフケア意識がない、多忙な仕事や事情があるなど時間確保が難しい場合は、テレナーシング実施は困難である。また、性格的にテレビ電話応答での時差や端末操作がストレスとなる場合も継続は難しい。病状が進行し終末期に至った場合は、対面診療や緩和ケアに移行する（**表 1**）。

**表 1　テレナーシングが向かない対象者**

- 終末期の状態であり、セルフケアが困難である場合
- 認知機能の低下、四肢の運動機能の低下、言語的コミュニケーションをとることが困難な状態である。操作可能な家族がいない、または協力が得られない場合
- セルフケアの意識が低い
- 情報機器端末への操作が困難である

## テレナーシングの限界

テレビ電話を通しての音声と画面を通してのコミュニケーションでは、対面であれば感知できるであろう表情筋のわずかな動き、姿勢や手の握り方の観察には制約がある。症状の変化が急激な場合、モニタリングデータから増悪の有無を判断するに足る十分な情報がない可能性があり、テレナーシングの限界としてよく踏まえることが重要である。

## 緊急時の対応

### 1 病状急変、急性増悪時

モニタリングデータ、および得られた情報から利用者の心身状態を分析し、変化の傾向を確認する。テレナーシング指示書に記載された、あらかじめ取り決めた方法で速やかに主治医に連絡・報告を行う。受診の必要があれば、家族にも連絡し早期に対面診療につなげる。医師が訪問診療や往診を行う場合も家族と連絡を取る必要がある。同意書に記載されている家族・介護者をリスト化し、状態を説明・報告する。電話やメール等の連絡方法、日中と夜間の場合など、いつでも連絡が取れる体制を構築しておく。

### 2 遠隔医療機器のトラブル

通信機器やソフトウェア、システムに関する障害が発生した場合の連絡先、できる範囲の対応方法を事前に明確にしておくことは、速やかなトラブルシューティングに役立つ。テレナースは使用する機材やシステムの基本的な仕組み、特徴を理解しておくことが必要であり、システム上の問題点の識別、原因については状況や状態を確定してシステムエンジニアや業者等の専門職と連携し解決する。

## 利用者が体験するトラブル

装置の故障といったはっきりした原因だけでなく、「画面が暗くなった」「回線がつながらなくなった」「○○のやり方がわからない」といった、利用者からのトラブルや困りごと、ストレスへの対応も重要である。起こり得るトラブルを想定し、その原因や復旧方法を伝える。また、手引きを書面にして渡す、困ったときの連絡方法を取り決めておくなど、できるだけ利用者の理解と安心を促す必要がある。

## 終末期・看取り期の注意点

利用者の病状が重症化し、全身状態の悪化や急変リスクが見込まれる場合、バイタルデータの自己測定や送信、テレビ電話への対応が困難な状況となった場合、利用者・家族と相談し、テレナーシングには限界があることを説明し、中止するなどを検討する。テレナーシングから訪問診療や訪問看護に変更するなど、終末期における本人と家族の意思を尊重し、よりよいケアを提供できるよう多職種で連携していくことが必要である。

## テレナーシング開始後の中止と終了基準

利用者がセルフケアを身につけ、安定した療養生活を維持できる状態となればテレナーシング終了となる。一方、慢性疾患の重篤化や合併症により生命が脅かされる状況においてはテレナーシングの限界を理解し、状況と最善の方向性を説明し話し合う。あらゆる方向から検討したうえで、継続が困難と判断した場合、利用者と家族の了解のもとに中止・終了とする（**表2**）。

表２　テレナーシングの中止・終了基準

| |
|---|
| **1. 本人から中止の申し出がある**<br>●テレナーシングを続けることへのストレス、および負担感の増大など |
| **2. 健康状態に合わせた生活習慣を獲得でき、継続的支援の必要がなくなった**<br>●食習慣・運動習慣・疾患の自己管理行動などが改善し、自己管理できる<br>●外来通院、訪問看護などへ切り替えが可能 |
| **3. 支援を行っても機器の操作が困難である**<br>●タブレット使用や情報入力、操作方法を繰り返し説明しても理解が難しい場合、主治医やケアマネジャーと連携し、他のケア方法を検討する |
| **4. プロトコルから逸脱する**<br>●取り決めた時間帯やモニタリング内容が守れない<br>●合併症の併発や状態悪化により、緊急入院となった場合 |
| **5. インターネットの通信状況が悪い**<br>●通信環境に問題がある場合、テレナーシング継続が難しい<br>●ディスプレイ越しの対面が難しい、通信可能時間が限られるなど |

# テレナーシングと看護過程

原田智世

## テレナーシングにおける看護過程の考え方

看護過程（nursing process）とは、「看護の知識体系と経験に基づいて、人々の健康上の問題を見極め、最適かつ個別的な看護を提供するための組織的・系統的な看護実践方法の一つであり、看護理論や看護モデルを看護実践へつなぐ方法」[1]と定義される。また、看護過程は、看護の対象となる人々と、看護実践者との間に成立する対人的援助関係の過程を基盤として、看護の目標を達成するための科学的な問題解決法を応用した思考過程の筋道とされる。

具体的には、看護の対象となる人々の健康上の問題を解決するために、①必要な情報を収集・アセスメントし、②問題を明確化（看護診断）し、③看護計画を立案し、④実施、⑤評価する一連の思考と行動のプロセスである。テレナーシングにおいても、遠隔コミュニケーションを軸として、テレナーシングの対象となる人々とテレナースとの対人的援助関係の中で看護過程は展開される。したがって、看護過程の基盤となる考え方は、これまでの看護と同様であるが、テレナーシングの対象となる人々を「疾患や障害を有している生活者」としてとらえていく必要がある。

## テレナーシングにおける看護過程の展開

### 1 看護過程の５つのステップ

テレナーシングにおいて看護過程を展開する５つのステップは、①必要な情報収集を含むアセスメント、②問題の明確化（看護診断）、③計画立案、④実施、⑤評価で構成される。これらのステップは、相互に関連し合い、循環的に続いている。つまり、テレナーシングにおいても、利用者に関する情報をもとに、最適なケアをアセスメントして計画立案し、実施、評価に基づいて再び次のアセスメントへとつなげていく。各ステップを循環してこの過程が繰り返されることになる（**図 1**）。

### 2 テレナーシングの看護過程の各ステップにおけるポイント

テレナーシングにおける看護過程の展開では、次のポイントに留意する。

**①アセスメント**

テレナーシング利用者に関する情報を収集する。その方法は、テレナーシング導入時の初回面談やテレナーシングの使用機材の設置にかかる自宅訪問等の機会を活用して、利用者から直

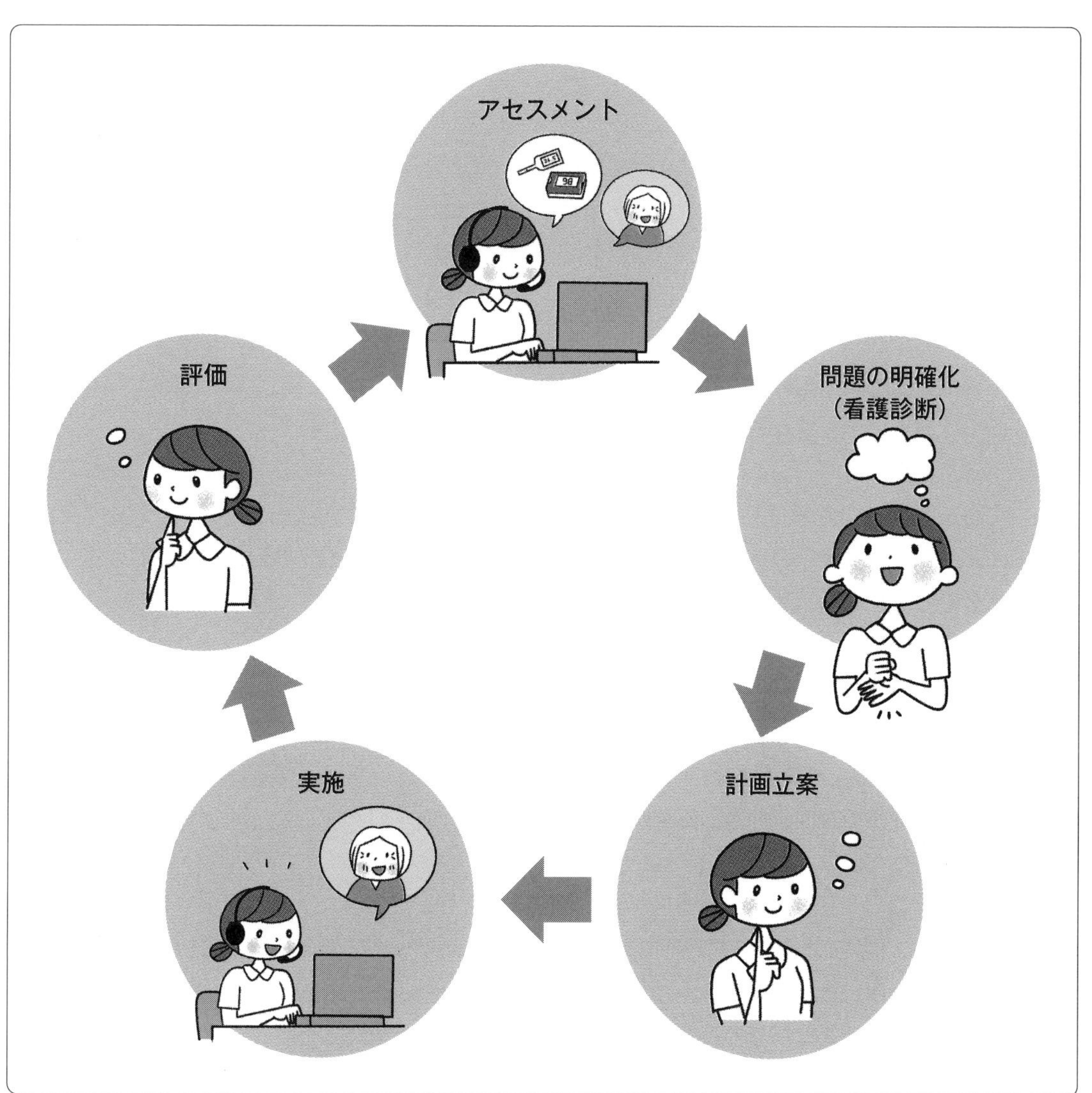

図１　看護過程の展開



接情報を収集する。その他、医療機関等からの共有された情報、および遠隔セッションなどによる継続的な情報収集が基本となる。そして、収集した情報から、利用者の全体的な状況、ライフスタイルや習慣、健康上・生活上の課題などを把握し、アセスメントを行っていく。遠隔モニタリングを用いたテレナーシングでは、バイタルサインズ、体重などの計測やタブレット端末の操作が必要となるため、デジタル機器操作の経験値や、必要な機器操作支援の程度といったデジタルリテラシーに関するアセスメントも必要である。

**②問題の明確化（看護診断）**

テレナーシング利用者にとっての主要な問題となる状態を特定して明確にする。このとき、疾患だけでなく、利用者を「生活者」として幅広くとらえて考えていく視点が必要である。そして、特定した問題をもとに、療養目標を利用者とともに設定する。療養目標は、利用者本人とテレナースで共有することが重要である。療養目標を共有することで利用者の意識が高まり、主体的かつ、より具体的な療養行動をとりやすくなる。

**③計画立案**

上記②までのステップをもとに、療養目標・成果（問題の解決）を達成するための看護計画を立案する。遠隔モニタリングを用いる場合は、医師と相談の上、どの項目をどのくらいの頻度でモニタリングするかを決定し、利用者に適した閾値（変化や増悪徴候の判断ポイント）の設定を行う。これらモニタリング項目や閾値の設定は、利用者の変化や増悪徴候をとらえる重要な指標となるため、利用者ごとに検討し、個別に設定することが重要である。このほか、テレナースが目でみて質問しながらテレナーシング利用者の状態を理解し、支援するために必要な遠隔看護相談・指導等の遠隔セッションの方法や内容について計画する。遠隔コミュニケーション技法のポイントをおさえた留意点についても計画に反映させる。

また、利用者のデジタルリテラシーに応じた機器操作支援も含める必要がある。特に高齢者では、導入後1か月は細やかな機器操作支援が必要なことが多い。一般電話とテレビ電話を併用して、機器操作の手順を繰り返していねいに説明することで、機器操作に慣れていない高齢者でも徐々に手技を習得していく。

**④実施**

立案した計画を実行に移す。テレナーシング利用者による日々の計測や症状への問診回答、看護師によるデータのモニタリングとトリアージ（病状変化の徴候の有無をとらえた緊急度と優先度の判断）、遠隔看護相談・指導、情報提供やテレメンタリングを行う。テレナーシングで行った看護実践は、一連の過程を記録する。

**⑤評価**

看護計画の実施により、問題の解決・目標の達成度を評価し、計画の修正や変更の必要性を判断する。例えば、遠隔モニタリングでは、受信したデータの傾向や閾値に該当した頻度のほか、医師報告・受診勧奨を行った場合は、利用者の速やかな受診や必要な治療につながったか、増悪を回避することができたか等を評価する。また、利用者の主体性や積極的な参画状況などを踏まえて、問題に対する評価を行う。さらに、個人の健康状態や状況の変化に応じて、医師と相談しながらモニタリング項目や閾値を継続的に調整していく。このように、計画やモニタリング項目・閾値が今の利用者にとって適切であるかを繰り返し評価し、最善の方策となるよう、再び次のアセスメントへとつなげていく。

**引用文献**

1. 日本看護科学学会 看護学学術用語検討委員会：n.d. JANSpedia －看護学を構成する重要な用語集－. https://scientific-nursing-terminology.org/terms/nursing-process/（2023/12/5 アクセス）

# テレナーシングと看護記録

原田智世



## 看護記録・テレナーシング記録とその法令的位置づけ

看護記録とは、「あらゆる場で看護実践を行うすべての看護職の看護実践の一連の過程を記録したもの」[1]を指す。記録には、法的根拠が切り離せない。看護記録の法令等による位置づけとしては、医療法（昭和 23 年法律第 205 号）、および医療法施行規則（昭和 23 年厚生省令第 50 号）において、病院の施設基準等の 1 つである「診療に関する諸記録」として、看護記録が規定されている。また、保健師助産師看護師法においては、看護記録に関する規定はないが、助産師に助産録の記載が義務づけられている（昭和 23 年法律第 203 号）。これらに基づき、テレナーシングにおいても、遠隔看護相談や保健指導等の各セッションが終了したら、遅延なく、看護実践の一連の過程を記録することが必要である。

## テレナーシング記録の実際

テレナーシング記録には、主として、「1．看護のプロセスを記録するための個別のテレナーシングの記録」と、「2．関係職種・関係機関への報告・情報共有のための記録」の 2 つのタイプがある。それぞれの記録に含むべき内容を以下に概説する。

### 1 テレナーシングの看護記録

対面看護の看護記録と同様、テレナーシングにおいても看護実践の内容を看護のプロセスに沿って、時間の経過とともに記録する。内容は、問題解決型の SOAP（Subjective, Objective, Assessment, Plan）の形式を用いることで、利用者の訴え、テレナースによる観察や得られた情報、アセスメントと支援内容・実践の明確化、実施計画・評価といった看護実践の一連の過程を明確化して記録することができる。テレナーシングの看護記録に含む内容と例を**表 1**、**図 1** に示す。

### 2 関係職種・関係機関への報告・情報共有のための記録

報告・情報共有の内容や連携内容を記録する。どの職種 / 機関へ、何をどのように報告・共有したか、どのような指示やアドバイス等を受けたか記録に含める。

関係職種／関係機関への報告・情報共有のための記録に含む内容と例を**表 2**、**図 2** に示す。

**表 1　テレナーシングの看護記録に含む内容**

- 利用者の氏名
- 記録日時
- テレナースの氏名
- テレナーシングを提供した日時と所要時間
- 利用者との遠隔セッションの手段（一般電話 / テレビ電話 / 電子メール等）
- 対応内容
- 利用者の主訴
- バイタルデータ、問診情報
- 看護観察した内容
- トリガーポイント（閾値：変化や増悪徴候の判断ポイント）該当の有無、緊急対応の必要性、アセスメントの結果
- 看護相談・指導、対応した内容
- 今後の計画や実施した評価

**テレナース 鈴木花子さんのテレナーシング記録**

<table>
<tr><th>記録日時</th><th>記録者</th><th colspan="2">記事</th></tr>
<tr><td rowspan="4">2023年11月19日<br>10：00</td><td rowspan="4">テレナース<br>鈴木花子</td><td>遠隔セッションの手段</td><td>テレビ電話</td></tr>
<tr><td>所要時間</td><td>15 分</td></tr>
<tr><td>対応内容</td><td>食欲低下のトリガー（閾値）のため、病状確認。看護相談・指導、テレメンタリング</td></tr>
<tr><td colspan="2">S：何となく食べる意欲がないんだよね。吐いてはいないがムカムカする。でも、まったく食べられないわけではないから、なるべく頑張って食べなきゃと思うのよ。<br>O：化学療法後 4 日目<br>BP＝112/71mmHg、P＝80回/分、$SpO_2$＝97%、歩数＝1023歩/日（前日より－1000 歩）<br>昨日より食欲低下の自覚あり。嘔吐なし。表情は暗い。<br>昨夜はうどんを少量摂取し、飲水をこまめに行っている。今朝はりんごジュース 200mL を摂取。制吐剤の処方あるが使用していない。<br>A：化学療法の消化器毒性による副作用が出現していると考えられる。また、嘔気と食事摂取量の減少が活動量の低下に影響している可能性がある。<br>今後、症状の増強や飲水・食事摂取量のさらなる低下、および何日にもわたり食欲不振が続く場合は、医師へ相談、または医療機関の受診を促す必要がある。<br>P：1. 食事摂取への前向きな意識を支持しつつ、食べられそうなもの、食べたいものを、食べられるタイミングに摂取してよいことを説明した。<br>2. 処方されている制吐剤の使用を提案した。<br>3. 経口摂取の方法の工夫による対策や制吐剤使用による症状緩和が図れるかを確認する。<br>4. 症状の増強、および脱水や低栄養に注意して経過をフォローアップするモニタリング継続。</td></tr>
</table>

**図 1　テレナーシングの看護記録の例**

**表２　関係職種／関係機関への報告・情報共有の記録に含む内容**

- 記録日時
- 報告と記録したテレナースの氏名
- 報告の項目
- 報告日時
- 報告相手（医療機関名、職種、氏名等）
- テレナーシング利用者の氏名
- 報告理由
- 報告方法
- 報告・共有する具体的内容
  - ・テレナーシングを提供した日時
  - ・利用者との遠隔セッションの手段（一般電話／テレビ電話／電子メール等）
  - ・利用者の状況や様子、症状、経過等
  - ・遠隔看護相談・保健指導等、行った看護の内容
- 関係職種／関係機関から受けた情報やアドバイス、指示を受けた内容
- フォローアップが必要な内容

関係職種／関係機関へ連絡・報告する方法は、電話、電子メールなど事前に明確化しておく

| 記録日時 | 記録者 | 報告の項目 | 報告記事 | |
|---|---|---|---|---|
| 2023年11月19日<br>10：00 | テレナース<br>鈴木花子 | 医師報告 | 報告日時 | 2023年11月19日9：30 |
| | | | 報告相手 | X病院 長谷川史郎医師 |
| | | | テレナーシング利用者 | 田中太郎様 |
| | | | 報告理由 | トリガー（閾値）該当と降圧剤服薬忘れのための血圧上昇があるので下記について報告した。 |
| | | | 報告手段 | メール |
| | | | 具体的内容 | 2023年11月19日9:00<br>血圧上昇トリガー該当のため、一般電話・テレビ電話で病状確認と遠隔看護相談・指導実施。<br>S：「量が変更になったのは認識していたけど、つい今まで通りの量を飲んでしまっていたよ。1錠じゃなくて2錠だね。服薬ケースを使って間違えないように飲みます。」と反応があった。<br>O：T36.2℃、P80回/分、BP145/82mmHg、$SpO_2$ 96%。体調や自覚症状に変化はなし。計測前の活動状況や計測体位も普段通りであった。処方薬は忘れず内服したが残薬が多いと話した。<br>A：利用者と残数を確認したところ、降圧剤の残数が多く、昨日から量を誤って少なく内服していた。本人と服薬について振り返り、一昨日の受診後、降圧剤の量が増量となっていたが、これまでと同じ量を服薬していたことを確認した。<br>P：服薬時間と服薬量を本人と再確認し、服薬ケースの利用を提案した。 |
| | | | 医師からの指示 | 指示通りの量を内服し、明日以降の血圧を経過観察してください。 |
| | | | フォローアップが必要な内容 | 血圧値の経過フォローと適切な服薬状況の確認を継続。 |

**図２　関係職種／関係機関への報告と記録例**

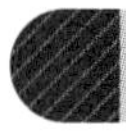

## テレナーシング記録の電子保存における留意事項

テレナーシング記録を電子的に保存する場合は、電子保存の三原則[2]と呼ばれる「真正性」、「見読性」、「保存性」を確保する（**図3**）。


真正性
記録作成者の責任の所在を明確にすること。
また、故意または過失による、虚偽入力、書き換え、消去、混同（患者を取り違えた記録がなされたり、記録された情報間での関連性を誤ったりすること）を防止すること
保存性
法令に定められている期間にわたって、情報の真正性を保ち、見読可能な状態で保存すること
見読性
情報の内容を肉眼で見読可能な状態にできること。
「診療に用いるのに支障がないこと」、「監査等に差し支えないようにすること」の両方を満たすことが求められる


図3　電子保存の三原則


**引用文献**

1. 日本看護協会：看護記録に関する指針．2018.
2. 厚生労働省：医療情報システムを安全に管理するために「医療情報システムの安全管理に関するガイドライン」すべての医療機関等の管理者向け読本．2009.
https://www.mhlw.go.jp/shingi/2009/03/dl/s0301-6b.pdf（2023/12/5アクセス）

テレナーシングで在宅療養を支えた事例①

# 療養生活においてテレナーシングを効果的に活用したケース

原田智世

**事例**

Aさんは、80歳代の独居の女性。肺がんに対する化学療法のため2か月に1回通院していた。受診間隔が長いため、治療の副作用、および転移の発生リスクに留意した観察・療養支援目的で、遠隔モニタリングを用いたテレナーシングを導入した。テレナーシングの活用により以下のような効果がみられた。



## 1 自己計測と遠隔支援による肯定的変化

Aさんは、血圧などの計測機器やタブレット端末の操作経験がなく、機器操作全般に支援が必要であった。そのため、一般電話やテレビ電話を用い、テレナースが操作方法を繰り返し説明しながら毎日の計測とデータ送信を支援した。回数を重ねると自身で操作を進められるようになり、1か月後には一連の操作に自信がもてるようになった。そして、Aさんは、毎日決まった時刻にバイタルサインズなどを計測することで規則正しい生活になったことや計測値として心身情報が可視化され、データをテレナースと共有することで、自分の体調の理解が深まったこと、看護職とつながっている安心感がうまれたという反応が聞かれるようになった。

## 2 化学療法の副作用へのタイムリーな支援

Aさんは、化学療法に伴う皮疹や痒みがあった。テレビ電話のディスプレイ越しに皮膚状態の遠隔看護観察を行った。皮膚状態を観察することで、Aさん自身では気づかなかった背部や大腿部裏の皮疹がみつかった。

皮膚の保清や適切な肌着の選択などのセルフケア指導や情報提供をテレナースより行うとともに、皮膚障害の発生と経過について医師へ報告した。Aさんはセルフケアを継続し、皮膚障害が改善していった。

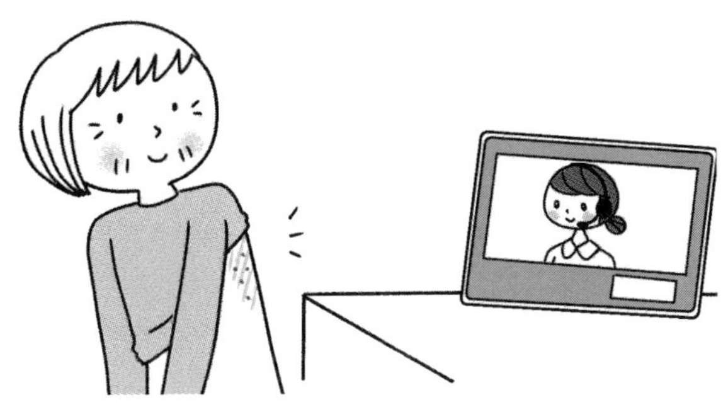

## テレナーシングで在宅療養を支えた事例②

# テレナーシングによって自己管理能力が向上したケース

河田萌生

**事 例**

Bさんは慢性閉塞性肺疾患（COPD）Ⅳ期で在宅酸素療法を開始することになった。2年前から入退院を繰り返して在宅療養生活を続けていた。また、10年前に心筋梗塞による慢性心不全（CHF）を合併し、徐々に増悪しておりNYHA分類Ⅳ度まで進行していた。

## 1 在宅酸素療法（HOT）導入に伴いテレナーシングを開始

今回、在宅酸素療法（HOT）の導入に伴い、テレナーシングを開始することとなった。主治医と相談のうえ、1日1回のモニタリング項目と各項目の変化の閾値（トリガー）を設定し、遠隔モニタリングに基づくテレナーシングを開始することとなった。テレナーシングの目標は「水の飲み過ぎに気をつけて体重管理を行うこと」とした。

看護職同士の連携として、呼吸リハビリテーションの実施について、慢性疾患看護専門看護師と連携を取り、看護相談・保健指導を定期的に実施した。

## 2 テレナーシングの実施による増悪徴候の早期発見

テレナーシング開始直後より、頻脈と息切れの増悪、体重の急激な増加を認めた。テレビ電話では会話はできるものの息切れが強く、室内を数歩歩くことも難しい状態で、下肢や顔面の浮腫を認めた。心不全の増悪徴候と判断し主治医に報告したところ、入院治療が必要と判断され予定入院の方針となった。増悪徴候の早期発見により、急性増悪による緊急入院を免れることができた。

Aさんはこのような経験から、毎日の心身の様子をテレナースに送信することで、増悪徴候の有無を確認してもらうことができ、相談することができる安心感を得ることができたと話した。また、テレナースによる日々の看護相談・保健指導を受けることで、自身で増悪徴候に気づいて対処行動を取れるようになるなど、疾患の自己管理能力の向上につながった。現在もテレナーシングを利用しながら、入院することなく前向きに生活している。

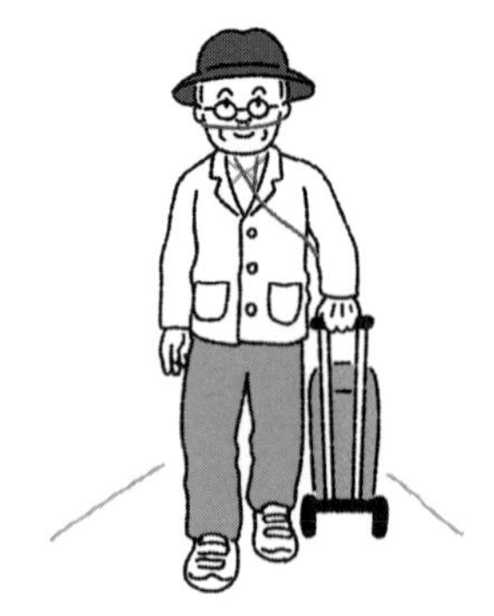

# 第 4 章

# 遠隔モニタリングに基づくテレナーシングはどのように行うのか

# テレナーシングに必要な心身の遠隔モニタリング

亀井智子

遠隔モニタリングとは、心身の状態に変化がないか、well-being な状態であるかを離れた場所から把握することである[1]。テレナーシング利用者の主疾患や経過に応じて、何をモニタリングする必要があるか、その頻度や回数を決める必要がある。

## 1 器材の準備

実際にモニタリングを行うために、利用者側には血圧計などの計測機器、情報入力用端末、情報送信のためのアプリケーションが必要となる。テレナース側では、多くの利用者を管理でき、画面、各個人別の心身のモニタリングと記録を保存する管理用システムが必要である。

## 2 モニタリング情報の送信を行わない場合

情報送信を行わない遠隔モニタリングの方法としては、利用者が療養日誌に記録をつけ、それをテレビ電話でのセッションの際に口頭で報告してもらう方法がある。即時性が必要でない場合は活用可能であろう。

## 3 症状のモニタリング

痛み、呼吸困難などの症状変化は重要なモニタリング情報である。あらかじめ項目と回答選択肢を設定して、定期的に回答して利用者が送信する方法は評価を標準化するうえでは利用しやすい。上記の療養日誌に症状記録をつける方法でもモニタリングは可能であるが、即時性の点では十分とは言えない。

## 4 テレナーシング導入基準

在宅モニタリングに基づくテレナーシングを導入する場合、**表 1** に示した各項目について事前に確認を行い、その利用者や家族にテレナーシングを導入することが可能であるかどうか検討する。

表中で該当しなかった項目がある場合は導入基準を満たさないため、理由を明確にしたうえで導入は見送る。ただし、非該当の項目があり、他の手段によるケアサービスではテレナーシングを上回るケアが得られないと判断できる場合は、家族による協力やケア提供者の状況、利用者本人の希望や意向を総合的に勘案して、導入を検討することになる。

また、導入後にも、定期的に上記基準や状況を見返し、中断・中止が必要と判断された場合は中止を決断する。

表１　テレナーシング導入基準の例

| 領域 | 項目 | 内容 |
|---|---|---|
| Ⅰ．認知機能 | □ 機器の電源スイッチを押すことができる<br>□ タブレット端末等の画面タップ操作が行える<br>□ 画面スワイプ操作が行える<br>□ 看護師の説明が理解できる<br>□ 認知機能の低下がない | ●指に力を加えてスイッチが押せるか<br>●正確な場所にタップできるか<br>●ほどよいスピードでスワイプできるか<br>●画面の不用意な長押しがないか |
| Ⅱ．セルフケア意欲 | □ 療養への意欲がある<br>□ 治療を理解し受け入れている | ●日常生活の規則性、療養の意欲を確認する<br>●医師の指示通りの服薬や治療を継続している |
| Ⅲ．四肢運動機能 | □ 指の知覚・感覚に問題がない | ●指のしびれ、感覚鈍麻などが端末操作や計測用機器の使用に支障がない |
| Ⅳ．家族の協力 | □ 家族の協力が得られる | ●家族の意向を尋ね、協力が可能か確認する。独居の場合も可能な限り確認する |
| Ⅴ．自宅の環境 | □ 計測機器・情報端末の設置スペースがある<br>□ 無線インターネット環境がある | ●自宅内に専用の設置スペースが確保できる<br>●自宅内に無線インターネット環境があるか、本人・家族に確認する |
| Ⅵ．医療・受療 | □ 定期的に受診している | ●受診歴、治療経過を医師に確認する |



## 5 慢性疾患療養者の遠隔モニタリング

疾病管理（Disease management）の概念に基づき[2]、慢性疾患をもつ人を対象とした継続性のある包括的なケア提供のため、遠隔モニタリングを併用したテレナーシングが実践されている。

慢性疾患をもつ人に適切なテレナーシングを行うためには、バイタルサインズと症状や気分など、心身両面の把握が必要である。また、食事量や皮膚の状態などでは、画像情報も有効となる。その情報に基づいてスクリーニングし、前回との比較を行うことによって、心身に変化がないかどうか評価でき、適切な遠隔看護相談や保健指導につながるといえる。遠隔モニタリングのためには、利用者にはタブレット、スマートフォン、PC と測定機器などが必要となる。

主な慢性疾患とモニタリングが必要な項目を**表２**にまとめた。利用者と家族のテレナーシングの目的や器機操作のリテラシーを確認し、遠隔モニタリングに基づいたテレナーシングを行うことで、増悪や入院を予防できる[3]。

## 6 遠隔モニタリングに使用する機器

測定機器から無線によるデータ送信を行う機器は増えている。短距離（10m 以内）無線通信する Bluetooth 対応の体温計、血圧計、心電計、体重計、パルスオキシメータ、歩数計、睡眠測定計や、身体に装着するウェアラブル機器も種類が豊富になっている。RFID（Radio Frequency Identification：ID 情報を埋め込んだ RF タグから電磁界や電波等を用いた数 cm ～数mの近距離通信）によるデータの送信など、さまざまな遠隔モニタリングが可能になっている。主疾患や症状によってモニタリングすべき項目は異なるため、必要な項目を検討する。また、薬事承認されている医療機器と、そうでない器機による情報は区別して扱い、医療機器

表２　主な慢性疾患と主なモニタリング項目

| 慢性疾患 | 主に必要な遠隔モニタリング項目 |
|---|---|
| 慢性呼吸不全<br>(COPDなど) | 経皮的酸素飽和度（$SpO_2$）、体温、血圧、脈拍、身体可動性、歩数、食欲、動悸、息切れ、睡眠、浮腫など（右心不全合併の場合） |
| 慢性心不全 | 血圧、脈拍、動悸、塩分摂取、身体可動性、歩数など |
| 糖尿病 | 血糖値、高血糖による症状（口渇、多飲、多尿、体重減少、易疲労感）、合併症が疑われる症状（視力低下、足のしびれ感、歩行時下肢痛、発汗異常、便秘、下痢等）、歩数、間食回数、飲酒量、血糖測定が困難な者では尿糖など |
| 慢性腎不全 | 体重増加量、水分摂取量、浮腫、透析シャント部の血流音、腹膜透析チューブ挿入部の状態など |
| がん | 化学療法や放射線療法など治療による副作用症状、体温、血圧、食欲、睡眠など |
| 筋萎縮性側索硬化症 | 病期に応じた嚥下状態、むせ、疲労感、呼気二酸化炭素分圧、気分の落ち込みなど |

でないもので測定された情報は、参考値として把握するにとどめる必要がある。

## 7 トリガーポイントの設定

テレナーシングの方針を検討する際に、主治医と相談の上、個別のモニタリング項目と閾値を設定する。例えば、ある利用者には「酸素飽和度96％以下」をトリガーポイントとするが、常時それよりも酸素飽和度値が低い者では93％以下とする場合もある。増悪徴候を見逃すことなく、かつ必要以上に利用者に測定の負担を強いることのないポイントを探すことが大切である。

また、テレナーシング開始前に、主治医からの指示書として、遠隔モニタリングの目的や必要性、トリガー項目と閾値、対応方法を明確化しておく必要がある。モニタリング値がトリガーに該当した場合、直ちに利用者の状態をテレビ電話か一般電話で確認し、事前指示に基づいた対応と医師報告を行い、必要な治療に早期に結びつけることが重要である。


**引用文献**

1. 日本遠隔医療学会編集委員会編：遠隔診療実践マニュアル．篠原出版，東京，2013：7.
2. Lilley Roy：Disease management. John Wiley & Sons Ltd., West Sussex, 1998.
   池上直己監訳，今井博久訳：疾病管理，じほう，東京，2001.
3. 日本在宅ケア学会編：在宅ケア実践ガイドライン．医歯薬出版，東京，2021.

# 特性別　在宅療養者の遠隔モニタリング①
# 糖尿病者への支援

山本由子

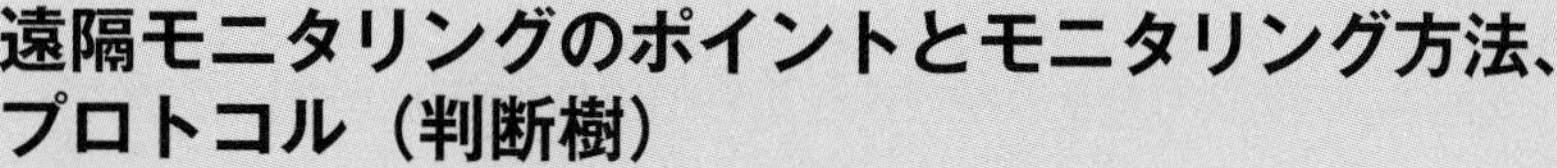

## 遠隔モニタリングのポイントとモニタリング方法、プロトコル（判断樹）

### 1 疾患管理としての遠隔モニタリング

#### ①糖尿病とは

糖尿病はインスリンの分泌低下、またはインスリン抵抗性増大から起こる相対的なインスリン作用不足による高血糖状態を主徴とする代謝性疾患群である[1]。さらに、高血糖状態が続くことから生じる脂質異常や血管障害因子によって、身体のあらゆる血管や臓器に合併症が起こり得る全身病である。わが国では糖尿病と診断された患者数、および耐糖能異常など境界型に属する者を合わせると人口の5〜6人に1人にも当たる国民病となっている。

糖尿病は、成因と病態の両面から1型糖尿病、2型糖尿病、その他の特定の機序、疾患によるもの、妊娠糖尿病の4つに分類される。

#### ②糖尿病の原因と対応

糖尿病発症の原因として最も多いのは、高脂肪・高カロリー・食物繊維不足などの食生活、運動不足、肥満、睡眠不足といった生活習慣の乱れによる2型糖尿病で、全糖尿病患者の9割以上を占めている。血糖値が高いという状態自体は自覚症状に乏しく、気づかないで生活を送り、検診等で高血糖の指摘を受けても放置してしまうことが多い。このため、血管障害が進行し細小血管症とよばれる網膜症、腎症、神経障害の発症、さらに脳血管や心血管疾患などが出現し、医療機関を受診してようやく糖尿病治療が開始となる。合併症を含めた病態の理解を促し、これまでの生活習慣を振り返りながら問題をとらえ、改善していくことが求められる。療養者とともに実施可能な目標を立て、食事療法、運動療法、薬物療法による血糖コントロールを行っていく。体調の変化への対応、進行予防へのアドバイス、および自己管理の困難さによるストレスを理解し支える援助が必要である。

膵β細胞がなんらかの原因により破壊され、インスリンの絶対的不足によって生じるのが1型糖尿病である。原因が不明な場合が多く、疾患を受け止めるには時間を要する。インスリン療法が生涯にわたって必須となるため、自己血糖測定と体調に合わせた自己管理が行えるよう医師と連携を取りながら支援し、不安感を受け止めていく役割が求められる。

### 2 テレナーシングの適応基準

テレナーシングは、生活習慣の改善により現状維持と合併症の進行予防が可能な、糖尿病腎症期分類の第２期（早期腎症期）から第３期（顕性腎症期：GFR 区分が G3b 未満）で、血糖コントロールのために食事療法、運動療法、薬物療法を行っている１型および２型糖尿病の療養者を対象とする。

## 3 主なモニタリング項目とそのポイント

糖尿病の主なモニタリング項目と留意点について**表 1** に示す[2]。

糖尿病では血糖コントロールが主な目標である。そのため、日常生活動作の中の運動量として歩数、生活活動量と食事量の目安として体重変化をとらえる。また、高血圧、腎障害など合併症の管理指標として血圧測定が必要である。これらの項目は、体調の変化、異常の早期発見、合併症の進展予防に役立つ。

高齢者では、低血糖の典型的な症状（冷感・ふるえ・しびれなど）が生じにくく、低血糖を起こしていることに気がつかない場合が起こり得る。倦怠感や身体が動かしにくいなど軽度の低血糖症状を繰り返すことによって、無自覚低血糖といった生命の危険に直結する場合がある。起床から就寝といった生活リズムの意識づけやブドウ糖の携帯など、療養者自身が早期対応や予防ができるよう促していく。高血糖状態では、多飲・多尿・口渇、身体のだるさ、顔のほてり、動悸といった症状が関連して表れる。利用者の低血糖の前駆症状や特徴を理解し、身近な家族に伝えることで予防や早期発見に役立てられる。

## 4 各種治療の進め方

### ①食事療法

食事療法はすべての糖尿病治療の基本であり、生涯にわたって続ける必要がある。年齢、性別、肥満度、活動量などから１日のエネルギー摂取量が算定される。一人ひとりの代謝状態

**表 1　糖尿病療養者の主なモニタリング項目と留意点の例**

| モニタリング項目 | 留意点 |
|---|---|
| 血糖値<br>（随時または空腹時） | 血糖コントロールのため、自己血糖測定（SMBG）、持続的血糖測定（CGM）により至適範囲内か確認する |
| 体温 | かぜやインフルエンザ等の感染症罹患時には血糖値が不安定になることに留意し、発熱時の高血糖・低血糖への対応を検討していく必要がある |
| 血圧 | 高脂血症、動脈硬化により血圧コントロールが必要である |
| 歩数 | 適切な活動・運動量が継続できているか評価し、続けられている場合には肯定的にフィードバックを行っていく |
| 体重 | 食事量や間食の影響、運動状態などによる体重変動、代謝障害による脂肪合成低下、エネルギー不足から体重減少の場合もあるため評価していく |
| 口渇・多飲・多尿 | 高血糖が続くことにより口渇・多飲・多尿が生じるため、症状を評価する |
| 倦怠感 | 低血糖の際の自覚症状、脱水・電解質のアンバランスにより倦怠感が生じることがあるため評価する |
| 内服・自己注射 | インスリン自己注射や内服薬等の服薬状況を確認する |

日本在宅ケア学会編：テレナーシングガイドライン．照林社．東京：2022：33．より改変

を考慮しながら適正体重を定め、肥満度が高い場合はまず減量を目指して進める。動物性脂肪の摂取増加がインスリン分泌を阻害する可能性が指摘されており、また食物繊維が食後高血糖の予防に効果があると示されていることを参照し、1日の摂取カロリーをバランスよくとるよう促す。初期設定の例では、エネルギー摂取量の40～60%を炭水化物、食物繊維が豊富な野菜類を選択してもらい、タンパク質は20%までとして、残りを脂質とする。食品の選択は食品交換表などを紹介し、病態や体重変化をみながら定期的に評価していく。合併症によっては、禁酒、食塩制限が必要であり、管理栄養士と協働し食事指導を依頼するとよい。規則正しい食事時間を守ること、脱水予防としてこまめに水分を摂ることの意識づけも重要である。

**②運動療法**

運動療法は生活習慣の改善に直結している。歩行は有酸素運動として酸素の供給に見合った運動であり、週3日程度で20分以上の運動習慣は動作筋の代謝を良好にしてインスリン抵抗性の改善、血糖値の是正と合併症予防に効果が示されている。1日の運動量としての歩数は個別に医師から目標設定される。運動のタイミングは食後1時間程度であれば効率よく食後血糖値を下げることが期待できる。ただし、1型糖尿病では、運動は必ずしも血糖コントロールを改善しないが、心血管系の危険性を減少させ生活の質改善が期待できる。体重管理や気分転換に有効なことを意識づけるとよい。

注意する点として、運動禁止あるいは制限したほうがよい場合がある。血糖コントロール不良時（FBS250mg/dL以上、または尿ケトン体中等度陽性）、新たな眼底出血、腎不全状態の進行、虚血性心疾患や心肺機能の低下、骨・関節疾患、急性感染症、糖尿病壊疽の発症などが挙げられ、医師の指示を確認し、運動の種類や程度を調整することが必要である。

**③薬物療法**

薬物療法には、経口薬療法とインスリンなどの注射薬療法がある。血糖降下薬は作用機序が異なる種類が複数あり、血糖コントロールの状況に基づいて微細に薬物の種類や量が調整されていくことになる。そのため、利用者の処方内容は常に確認しておく必要がある。薬物療法が変更または強化される際は、ていねいに内容を伝え、正しく服薬されていることを確認する。特に、低血糖の出現はないかどうか留意する。シックデイの取り決めでは、医師の指示と本人の理解を確認することでアドヒアランスを高めていくことが期待できる。

## 5 モニタリングによるセルフケア

テレナーシングで自己測定や観察項目を用いたモニタリングを続けることにより、食事時間と薬物療法の関連、散歩や外出といった自身の生活習慣から示される数字や表れる症状に気づくことがセルフケアへの契機となり得る。

テレナーシングに参加した利用者からは、毎朝血糖値測定と問診を続けることで、「血糖が低いと体温が低い、手先とかなんとなく冷えるのは血糖のせいだったとわかった」、歩く習慣では、「歩いた日はよく眠れる、眠れないと夜中についつい間食していた」「ずっと家にいると勝手にイライラしていたかな」などの言葉が聞かれている。

糖尿病は、生涯を通してつきあっていく疾患である。血糖コントロールを良好に保ち、合併症の発症・進展を阻止することで、健康な人と変わらないQOLを維持し暮らし続けることが可能となる。

テレナーシングプロトコル（判断樹）の例を**図1-**①～⑤に示す。

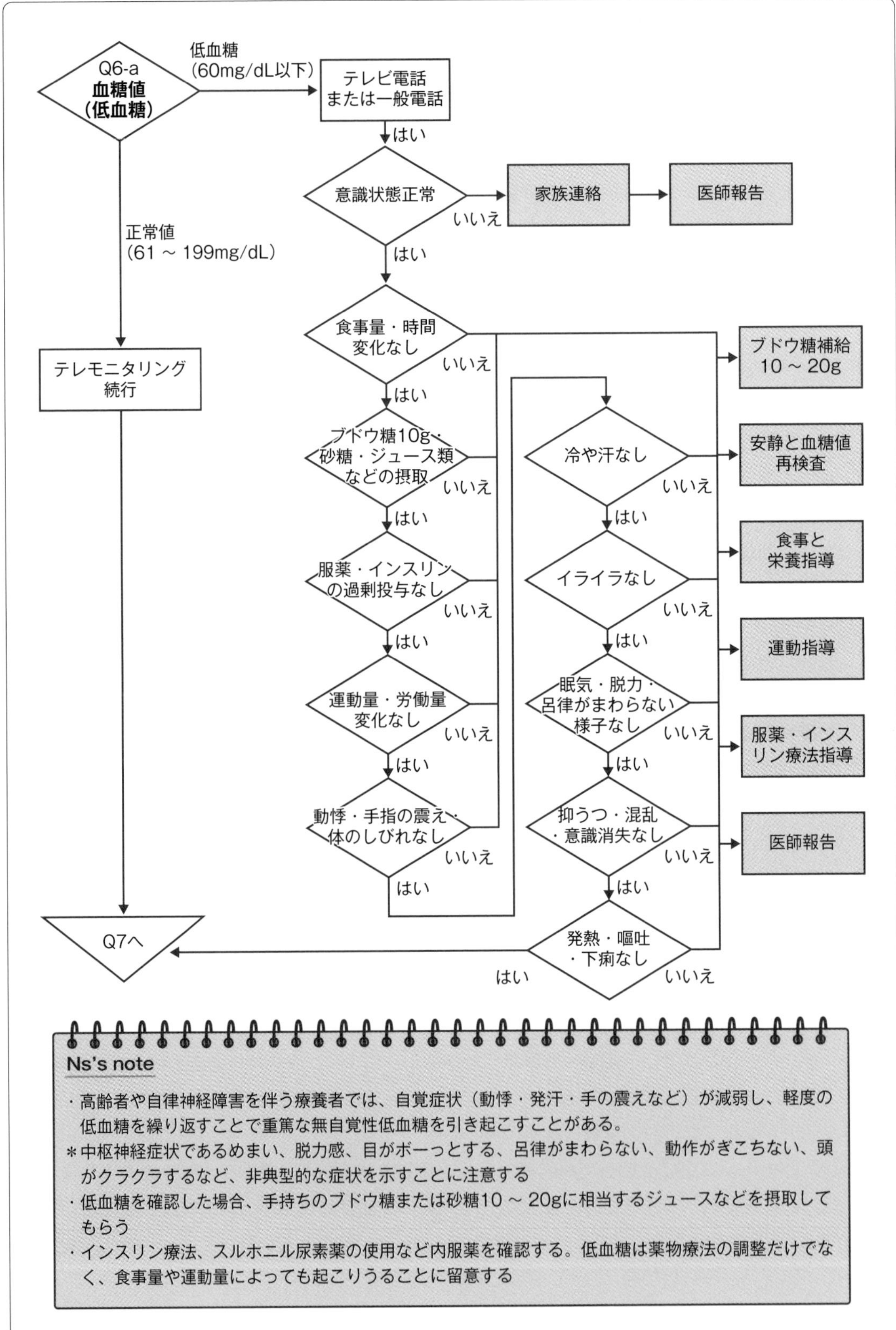


**図 1-① 糖尿病療養者のテレナーシングプロトコル（判断樹）：低血糖**

慢性疾患をもつ在宅療養者を対象としたテレナーシングプロトコル－聖路加国際大学テレナーシング SIG 編 2016 年．より引用

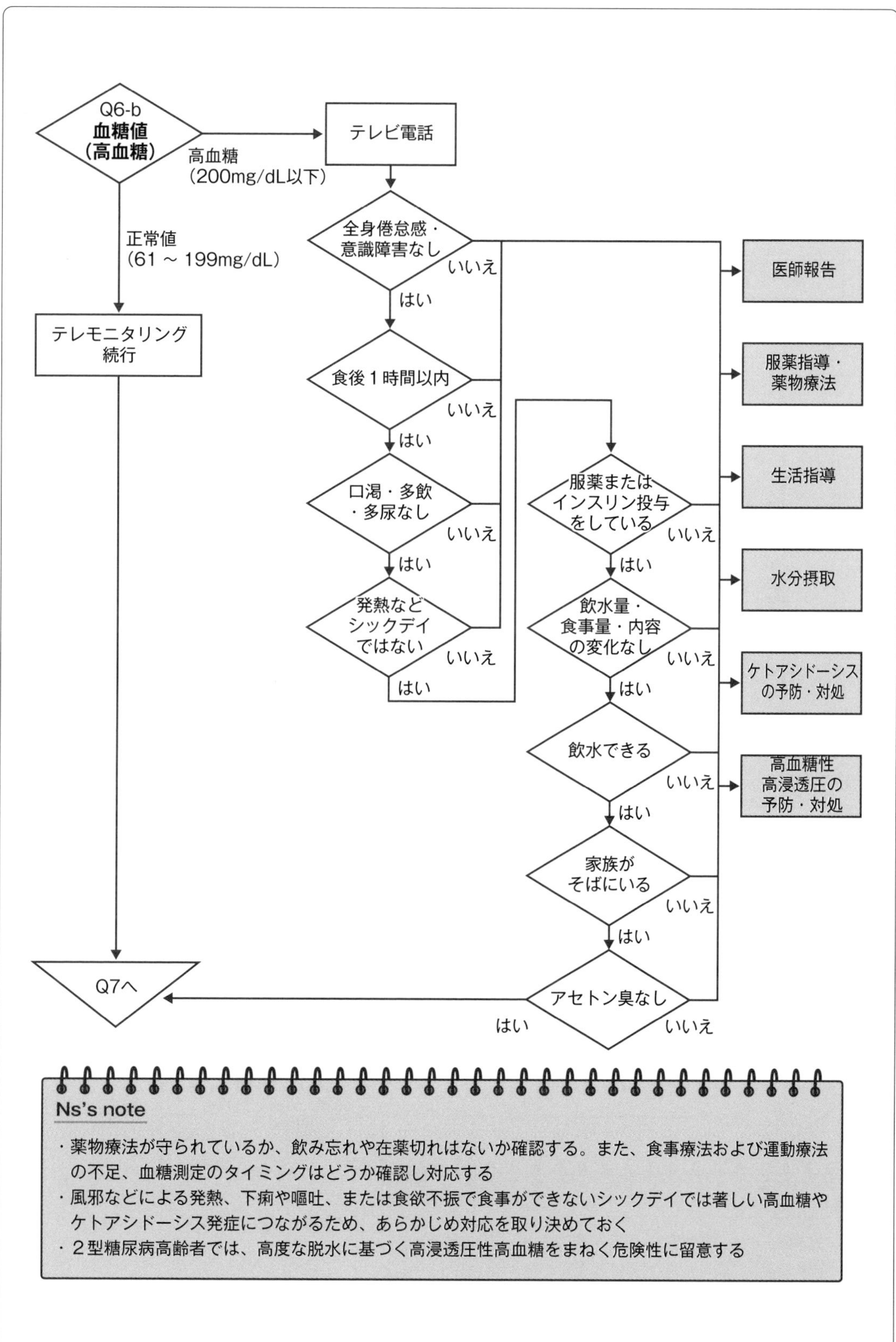


**Ns's note**

- 薬物療法が守られているか、飲み忘れや在薬切れはないか確認する。また、食事療法および運動療法の不足、血糖測定のタイミングはどうか確認し対応する
- 風邪などによる発熱、下痢や嘔吐、または食欲不振で食事ができないシックデイでは著しい高血糖やケトアシドーシス発症につながるため、あらかじめ対応を取り決めておく
- ２型糖尿病高齢者では、高度な脱水に基づく高浸透圧性高血糖をまねく危険性に留意する

**図 1-②　糖尿病療養者のテレナーシングプロトコル（判断樹）：高血糖**

慢性疾患をもつ在宅療養者を対象としたテレナーシングプロトコルー聖路加国際大学テレナーシング SIG 編 2016 年．より引用

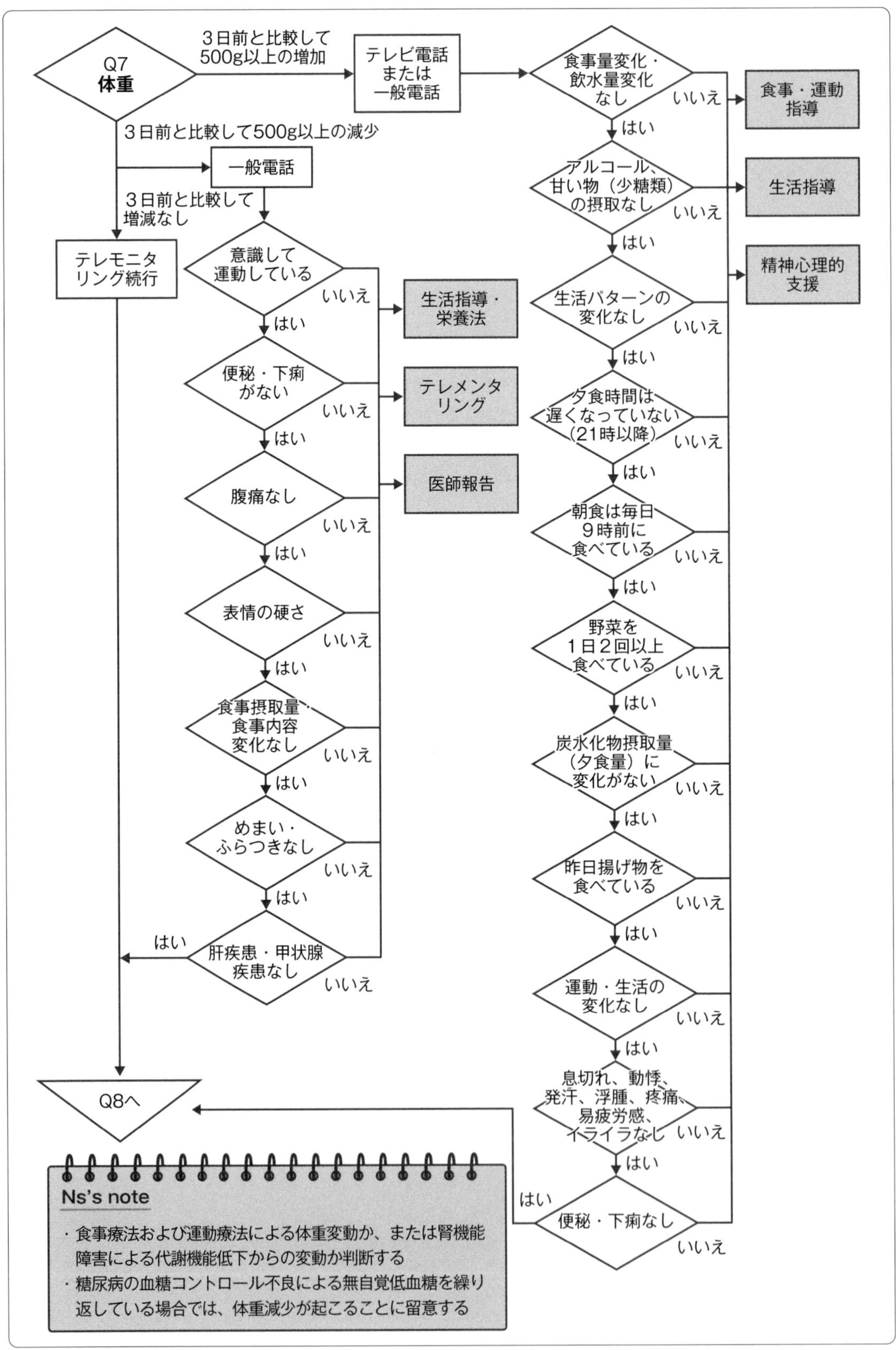


**図 1-③　糖尿病療養者のテレナーシングプロトコル（判断樹）：体重増減**

慢性疾患をもつ在宅療養者を対象としたテレナーシングプロトコルー聖路加国際大学テレナーシング SIG 編 2016 年．より引用

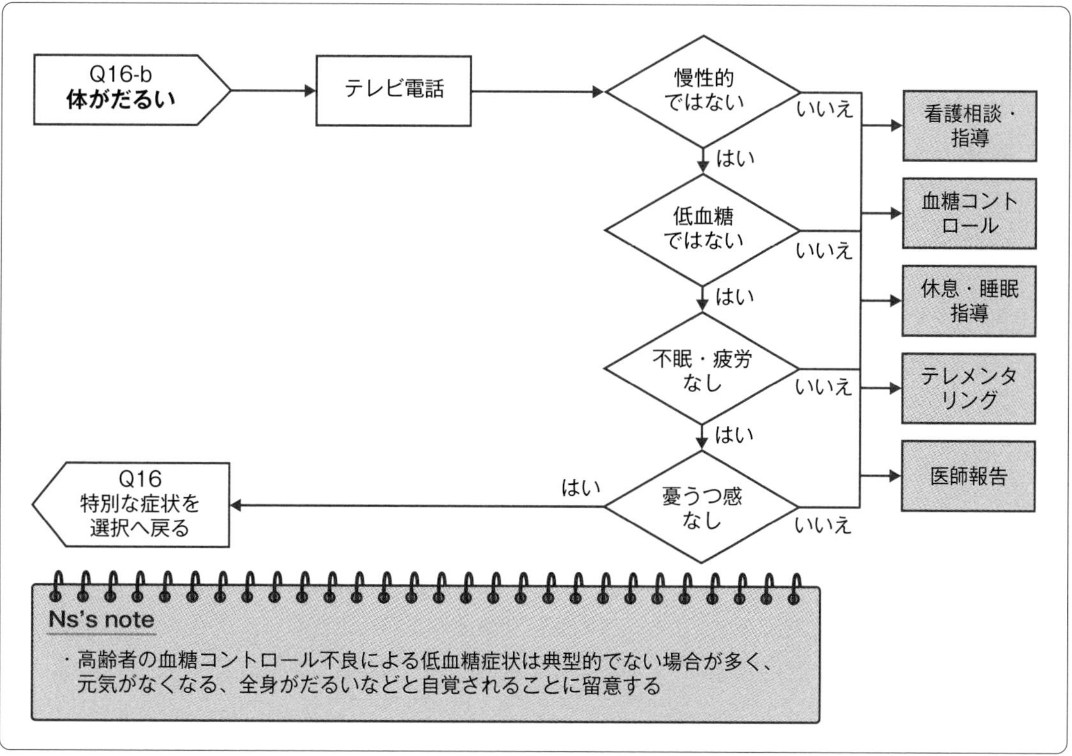


**図 1-④　糖尿病療養者のテレナーシングプロトコル（判断樹）：体がだるい**

慢性疾患をもつ在宅療養者を対象としたテレナーシングプロトコル―聖路加国際大学テレナーシング SIG 編 2016 年．より引用

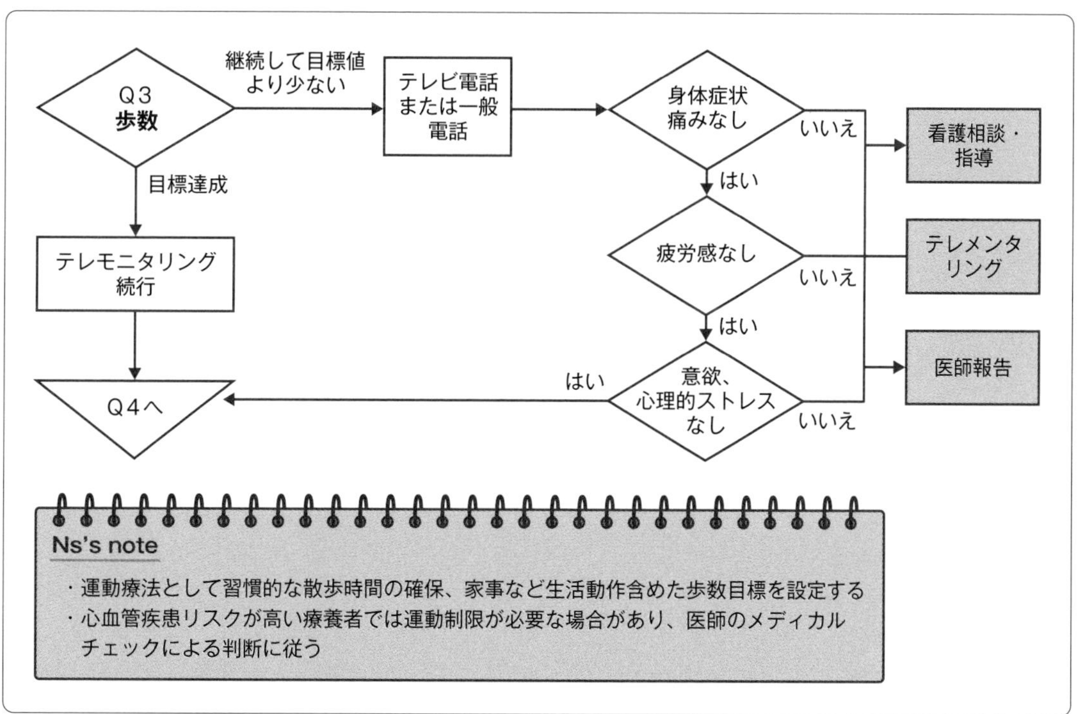


**図 1-⑤　糖尿病療養者のテレナーシングプロトコル（判断樹）：歩数**

慢性疾患をもつ在宅療養者を対象としたテレナーシングプロトコル―聖路加国際大学テレナーシング SIG 編 2016 年．より引用

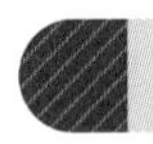

## 糖尿病療養者へのテレナーシングの方法

糖尿病治療は生涯にわたって必要であり、適切な管理が行われないとさまざまな合併症を引き起こし、QOLの低下や生命予後の悪化を招く。日々の食事や活動、睡眠といった生活習慣の改善が療養そのものであり、嗜好品の制限や禁煙の遵守が求められ、病名によって社会的不利益をこうむる場合があるなど、療養者はやり場のない困難感やストレスを抱きやすい。

食事療法や運動療法を守り続けることは容易なことではなく、好きなだけ食べたくなることや落ち着く部屋でゆっくりしたいときがあるのは当然である。医療者に言われたことを守れず、言われるであろうことを予想して罪悪感や自責の念にかられることも少なからず経験されている。利用者が落ち込んでいる様子に対しては、さらに咎めることはせず、できていることを評価し、実行可能な具体案を提供し、前向きな気持ちを引き出していく。一時的にデータや症状の悪化が生じても、どこに気をつけるか、努力することで取り戻せるといった希望をもってもらうことも大切である。

定期的に必要な知識やアドバイスを伝え、利用者が自身の病状変化を理解して、血糖コントロールや合併症予防に向かうこと、行動変容を継続していくことが望まれる。モニター画面を通したねぎらいの言葉や励まし、ゆったりした態度や表情など、気持ちを受け止めていく姿勢を心がける。

## ■テレナーシング・セッションの例

**●歩数の低下がトリガー該当となったため、テレナースから連絡し、運動習慣を振り返り成果を確認し合った例**

【事例】A さん、70 歳、男性
【経過】2 型糖尿病。BMI28kg/m²。高血圧、脂質異常症、糖尿病性神経症。
【目標】食後に 20 分以上の散歩、7000 歩 / 日

| 発信者 | やりとり | ポイント |
| --- | --- | --- |
| **看護師** | A さん、こんにちは。いつもモニタリング・データを送信してくださりありがとうございます。今日は、この何日か歩数が少ないため様子を聞きたいと思いご連絡しました。 | 連絡の理由（トリガー）を伝える |
| **A さん** | ああ、なんとかやってます。<br>……そうですねえ……。 | |
| **看護師** | 急に雨が降ったり、このごろは天候も不順ですしね。<br>最近の体調はいかがですか？ | オープンクエスチョンから始める。問い詰めるような聞き方は避ける |
| **A さん** | う～ん、ぼちぼちです。<br>そうだなぁ、最初の頃はあちこち筋肉痛になっちゃって。歩くだけなのにねぇ、我ながら可笑しくなっちゃいました。 | |
| **看護師** | 筋肉痛はもう大丈夫ですか？　それはよかった。<br>歩くことは、いい運動なんですよ。足の筋肉に全体重がかかりますし、手を振ってリズムをとる有酸素運動の代表といわれてます。骨格筋を動かすだけでも血糖低下によいですが、代謝の効果は翌日いっぱい続きます。それなので週 3 日程度、って言われてるんですね。 | A さんの現状への理解を言葉にする<br>目標の根拠となる理論面を説明し、意欲につなげる |
| **A さん** | へえ～、そうなのかい。格好よく走ってる人とかみると、歩くだけは恥ずかしいなぁ、なんて思ったりしてね。<br>歩かなきゃって、頭でわかってはいたけどついつい……、家にいたんだよ。 | 悩みを抱えていた心情を言葉にできる |
| **看護師** | 格好よく走らなくていいんです、苦しくなってしまったら体調によくないです。手を振って歩くだけで汗ばんできませんか？<br>それで十分なんですよ。 | 否定しない<br>できていることを認め、ねぎらう |
| **A さん** | そうか。なんか勝手に落ち込んでしまってたよ。<br>そういえば俺よりちょっと年上の人もたまに見かけるな。前を見て姿勢がいいなあと思ってた。俺なんか下向いてるのに。こんにちはって声かけてくれたなぁ。 | |

（次頁に続く）

| 発信者 | やりとり | ポイント |
|---|---|---|
| 看護師 | 頼もしい先輩ですね、その方も一人ぼっちでないと嬉しく思われたのではないでしょうか。A さんも、こんにちは～って返したらいかがでしょう。 | |
| A さん | 仕事はずっと車を使っていたからね……。退職してからは家の中と庭先だけで、1 日で 1500 歩ほどだったんだ。歩いてなかったんだなぁ。 | これまでの活動量を振り返る |
| 看護師 | そうだったんですね。<br>モニタリングを始められてからの歩数データをグラフで出せます。あと、体重の変化と並べてみましょうか、こちらです。上下の変動はありますけど、歩き始められて体重は減少傾向ですね、歩かれていることが役立っていると思います。 | 成果をわかりやすく伝え、気づきを促す |
| A さん | あ、そういうことか。まあ、食べ物も気をつけるようにしてるけど、こうやってグラフを並べてみるとよくわかるね。 | 何気なく運動療法、食事療法を振り返る |
| 看護師 | ほかはいかがですか？　歩いている途中でドキドキしたり、冷や汗が出たり、目がクラクラするようなことはないですか？ | クローズドクエスチョンで合併症の症状の有無を確認する |
| A さん | いや、それはないね。<br>汗をかくからシャワーを浴びるんだ、気持ちいいよ。 | |
| 看護師 | それはよかったです。楽しみながら続けていかれるとこちらも嬉しいです。<br>何かお困りのことがあれば遠慮なくおっしゃってくださいね。 | 寄り添い、応援していく態度を示す |
| A さん | ちょっとホッとしました、ありがとう。<br>こうやって見ててもらえて安心です。 | |


**引用文献**

1. 糖尿病診断基準検討委員会：糖尿病の分類と診断基準に関する委員会報告．糖尿病 2010；53（6）：450-467.
2. 日本在宅ケア学会編：テレナーシングガイドライン．照林社．東京：2022.

# 特性別 在宅療養者の遠隔モニタリング②
# 慢性心不全者への支援

河田萌生

## 慢性心不全療養者へのテレナーシングのポイント

### 1 慢性心不全の経過

慢性心不全（CHF）は、「慢性の心ポンプ失調により肺および／または体静脈系のうっ血や組織の低灌流が継続し、日常生活に支障をきたしている病態」と定義されている[1]。心不全による心拍出量の低下やうっ血により、倦怠感、下腿浮腫、労作時呼吸困難感などの症状が認められQOL（Quality of Life）の低下を招く（**図 1**）。心不全は進行性の経過をたどりステージA〜Dの4段階に分類される[2]（**図 2**）。心不全症状が出現するはるか前から病態は進行しており、心不全症状が出現している状態はすでにステージCまで進行していることとなる。利用者の心不全のステージを把握し、次のステージへの進行を緩やかにするとともに、遠隔モニタリングにより増悪の早期発見に努めることが重要となる。

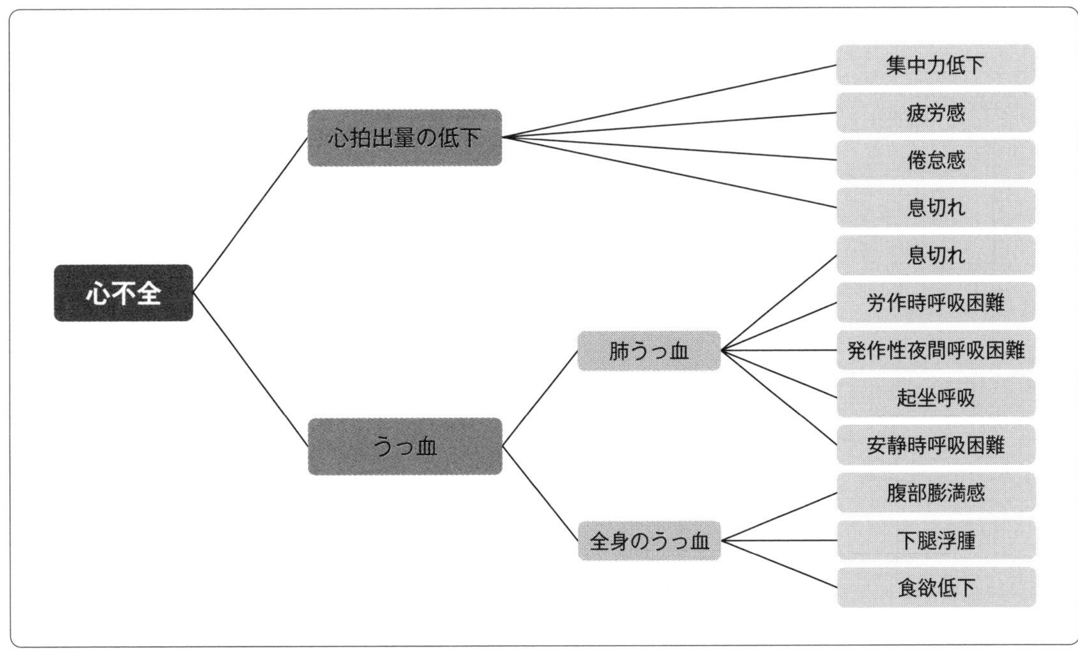


**図 1　心不全症状**
鷲田幸一：高齢者の心不全を在宅でケアする．心不全の療養行動支援 Q&A 心不全と折り合いをつけた生活を支えよう．訪問看護と介護 2016；21（10）：769 を参考に作成

また、ステージＣからステージＤに進行する過程は**図３**のような経過をたどる。利用者がどの過程にあるか、すなわち身体活動性を向上していける段階であるのか、もしくは維持していく段階なのか、あるいは身体活動性は制限されてくる段階であるのか、問診と遠隔モニタリングを併用しながらアセスメントし、主治医と共通認識をもって保健指導にあたる。

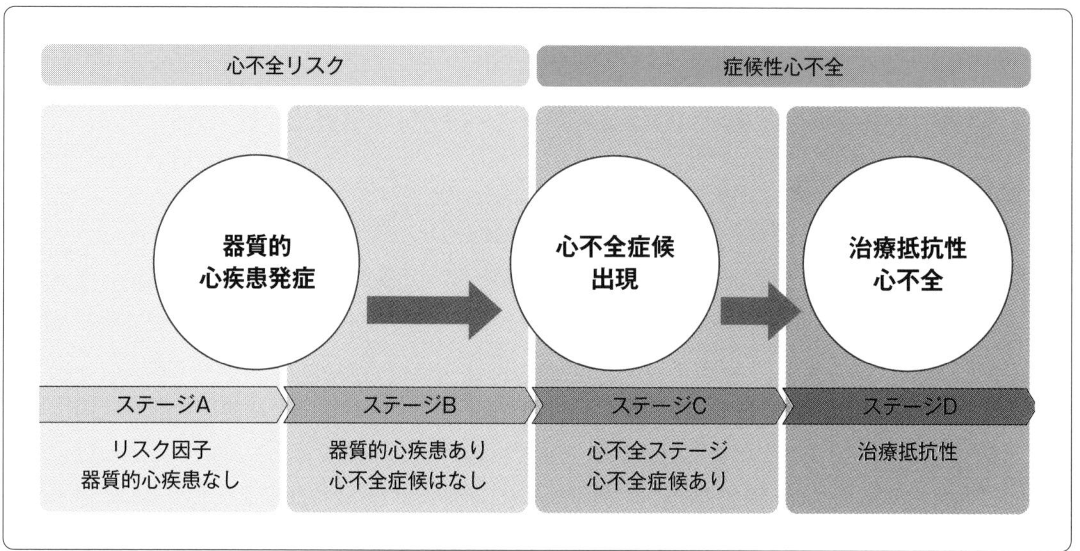


**図２　心不全のステージ**

鈴木豪：心不全治療のスタンダード．訪問看護と介護 2020；25（6）445．より引用

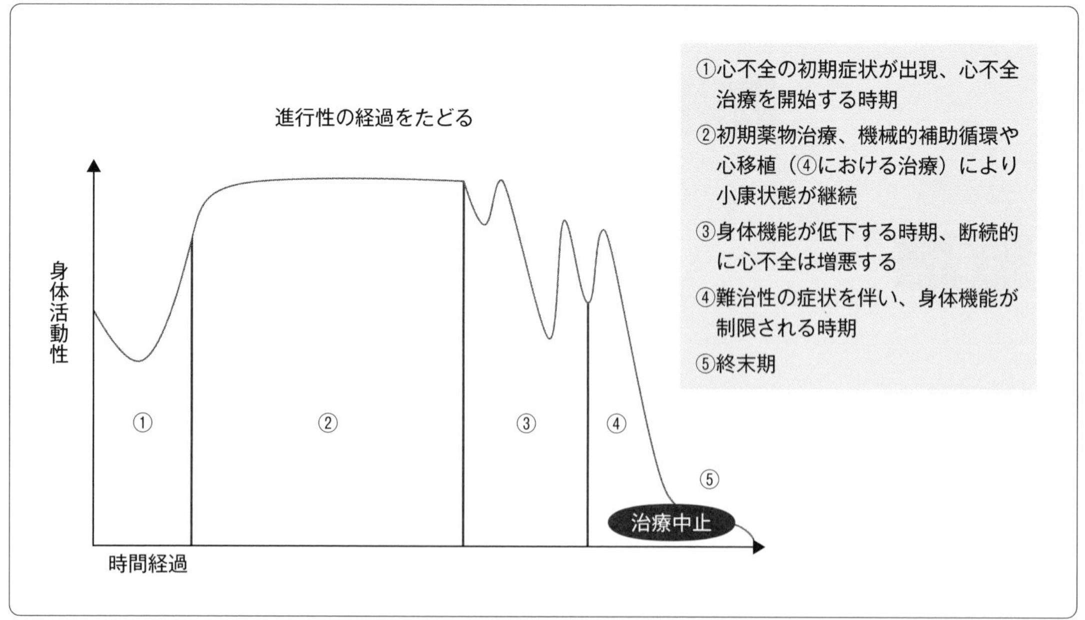


**図３　心不全の経過**

Goodlin SJ：Palliative care in congestive heart failure. J Am Coll Cardiol 2009；54（5）：386-396. より改変

## 2 慢性心不全のテレナーシングのポイント

慢性心不全のテレナーシングのポイントは、心不全の増悪予防と増悪の早期発見に大別される（**図 4**）。心不全の増悪予防において水分・塩分制限は重要であるが、軽症心不全では水分制限は不要であることが多い[1]。高齢者の場合、口渇中枢の機能が低下しているため、過剰な水分制限に注意が必要であり、むしろ適切な飲水に対する支援が必要となる場合がある。塩分制限は 1 日 6g 未満が推奨されているが、重症心不全ではより厳格な管理が求められる。

血圧管理の指標や水分・塩分の制限目標値は、利用者個々の病態・生活状況に合わせて主治医と相談し決定していく。これらの水分制限や減塩をはじめとした、心不全予防に向けた療養行動を利用者が獲得できるように、テレナースは伴走者となりセルフケア獲得へのアプローチを行っていく。

心不全症状として、“疲労感”や“浮腫（むくみ）”などに気づける療養者は少なく、すぐに受診行動につなげることができずに悪化し入院に至ってしまうケースもある。また、肺炎等の感染症の合併により心負荷が増大し、心不全症状に至る場合もある。そのため、毎日のモニタリングデータに基づきアセスメントを行い（**表 1**）、増悪症状の早期発見・早期受診につなげることで、薬物の調整により心不全症状が改善し、再入院を防げることが多々ある。

**心不全の増悪予防**

- 血圧管理
- 水分・塩分制限（<6g/日）
  ※軽症心不全では水分制限は不要
- 冠動脈疾患の予防と管理
- 肥満の管理
- 糖尿病の管理
- 禁煙
- 適量以上のアルコールの制限
- 有酸素運動

セルフケアへのアプローチ

**心不全の症状変化の早期発見**

- 体重増加
- 浮腫（むくみ）の出現
- 息切れ
- 血圧の低下
- 脈拍の上昇
- 活動量の低下
- 倦怠感・疲労感

入院・増悪予防

図 4　慢性心不全におけるテレナーシングのポイント

表 1　慢性心不全（CHF）の主なモニタリング項目とアセスメントの視点

| 主要なモニタリング項目 | アセスメントの視点 |
|---|---|
| 酸素飽和度 | CHF の増悪による酸素飽和度の低下の有無の評価 |
| 脈拍 | 低左心機能に伴う不整脈の有無の評価 |
| 血圧 | 低左心機能に伴う血圧の低下の有無の評価 |
| 体温 | 感染による発熱の有無の評価 |
| 歩数 | 呼吸困難感の増悪による活動量低下の有無の評価 |
| 体重 | CHF 増悪、飲水過多による体重増加の有無の評価 |
| 睡眠 | 呼吸困難感に伴う不眠の有無の評価 |
| 服薬状況 | 利尿薬、心不全治療薬の内服状況の評価 |
| 食欲 | 呼吸困難感、CHF 増悪に伴う消化管機能不全による低下の有無の評価 |
| 歩行状態 | 労作時呼吸困難感の有無の評価 |
| 尿量 | 低左心機能に伴う尿量低下の有無の評価<br>利尿薬の作用状況の評価 |
| 浮腫（むくみ） | CHF 増悪、飲水過多による浮腫の有無の評価 |
| 痰の量 | 肺炎の合併、CHF 増悪による喀痰量増加の有無の評価 |
| 痰の色 | CHF 増悪によるピンク色の痰、気道感染による緑黄色痰の有無の評価 |
| 息切れ度 | 呼吸困難感増悪の有無の評価 |
| 健康度（VAS-10） | 主観的な全身状態・精神面の評価 |

## 慢性心不全療養者へのテレナーシングの実際

### 1 事例紹介

【事例】Bさん、67 歳、男性、慢性心不全（ステージ C）のため自宅で療養中
【経過】定年退職後、自宅にいることが多くなり運動量が著しく低下していた。以前、外来の心臓リハビリテーションに通っていたが、元来、運動嫌いであり負担感が大きく途中で辞めている。2 年前より心不全増悪による入退院を繰り返し、主治医より依頼を受けてテレナーシングを開始することになった。
【目標】心臓リハビリテーションとして、週に 3 日散歩に出かけること

### 2 テレナーシングプロトコル（判断樹）

テレナーシング開始から 1 か月経過したある日、歩数と体重がトリガーポイントに該当し、テレナーシングプロトコル（**図 5**）に沿ってテレビ電話を行った。

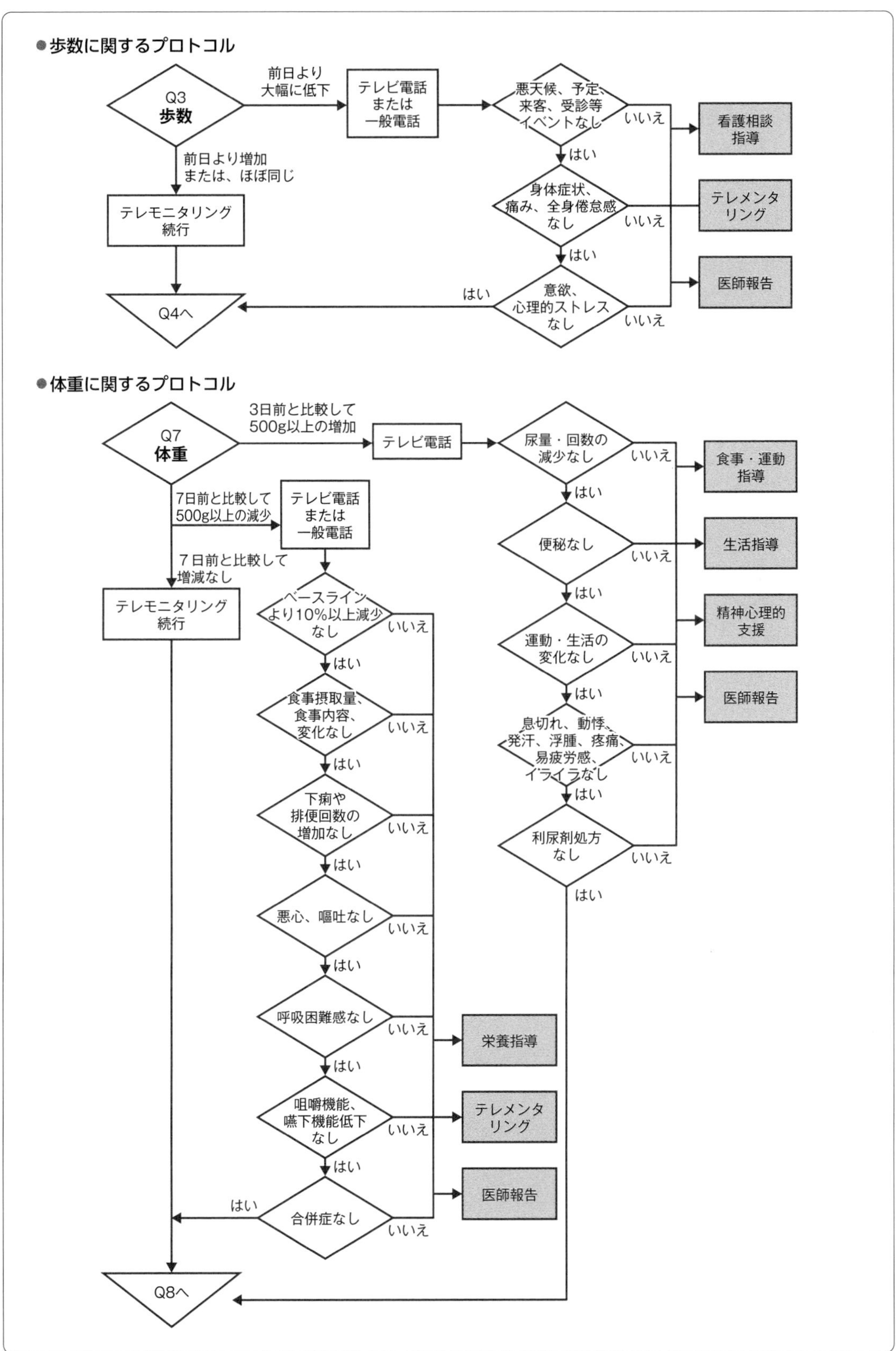


**図5　慢性心不全患者のテレナーシングプロトコル**

慢性疾患をもつ在宅療養者を対象としたテレナーシングプロトコルー聖路加国際大学テレナーシングSIG編 2016年．より引用

## ■テレナーシング・セッションの例

### ●心臓リハビリテーションの継続支援と心不全増悪徴候の確認

| 発信者 | やりとり | ポイント |
|---|---|---|
| 看護師 | Bさん、こんにちは。歩数がとても少なく、体重が昨日と比べて 1kg 増えていたのでテレビ電話をさせていただきました。ご体調はいかがですか？ | テレビ電話を行う目的を伝える。歩数や体重についてだけではなく、初めに全体的な体調について尋ねる |
| Bさん | 体調は変わらず調子がいいです。昨日は散歩に出かけようと思いながら、1日中家でごろごろしていました……。動いていないから体重が増えたんじゃないかな……。 | 表情、声量、呼吸状態など心不全の増悪徴候を認めていないか観察も行う |
| 看護師 | 体調は安定されていて良かったです。毎日お薬を飲んで、血圧や体重などを測定されている成果ですよ。お散歩に出かけようというお気持ちにはなっていたんですね。 | 現在できている療養行動を承認する。「散歩に出かけようと思った」という意欲が持てたことに焦点を当てる |
| Bさん | はい。でも外に出るには小ぎれいにしないといけないし、めんどうだなと思っているうちに寝ちゃって。食事も昼も夜もラーメンの出前ですませちゃいました。 | |
| 看護師 | そうでしたか。1日中寝てしまったし、食事もラーメンですませてしまったんですね。そういう日もありますよね。本当は、どういう1日を予定されていましたか？ | Bさんの言葉を繰り返し、共感と傾聴の態度を示す。Bさんの行動を正そうとするのではなく、Bさんが変わりたい方向を引き出すために、Bさんの希望する状態像を明確にする |
| Bさん | 本当は、午前中のうちに近所の公園へ散歩に行こうと思っていました。散歩にいけば気分転換にもなって1日すっきり過ごせますから。朝起きてすぐに身支度すればいいんだけどな……。起きてダラダラしてしまうと、散歩も億劫になりますね。 | |
| 看護師 | 1日のはじめにお散歩に行くと快適に過ごせるのは、気持ちが良いですね。朝起きたら、まずはパジャマを脱いで着替える習慣をつけるのはいかがでしょうか？ | Bさんが言葉にした散歩の利点を強調して繰り返す。Bさんの発言のなかから、実行可能な小さな目標を提案する |
| Bさん | そうですね。次の日に着る洋服を準備してから寝れば、できるかもしれないです。 | |
| 看護師 | それはいいアイデアですね。毎日血圧や体重を測定できているので、Bさんならできると思いますよ。 | Bさんが提案した行動変容を支持し、できるという見通しが持てるようセルフエフィカシーをサポートする |
| Bさん | そうかな。今日からやってみます。 | |

（次頁に続く）

| 発信者 | やりとり | ポイント |
|---|---|---|
| 看護師 | いいですね。やってみましょう。<br>ところで、体重が増えていることについてなのですが、ラーメンなど塩辛いものを食べ過ぎると、心不全をおもちの方は身体に水分が溜まって体重が増えることがあります。足にむくみが出ていないか一緒に確認をしていきましょう。テレビ電話の画面に脛の部分を近づけていただけますか？ | 塩分制限の必要性を説明する。明らかな体調の変化は認められていないが、Bさんが気づいていない心不全徴候がないか、Bさんとともに確認をしていく |

この会話例のように、メンタリングの技法（p.72参照）を用いながら、Bさんが心臓リハビリテーションを継続できるよう支援をしていく。新たな療養行動を獲得していくことは容易ではなく、時間がかかることも少なくない。目標を達成することを急がずに、利用者個々のペースに寄り添いながら、利用者ができていること、変わりたいと思う気持ちに焦点を当て支援をしていくことが重要である。

＊

今回の事例では、Bさん自身は体調の変化を自覚されておらず、会話の中で明らかな息切れや呼吸困難は認められなかったが、心不全徴候の確認を行った。これは、増悪徴候の早期発見という側面以外にも、Bさんのセルフケア行動獲得への支援という側面がある。一緒に浮腫があるかどうか確認することで、体重が増えたときにどのように対応するべきか習得することができる。

また、今回の事例において着目すべき点は、Bさんの心不全予防に関する理解度についてである。Bさんは塩分の過剰摂取と体重増加を結びつけることができていない。すぐにでもラーメンを食べることは止め、厳格な塩分制限を取り入れた食生活に改めてもらいたいところではあるが、Bさんはまだその必要性を理解していない段階である。テレナースは心不全の増悪徴候に留意しながら、まずはBさんが塩分制限の必要性を理解し、食生活を改める必要性に気がつくタイミングを待つ姿勢も求められる。利用者の話をよく聴き、利用者一人一人の理解度と本人自身が変化したいと思っている方向性に合わせながら、保健指導を行うことが重要となる。




**引用文献**

1. 日本循環器学会／日本心不全学会合同ガイドライン．2021年JCS/JHFSガイドラインフォーカスアップデート版 急性・慢性心不全診療．
https://www.j-circ.or.jp/cms/wp-content/uploads/2021/03/JCS2021_Tsutsui.pdf（2023/12/5アクセス）
2. 鈴木豪：心不全治療のスタンダード．訪問看護と介護 2020；25（6）445．

特性別　在宅療養者の遠隔モニタリング③

# 慢性閉塞性肺疾患をもつ人への支援

亀井智子

## 遠隔モニタリングのポイントとモニタリング方法、プロトコル（判断樹）

### 1 慢性閉塞性肺疾患の概要

慢性閉塞性肺疾患（COPD）は、「たばこ煙を主とする有害物質を長期に吸入曝露することなどにより生じる肺疾患であり、呼吸機能検査で気流閉塞を示す」と定義されている[1]。病期が進行すると、慢性呼吸不全の状態となり、在宅酸素療法の適用となり、ガイドラインに沿った包括的なセルフマネジメント支援[2]が重要となる。特に、24 時間在宅酸素療法となる場合、呼吸不全の増悪が生じやすいため、セルフマネジメント支援の方法として、在宅モニタリングに基づくテレナーシングが適している。

### 2 主なモニタリング項目と判断樹

増悪徴候を把握するための主なモニタリング項目として**表 1** が挙げられる[3]。加えて、診療報酬の算定要件では酸素供給器の稼働状況が必要となる。

**図 1** に、モニタリング情報の判断樹の例を挙げた。特に、動脈血酸素飽和度（$SpO_2$）が 96% 以上であることを確認するが、事例によってはこれが徐々に低下している場合もある。また、歩行や運動時に低下しやすいため、身体負荷時の $SpO_2$ も確認しておく。

表 1　COPD 療養者の主なモニタリング項目と留意点の例

| モニタリング項目 | 留意点 |
|---|---|
| 酸素飽和度（$SpO_2$） | 酸素化の指標である $SpO_2$ の変化の把握は、急性増悪の早期発見に有用である。低下時には痰の性状や身体可動性を含めて、呼吸状態を評価する。また在宅酸素療法を実施している場合は、正しく酸素吸入を行っているか確認する |
| 体温 | 呼吸器感染症による発熱を評価し、呼吸状態悪化の早期発見につなげる |
| 睡眠時間・深さ | 呼吸状態が悪化している際には、不眠や浅眠になりやすい。このような状態の際には、自覚症状の有無や身体可動性の状況なども合わせて評価する |
| 呼吸困難感 | 肺うっ血に伴う呼吸困難感を息切れや呼吸回数、息切れのスケール等で評価する |
| 咳・痰 | 呼吸器感染症によって急性増悪するため、咳の回数や種類、痰の量や色を評価する |

日本在宅ケア学会編：第 4 章 テレナーシングの実践方法．テレナーシングガイドライン．照林社，東京，2021：31．より引用

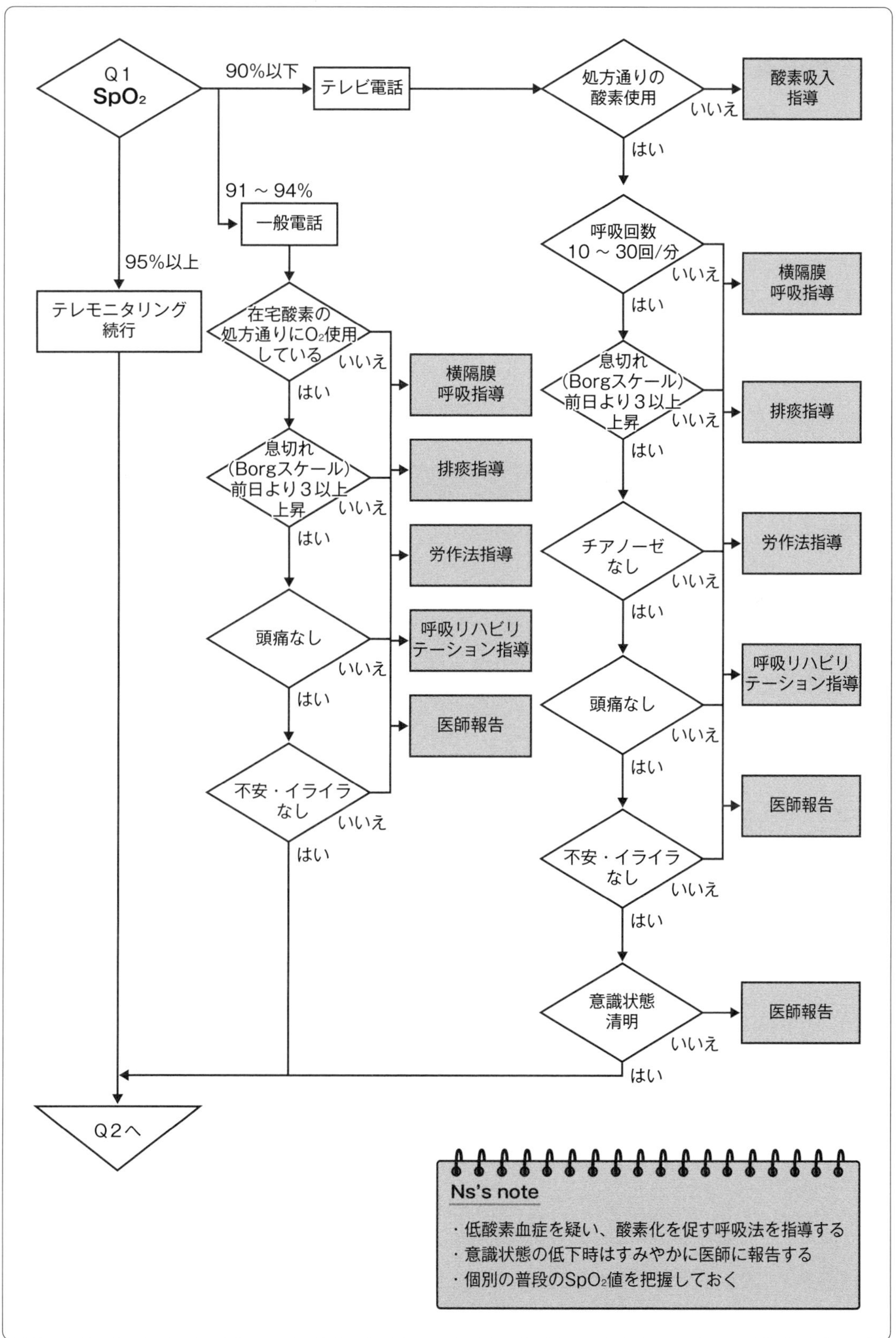


**図1　COPDで在宅酸素療法施行患者のテレナーシングプロトコル（判断樹）：$SpO_2$**

慢性疾患をもつ在宅療養者を対象としたテレナーシングプロトコル－聖路加国際大学テレナーシングSIG編 2016年．より引用

## 慢性閉塞性肺疾患で在宅酸素療法を受けている利用者へのテレナーシング

### ■テレナーシング・セッションの例

【事例】Cさん、70歳、男性。24時間在宅酸素療法を3年前から行っている。妻と二人暮らし。在宅酸素療法の導入が決まり、退院時にテレナーシングも開始となった。
【経過】退院後から1日1回、欠かさずモニタリングデータを送信し、テレナースは酸素飽和度、食欲、身体可動性、Borgスケールスコアを中心にモニタリングを継続し、息切れが少なくなる労作法、軽負荷の呼吸リハビリテーションを定期的に行っている。退院後、安定して療養を継続している。
【目標】妻と旅行に行くこと

| 発信者 | やりとり | ポイント |
|---|---|---|
| 看護師 | おはようございます。担当看護師のBです。これからテレナーシングの面談を始めますね。まずは、お名前と生年月日をお願いします。 | 2要素で利用者を認証する |
| Cさん | 19XX年8月25日生まれです。 | |
| 看護師 | ありがとうございます。Cさん、あらためて、おはようございます。今朝も酸素飽和度などの結果を送っていただいてありがとうございました。今日は酸素飽和度が96%と、少し低い結果でしたね。ここ2～3日で何か変わったことはありましたか？ | $SpO_2$の低下の原因を探るための質問 |
| Cさん | 昨日は遠くの公園まで歩いて、少し疲れました。足の筋肉が少し痛いです。 | |
| 看護師 | 遠くまで散歩をなさったのですね。天気がよくて気持ちがよかったのではないでしょうか？ | リフレージングにより、「理解しました」というメッセージをフィードバック |
| Cさん | まあそうでしたね。酸素（カニューラ）をつけながらなので、ゆっくりと歩きました。 | |
| 看護師 | 何分くらい歩きましたか？ | |
| Cさん | そうだな、30分は歩いたな。 | |
| 看護師 | 30分歩いたのは、がんばられましたね。先週は15分で苦しくなったとおっしゃっていたと思いますが、今週は2倍の時間ですね。 | |
| Cさん | 先週は台風が来る前で、息が少し苦しかったんです。 | |
| 看護師 | そうでしたね、Cさんは天候や気圧には敏感に症状が変化するのですね。そういう苦しいときに腹式呼吸はできていますか？ | 過去との比較 |
| Cさん | あ、忘れていました。 | |

| 発信者 | やりとり | ポイント |
|---|---|---|
| 看護師 | では、今から少しだけ一緒にやりましょうか？　今朝の分の吸入はお済みですか？ | 症状変化時のセルフケアのヒントのための質問 |
| Cさん | はい、さっき食後の薬のときに吸入もしました。 | |
| 看護師 | では、タブレット端末はスタンドに置いて、両手を空けてください。椅子に深く座って、なるべく深い呼吸を3回、吸ってー、吐いてー。<br>では、首を左右に倒す首のストレッチから始めていきましょう。 | 呼吸リハビリテーションは両手を空けて行う<br>呼吸筋ストレッチからスタート |
| | 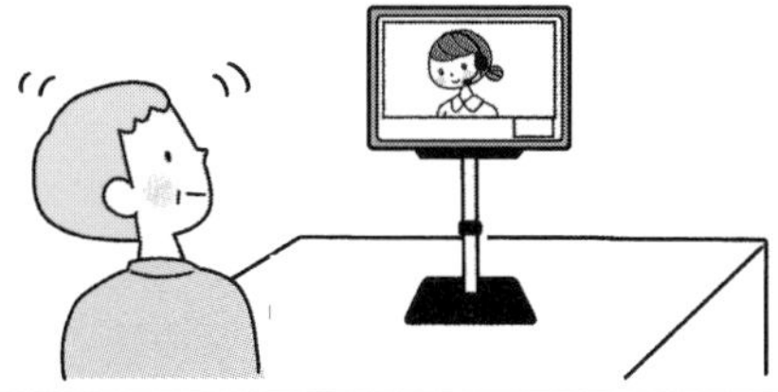 | |
| 看護師 | Cさん、肩が上がっていて、息が苦しそうですから、肩をストンと落としましょう。 | |
| | 首、肩、上肢のストレッチ、腕回しなどの呼吸リハビリテーションをゆっくりと15分程実施 | |
| 看護師 | Cさん、最後に深く呼吸を3回行います。吸ってー、吐いてー。<br>はい、お疲れ様でした。<br>パルスオキシメータを指に挟んでください。<br>肩の動きが良くなったように見えますが、いかがですか？ | |
| Cさん | はい、首が楽になって、息がしやすいです。 | |
| | 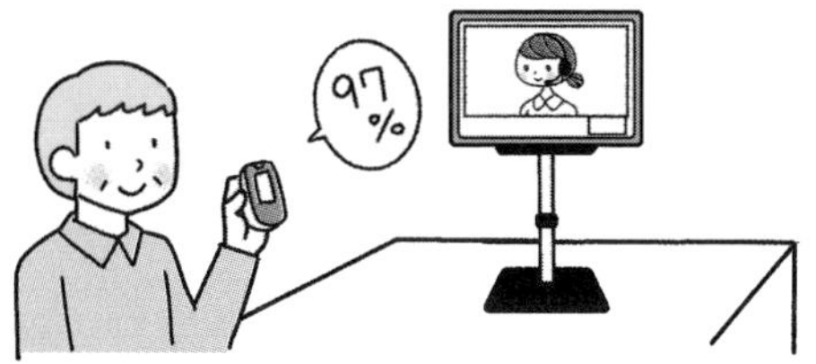 | |
| 看護師 | 呼吸が楽になって良かったです。酸素飽和度も普段よりも高くなりましたね。<br>食事はタンパク質の多いお肉や納豆などに注意して召し上がっていますか？ | 呼吸リハビリテーションには、栄養状態の維持が必要。呼吸不全者には呼吸商の低い肉、良質タンパク質の食品などを勧める |
| Cさん | 量は少ないけれど、朝には納豆、夜は肉か魚を食べるように、妻がご飯をつくってくれます。 | |


**引用文献**

1. 日本呼吸器学会 COPD ガイドライン第6版作成委員会編：COPD 診断と治療のためのガイドライン 2022 第6版．メディカルレビュー社，東京，2022.
2. 日本呼吸ケア・リハビリテーション学会，日本呼吸理学療法学会，日本呼吸器学会編：呼吸器疾患患者のセルフマネジメント支援マニュアル．日本呼吸ケア・リハビリテーション学会，東京，2022.
3. 日本在宅ケア学会編：テレナーシングガイドライン．照林社，東京，2021.

**特性別** 在宅療養者の遠隔モニタリング④

# 誤嚥性肺炎をもつ人への支援

河田萌生

## 誤嚥性肺炎療養者へのテレナーシングのポイント

### 1 高齢者の誤嚥性肺炎

誤嚥性肺炎とは、「嚥下障害ならびに誤嚥が証明された（あるいは、強く疑われた）症例に生じた肺炎」と定義されている[1]。誤嚥を来しやすい病態は多岐にわたるが（**表1**）、いずれも高齢者に多くみられる病態であり、誤嚥性肺炎による入院患者の95％が65歳以上の高齢者であると報告されている[1]。

近年は、サルコペニアの摂食嚥下障害が注目されている。サルコペニアの摂食嚥下障害とは、加齢に伴う全身および摂食嚥下に関与する骨格筋の筋力・筋肉量・機能の低下も伴う嚥下機能低下のことを指す[2]。直接的な原因は、神経疾患や薬物によるものではなく、廃用や不活動、エネルギー摂取不足が関与している[3]。

誤嚥性肺炎の治療は抗菌薬治療が主体となる。これにより一時的に肺炎を鎮静化させることはできるが、嚥下障害は残存するケースが多いため、誤嚥を繰り返して肺炎を再発する可能性を除去することはできない。そのため、誤嚥性肺炎療養者へのテレナーシングでは、予防と早期発見のアプローチが重要となる。

高齢者の誤嚥性肺炎の早期発見において注意すべきは、誤嚥性肺炎を発症しても気づきにくい、まわりに気づかれにくいという点である。高齢者の誤嚥性肺炎の多くが、主に夜間に本人

**表1　誤嚥を来しやすい病態**

| | |
|---|---|
| ①**神経疾患** | ④**胃食道疾患** |
| ・脳血管性障害（急性期、慢性期） | ・食道憩室 |
| ・中枢性変性疾患 | ・食道運動異常（アカラシア、強皮症） |
| ・パーキンソン病 | ・悪性腫瘍 |
| ・認知症（脳血管性、アルツハイマー型） | ・胃－食道逆流（食道裂孔ヘルニアを含む） |
| ②**寝たきり状態**（原因疾患を問わず） | ・胃切除（全摘、亜全摘） |
| ③**口腔の異常** | ⑤**医原性** |
| ・歯の嚙み合わせ障害（義歯不適合を含む） | ・鎮静薬、睡眠薬 |
| ・口内乾燥 | ・抗コリン薬など口内乾燥を来す薬剤 |
| ・口腔内悪性腫瘍 | ・経管栄養 |
| | ⑥**サルコペニア** |

日本呼吸器学会 呼吸器感染症に関するガイドライン作成委員会：成人院内肺炎診療の基本的考え方. 日本呼吸器学会, 東京, 2002：10. より一部改変

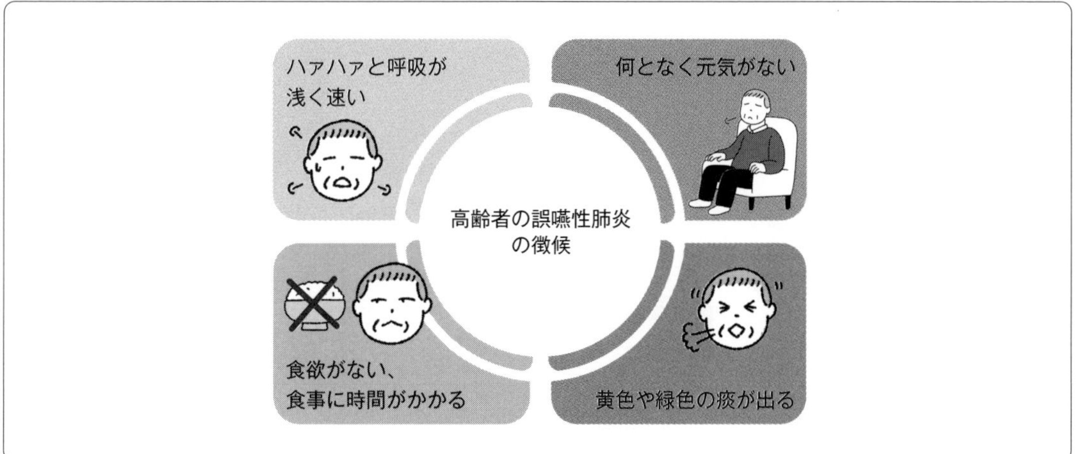


図 1　誤嚥性肺炎を疑う症状

の気づかないうちに唾液や口腔内の残留物を気管に誤嚥する「不顕性誤嚥」である。また、高齢者では肺炎の典型的な症状である発熱や咳が見られず、なんとなくなく元気がない、食欲がないなどの非典型的な症状が見られることがある（**図 1**）。テレナーシングでは継続的な日々のモニタリングができるため、「いつもと何か違う」徴候をキャッチすることで早期受診につなげることが可能となる。

## 2 誤嚥性肺炎の予防

誤嚥性肺炎予防の 3 つの柱として、ADL の維持、口腔ケア、栄養管理が挙げられる（**図 2**）。ADL の低下や低栄養はサルコペニアによる摂食嚥下障害につながり、口腔内の汚染はそれ自体が不顕性誤嚥の発症要因になると同時に、続発的に食欲低下を引き起こし低栄養のリスクとなる。

テレナーシングでは、発熱や $SpO_2$ 値、喀痰量などの誤嚥性肺炎の徴候に加えて、予防の観点として ADL、栄養状態、口腔衛生の状態にも着目してモニタリングを行うことが必要である（**表 2**）。

誤嚥性肺炎を繰り返す、または嚥下障害が比較的重度の場合には、食事場面の観察が必要となることがある（**図 3**）。実際に観察することにより、問題がある場合にはその場で指導を行うこともできる。しかし、食事の場面を他者に観察されることは決して心地よいものではない。モニタリングの目的を明確に伝え、本人の同意のもとで行うことが前提となる。

摂食時にむせ込みがみられる場合には食形態の変更を考慮する必要があるが、安易な食形態の変更は行うべきではない。主治医や言語聴覚士と連携を取り、VF（嚥下造影検査）や VE（嚥下内視鏡検査）による嚥下機能評価のもとに慎重に検討を行う。

嚥下障害が進行し経口摂取が困難となった場合、胃ろうに代表される代替栄養を考慮しなければならない局面に至ることがある。しかし、このような状態に至ったときには本人の判断力や理解力が低下していることが多い。胃ろうにはメリットとデメリットがあり、家族が胃ろうにするかどうかの判断をすることは容易ではない。本人が納得した選択ができるように、胃ろうのメリットとデメリットをしっかりと理解し、もしものときにどのようにすることを望むの

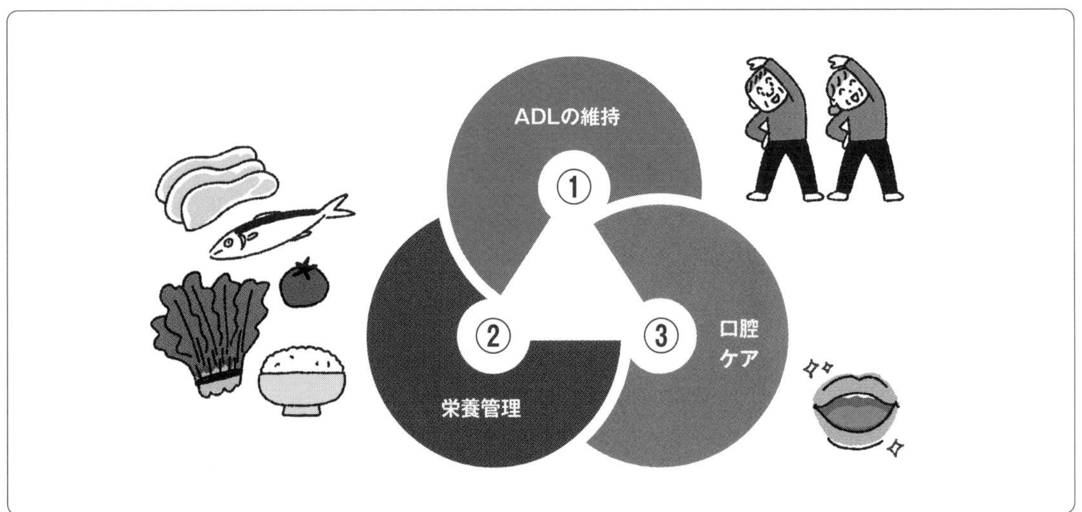


**図２　誤嚥性肺炎予防の３つの柱**

前田圭介：リハビリテーション栄養による誤嚥性肺炎の予防．日本医事新報（4907）2018. 5. 12：33-38 より一部改変

**表２　誤嚥性肺炎療養者の主なモニタリング項目と評価の視点**

| モニタリング項目 | 評価の視点 |
|---|---|
| 酸素飽和度（$SpO_2$） | 肺炎発症による $SpO_2$ の低下の有無 |
| 体温 | 発熱は肺炎の最も典型的な症状となる。発熱がなくとも、肺炎が疑われる症状がある場合には後から発熱することもあるため継続的に観察する |
| 脈拍 | 肺炎に伴う頻脈の有無。嚥下障害による脱水に伴う頻脈にも注意する |
| 呼吸音 | 肺炎に伴う肺雑音や無気肺の有無 |
| 呼吸困難感 | 肺炎に伴う呼吸困難感の有無 |
| 咳・痰 | 肺炎に伴う湿性の痰や緑黄色の痰を認めていないか観察する |
| 歩数 | 平常値と比較し、ADL の指標とする |
| 体重 | 食事は十分摂取できているか、栄養状態の指標とする |
| むせ | むせがある場合、食事形態を確認する |
| 食欲 | 肺炎に伴う食欲の低下の有無。口腔内汚染、嚥下障害の増悪による食欲低下がないか確認する |

- **捕食・咀嚼**
  口からのこぼれはないか、
  堅い物を噛めているか
- **食器の使用状況**
  使いにくさはないか
- **食事内容**
  特定の物を避けていないか
- **食事の認識**
  集中できているか

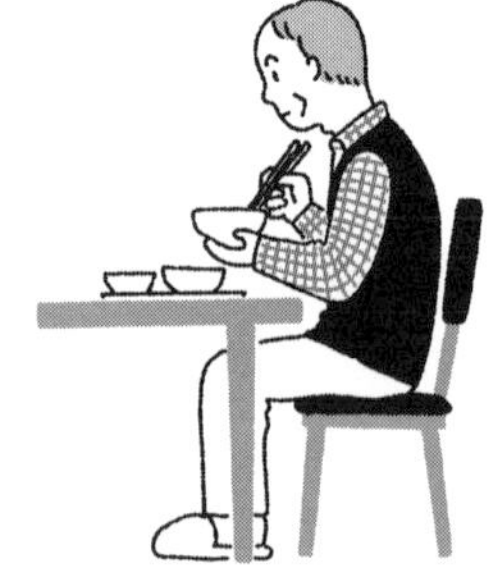

- **姿勢**
  ポジショニングは適切か
- **食事時間**
  時間がかかりすぎていないか
- **疲労**
  食事中の疲れはないか
- **声**
  嚥下後に変化はないか

**図３　食事場面の観察ポイント**

か話し合いを行う、アドバンス・ケア・プランニング（ACP）の視点をもっておく必要がある。また、終末期においては、抗菌薬の投与など誤嚥性肺炎の治療においても、必ずしも本人の生活の質（QOL）を改善するとは限らない。終末期にさしかかった際に、入院して抗菌薬治療を希望するかなどについても事前に話し合いを行うことの重要性が指摘されている[1]。したがって、テレナーシングにおいても長期的な視座に立ち、ACPを含めた看護保健相談を提供することで、誤嚥性肺炎療養者が最期まで本人の意向が尊重された医療・ケアを受けられるよう支援する。そして、本人の意向を主治医や関連職種に共有することもテレナースの重要な役割と言えよう。

## 誤嚥性肺炎療養者へのテレナーシングの実際

### 1 事例紹介

【事例】Dさん、92歳、女性。夫と同居している。
【経過】加齢に伴う誤嚥性肺炎により2度の入院歴があり、テレナーシングを開始することとなった。アルツハイマー型認知症（中等度）があり、コミュニケーションは可能であるが短期記憶障害が目立つため、日々のモニタリングデータの入力は夫が代行しており、テレビ電話の際も夫が同席している。嚥下障害は軽度であり、3食を経口摂取している。
【目標】悪化の早期発見と対応ができる

### 2 テレナーシングプロトコル（判断樹）

テレナーシング開始から1年経過したある日、食欲の低下と飲み込みづらさがトリガーポイントに該当し、テレナーシングプロトコル（**図4**）に沿ってテレビ電話を行った。

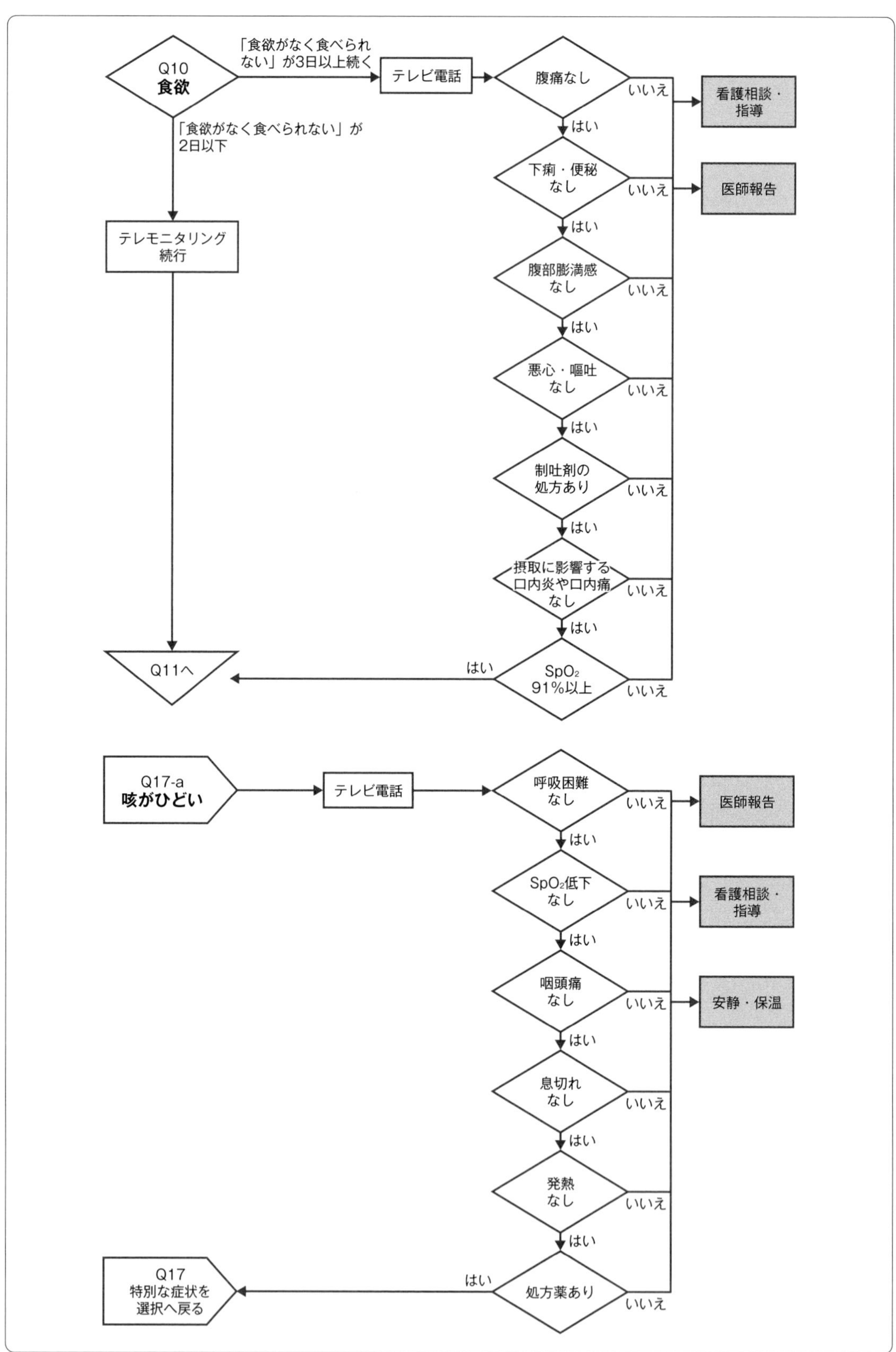


**図4　誤嚥性肺炎で在宅療養者のテレナーシングプロトコル（判断樹）：食欲不振、咳がひどい**
慢性疾患をもつ在宅療養者を対象としたテレナーシングプロトコル―聖路加国際大学テレナーシングSIG編 2016年．より引用

## ■テレナーシング・セッションの例

### ●療養者、療養者の夫とのセッションで誤嚥性肺炎早期発見と ACP を含む支援を行う場面

| 発信者 | やりとり | ポイント |
|---|---|---|
| 看護師 | Dさん、こんにちは。いつもお電話でお体のことについておうかがいさせていただいています看護師の佐藤です。Dさん、私の顔は見えますか？ | 認知症をもつ利用者の場合、「テレナース」など聞きなれない言葉に配慮し、本人の理解度、記憶障害の程度に合わせて言葉を選択する。また、テレビ電話の使用に慣れていない場合には、いきなり本題に入ることは避ける |
| Dさん | あー、こんにちは。見えてますよ。 | |
| 看護師 | よかったです。私からもDさんのお顔がはっきりと見えています。今日はお電話ではなく、こうやってお話しをさせていただきますね。<br>今日の体調はいかがですか？ | |
| Dさん | 元気にしていますよ。 | 表情や顔色、声のトーン、活気や滑舌、発声、呼吸状態を同時に観察し、平常時と変わりがないか観察を行う |
| 看護師 | それは何よりです。食欲はありますか？ | |
| Dさん | そうね。お腹がすいてきたわ。 | |
| 看護師 | それはよかったです。飲み込みづらさがあるか見させていただきたいので、いまお水を少し飲んでいただけますか？ | |
| Dさん | （水を少量嚥下するがむせない） | 喉頭が挙上しているかよく観察する。嚥下後のむせ込みや呼吸状態の変化に注意する |
| 看護師 | つづいて、声を出してみてください。 | |
| Dさん | あ―――。 | 飲水後の湿性嗄声がないか確認する |
| 看護師 | では、2 回続けて唾を飲んでみましょう。 | |
| Dさん | （1 分間の間に 2 回飲み込める） | |
| 看護師 | ありがとうございます。いまは飲み込みの状態は良さそうですね。Dさんはいかがでしたか？ | |
| Dさん | いつもと変わらないですよ。 | |
| 看護師 | それは安心いたしました。旦那さんから見ると、Dさんのお食事の状況はいかがですか？ | 普段の様子を家族にも確認する |

（次頁に続く）

| 発信者 | やりとり | ポイント |
| --- | --- | --- |
| Dさんの夫 | 朝ごはんはいつもの 1/3 くらいしか食べられませんでした。お茶やお味噌汁でむせてほとんど飲めていません。一気に飲もうとしていたからかなぁ。また肺炎になっちゃったんじゃないかと心配で……。 | |
| 看護師 | 食欲もなく、むせていたら心配ですよね。すぐに教えていただいてよかったです。Dさんを拝見する限り、お咳や呼吸が苦しい様子もなく、いつも通りお元気そうなのでいままさに肺炎になっているわけではなさそうです。ただ、朝は水分でむせているということなので、もしかしたらこれから肺炎の徴候が出てくるかもしれません。<br>Dさん、旦那さんがDさんが肺炎になっていないか心配でいま相談してくださっているところです。 | 夫の思いに共感し、異常に気づけた点を承認する。アセスメントの内容は結論だけではなくその根拠を具体的に伝える<br><br>認知症をもつ利用者の場合に、家族との会話に本人がついてきていない様子がないか確認を行い、本人が取り残されないように会話の内容を適宜伝えるなど注意する |
| Dさん | そうですか。お父さんは心配症だから。私は元気です。 | |
| 看護師 | それは安心しました。もしも、これから熱が上がったり、咳や痰が出てきたり、元気がなくなってきたら、旦那さんにすぐにお知らせくださいね。こういう症状が出てくると、肺炎になっている可能性があるので病院へ行く必要があります。 | 増悪徴候を具体的に本人や家族に伝える |
| Dさん | わかりました。病院は嫌だね。 | 何気ない会話の中から本人の意向を聞き逃さない |
| 看護師 | 病院は嫌ですよね。Dさん、もしも次に肺炎になって入院が必要になったらどうしたいですか？ | 具体的な場面を挙げて気持ち・考えの表出を促す |
| Dさん | 入院はしたくないよ。点滴は痛いしね、ご飯は食べさせてもらえないし。すぐ帰れるならいいけどね……。帰れないなら入院はしたくないですよ。 | |
| 看護師 | 長い入院は嫌なんですね。お気持ちを聞かせていただいてありがとうございます。主治医の先生にもDさんの今のお気持ちは伝えておいていいですか？ | 他職種への情報共有は、必ず本人の了承を得る |
| Dさん | お願いしますね。 | |

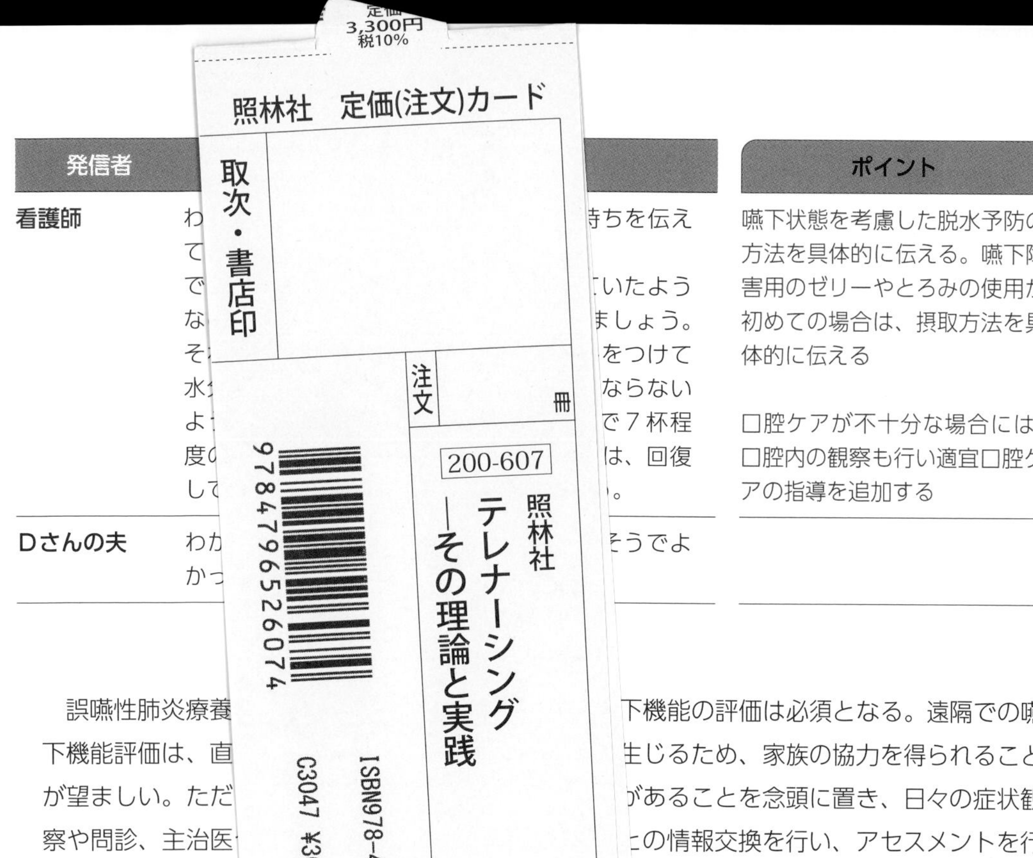


| 発信者 | | ポイント |
|---|---|---|
| 看護師 | わ 持ちを伝え て で いたよう な ましょう。そ をつけて 水 ならない よ で7杯程 度の は、回復 して 。 | 嚥下状態を考慮した脱水予防の方法を具体的に伝える。嚥下障害用のゼリーやとろみの使用が初めての場合は、摂取方法を具体的に伝える<br><br>口腔ケアが不十分な場合には、口腔内の観察も行い適宜口腔ケアの指導を追加する |
| Dさんの夫 | わか そうでよ かっ | |

誤嚥性肺炎療養 下機能の評価は必須となる。遠隔での嚥下機能評価は、直 生じるため、家族の協力を得られることが望ましい。ただ があることを念頭に置き、日々の症状観察や問診、主治医 との情報交換を行い、アセスメントを行う必要がある。


**引用文献**

1. 日本呼吸器学会呼吸器感染症に関するガイドライン作成委員会：成人院内肺炎診療ガイドライン．日本呼吸器学会，東京，2008.
2. 若林秀隆：リハビリテーション栄養ハンドブック．医歯薬出版，東京，2010：68-72.
3. Chen LK, Liu LK, Woo J, et al：Sarcopenia in Asia：consensus report of the Asian Working Group for Sarcopenia. J Am Med Dir Assoc 15（2）：95-101, 2014.

特性別　在宅療養者の遠隔モニタリング⑤

# がん化学療法を受ける人への支援

原田智世

## 外来化学療法中のがん療養者の遠隔モニタリングのポイントとモニタリング方法、判断基準

### 1 外来化学療法中の在宅療養者の特徴

通院による化学療法は、自宅で日常生活を送りながら治療ができる一方で、療養者と医療専門職が接する時間が限られる。そのため、有害事象への対応が遅れるデメリットも潜在し[1]、がん療養者は、病状や療養に関する不安や心配事を抱えながら在宅生活を送ることもある。

このような外来化学療法中のがん療養者を支援する遠隔モニタリングは、さまざまな時期や目的に応じて適用することができる（**表 1**）。いずれも、テレナーシングにより外来受診時の間の狭間を埋め、よりきめ細かく、持続的なケアが行えるよう、医療機関やケア機関などと連携して在宅生活を支えるものである。

### 2 主なモニタリング項目と評価のポイント

全身療法のがん薬物療法を行うがん療養者では、抗がん薬や分子標的薬による副作用、免疫チェックポイント阻害薬による免疫関連有害事象のほか、がんの増大や転移に伴う症状、急変

**表 1**　外来化学療法を行うがん療養者への遠隔モニタリングの適用の時期とその目的の例

| 時期 | 目的 |
|---|---|
| 外来化学療法の導入時期 | 在宅生活における副作用症状の観察、副作用対策などセルフマネジメント支援<br>セルフケアの確立の支援 |
| 継続的に化学療法に取り組んでいる時期 | セルフケア継続の支援<br>副作用症状の観察<br>病状の進行・転移に伴う症状の観察<br>在宅生活における心身の安定性の確認<br>副作用の出現歴がある場合の注意深いフォローアップ |
| 安定期で通院間隔が長い時期 | セルフケア継続の支援<br>副作用症状の観察<br>病状の進行・転移に伴う症状の観察<br>在宅生活における心身の安定性の確認<br>在宅生活における精神的サポート<br>医療職へのアクセス向上 |

リスクにも留意する必要がある。バイタルサインズなどの計測による客観的データと問診項目で症状を**広く**モニタリングし、心身の状態を総合的にアセスメントしていく[2]（**表2**）。モニタリング項目・閾値の設定は、利用者の情報や担当医の意見を集約し、全身状態や治療目的、治療経過、生じ得る有害事象に応じて**個別に**設定することが必要である。

以下に示す項目を日々継続的にモニタリングすることで、データの推移や利用者によって不調の現れやすいモニタリング項目を把握することが可能となり、軽微な変化を含めてとらえやすい。モニタリングでは、データの変動がその利用者にとって何を表すのか、その人にとっての不調がどのようなデータとなって現れるのかを判断することが求められる。

モニタリングに基づくアセスメントを通して、がんの進行や薬物療法に関連した心身の変化や徴候を早期にとらえ、自宅での急激な悪化を防ぎ、早期対応につなげていく。何らかの変化や悪化徴候が認められた場合には、病院受診、入院、訪問サービスの利用など、適切な医療やケア提供方法に転換し、早期に支援をつなげることが重要である。

なお、モニタリング項目は、一度設定したら決定というものではない。利用者の状態や生活は常に変化するものであり、モニタリング項目や閾値は、利用者の心身状態の変化に応じて、継続的に調整していくことが必要である。

**①計測の項目**

計測では、体温、血圧、脈拍、酸素飽和度、体重などの項目を設定し、病状や治療薬剤の副作用に応じて、血圧の上昇や薬剤性肺炎、感染症、脱水、胸腹水の貯留、呼吸状態の変化等に留意して評価を行う。加えて、歩数の計測は、利用者の活動量を評価でき、倦怠感や消耗性疲

**表2　化学療法中のがん療養者の主なモニタリング項目と留意点**

| モニタリング項目 | 留意点 |
|---|---|
| 体重・浮腫 | 浮腫や胸腹水貯留に伴う体重増加、経口摂取量低下に伴う体重減少、免疫関連有害事象に伴う増減（飲水過多、甲状腺機能障害、副腎機能障害等）による体重変動や尿量変化、飲水過多等による浮腫の有無に留意する |
| 歩数 | 平常時の活動量を把握し、増減を評価する<br>倦怠感や消耗性疲労、疼痛、気分の落ち込みなど、症状の増悪や心身の不調による活動への影響に留意する |
| 睡眠状況 | 睡眠時間や主観的な睡眠の質、中途覚醒などを評価する<br>生活リズムや心身状態の評価に活用する<br>抑うつの主要症状に不眠がある |
| 服薬状況 | がん治療薬、支持療法薬、オピオイドなどの適切な使用を確認する<br>症状緩和の状況や自己管理の状況を評価する |
| 呼吸困難 | スケールなどを用いて息切れ、呼吸困難の程度を評価する<br>どのようなときに呼吸困難が生じるかを確認する |
| 皮膚状態 | 皮疹、ざ瘡、痒み、水疱、爪周囲の発赤などの発生・拡大・縮小、日常生活への支障を評価する |
| 口内炎 | 口腔内の発赤、腫脹、アフタ、乾燥、痛みなどの有無・程度・範囲、経口摂取への支障を評価する。口腔ケア状況や含嗽薬の使用などを確認する |

日本在宅ケア学会：テレナーシングガイドライン．照林社，東京，2021：35．より一部改変

労、疼痛、感染徴候など、利用者の不調のアセスメントに役立つ。特に、高齢者では、特異的な症状が出現していない場合でも、何らかの体調変化の徴候が歩数の減少として現れるケースもある。

がん療養者の倦怠感や消耗性疲労の原因には、がんの進行、抗がん薬の副作用、免疫チェックポイント阻害薬による免疫関連有害事象などがある。免疫関連有害事象が考えられる場合は、速やかに医師へ報告し、連携を図る。

**②症状の項目**

排尿・排便状況、浮腫、息切れ、動悸、食欲、倦怠感、疼痛、しびれ等の多様な症状項目の設定は、治療に伴う腎機能障害、心毒性、消化器毒性（嘔気・嘔吐、下痢、便秘、口内炎）、末梢神経障害、および免疫関連有害事象の発生やその徴候の評価につながる。睡眠状況の観察は、生活リズム、症状による睡眠への影響、抑うつ等の精神状態の評価に活用できる。服薬状況の確認では、がん治療薬や支持療法薬、オピオイドの適切な使用、症状緩和の状況、自己管理状況などを評価する。

**③その他の項目**

皮膚障害や口内炎などの副作用を生じやすい薬剤を使用している場合は、皮疹、痒み、水疱、皮膚・口腔内・爪周囲の発赤といったモニタリング項目を追加し、症状の発生時はテレビ電話での遠隔セッションを用いて、利用者とテレナースで状態を観察していくことが有用である。

## 3 モニタリング項目に応じたテレナーシングプロトコル（判断樹）

外来化学療法中のがん療養者へのモニタリングでは、がんの種類や病期、治療薬剤の特徴等を踏まえたうえで、受信したデータに基づき、予測される有害事象、および、がんの進行に応じた病状をアセスメントする必要がある。そのため、看護判断や看護対応の方向性は多様で複雑となる。がん療養者への看護の質を担保するうえでは、ガイドライン、テレナーシング手順書やプロトコルによる看護判断樹などを準備し、安全かつ科学的根拠に基づいて一貫した看護が行われるよう、看護の内容を明文化して標準化を図ることが重要である。テレナースは、テレナーシングプロトコルの看護判断樹・アルコリズムに沿って臨床推論と臨床判断を導いていく。ここでは、肺がんに対するテレナーシングプロトコル（判断樹）の例を紹介する[3]（**図 1**）。

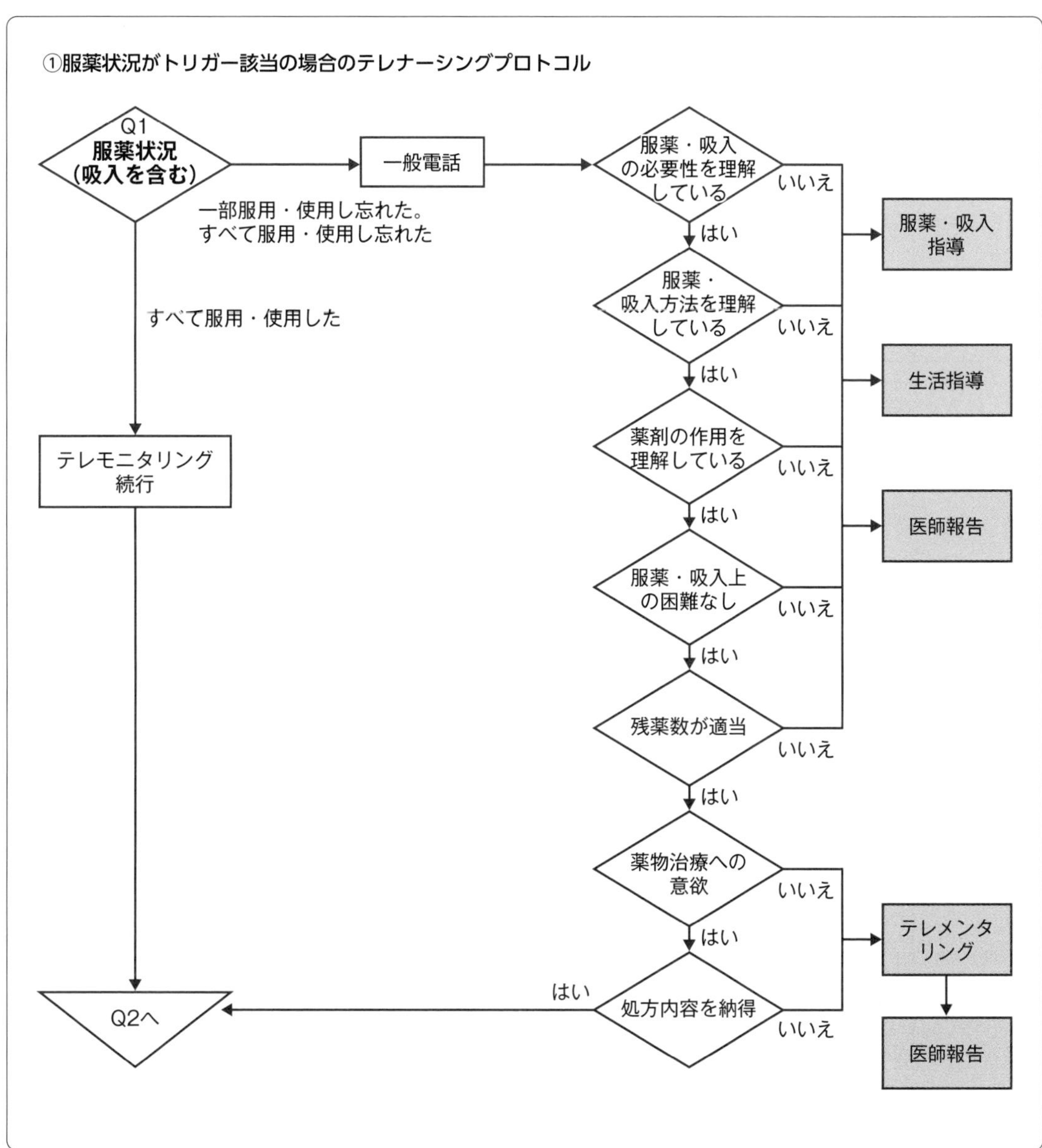


図 1-① 肺がん化学療法施行療養者のテレナーシングプロトコル（判断樹）：服薬状況

慢性疾患をもつ在宅療養者を対象としたテレナーシングプロトコル―聖路加国際大学テレナーシング SIG 編 2016 年．より引用

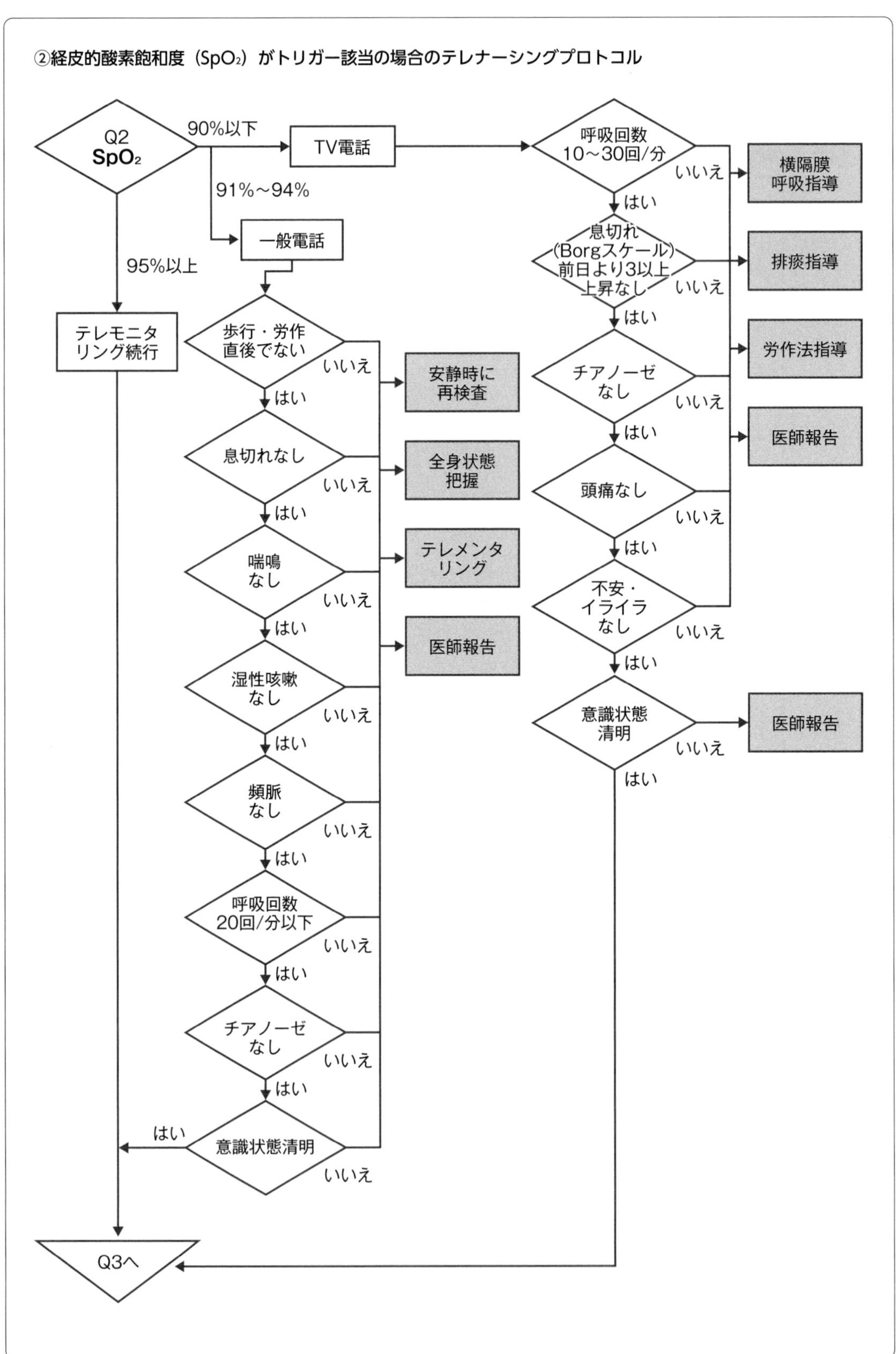


**図 1-②　肺がん化学療法施行療養者のテレナーシングプロトコル（判断樹）：SpO₂**

慢性疾患をもつ在宅療養者を対象としたテレナーシングプロトコル－聖路加国際大学テレナーシング SIG 編 2016 年．より引用

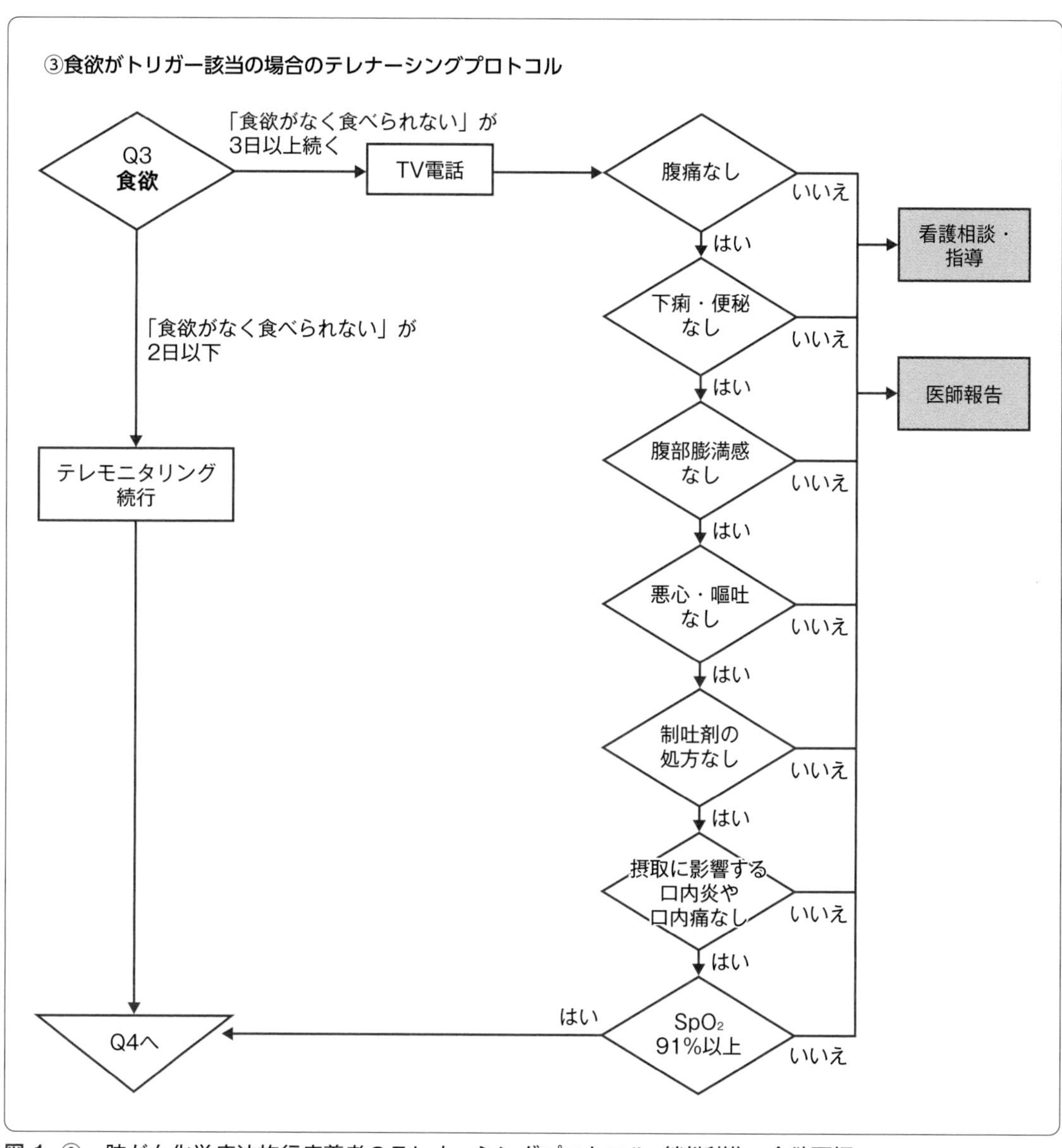


**図 1-③　肺がん化学療法施行療養者のテレナーシングプロトコル（判断樹）：食欲不振**
慢性疾患をもつ在宅療養者を対象としたテレナーシングプロトコル－聖路加国際大学テレナーシング SIG 編 2016 年．より引用

第4章 遠隔モニタリングに基づくテレナーシングはどのように行うのか　⑤がん化学療法を受ける人への支援

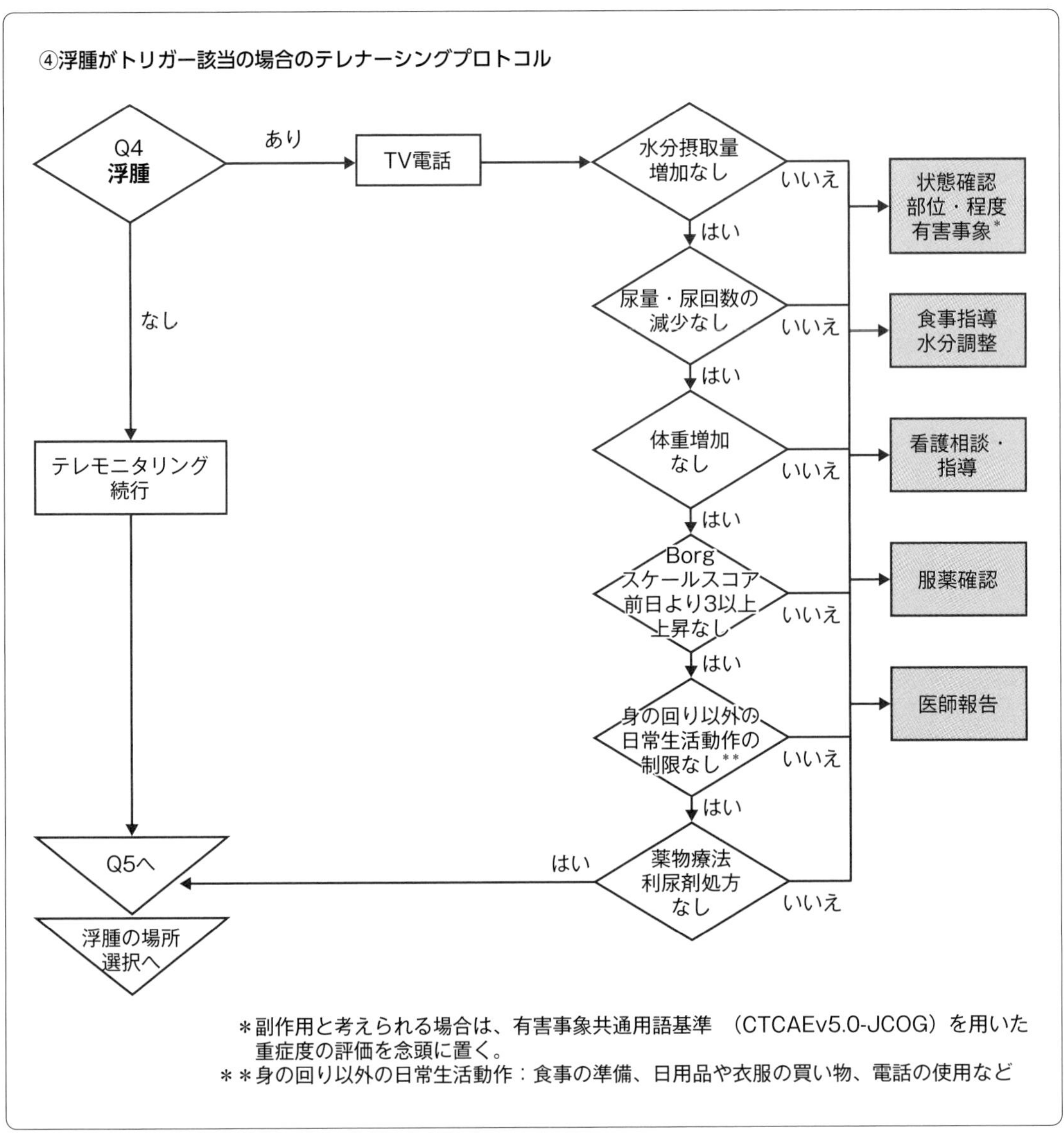


**図 1-④　肺がん化学療法施行療養者のテレナーシングプロトコル（判断樹）：浮腫**

慢性疾患をもつ在宅療養者を対象としたテレナーシングプロトコル－聖路加国際大学テレナーシング SIG 編 2016 年．より引用

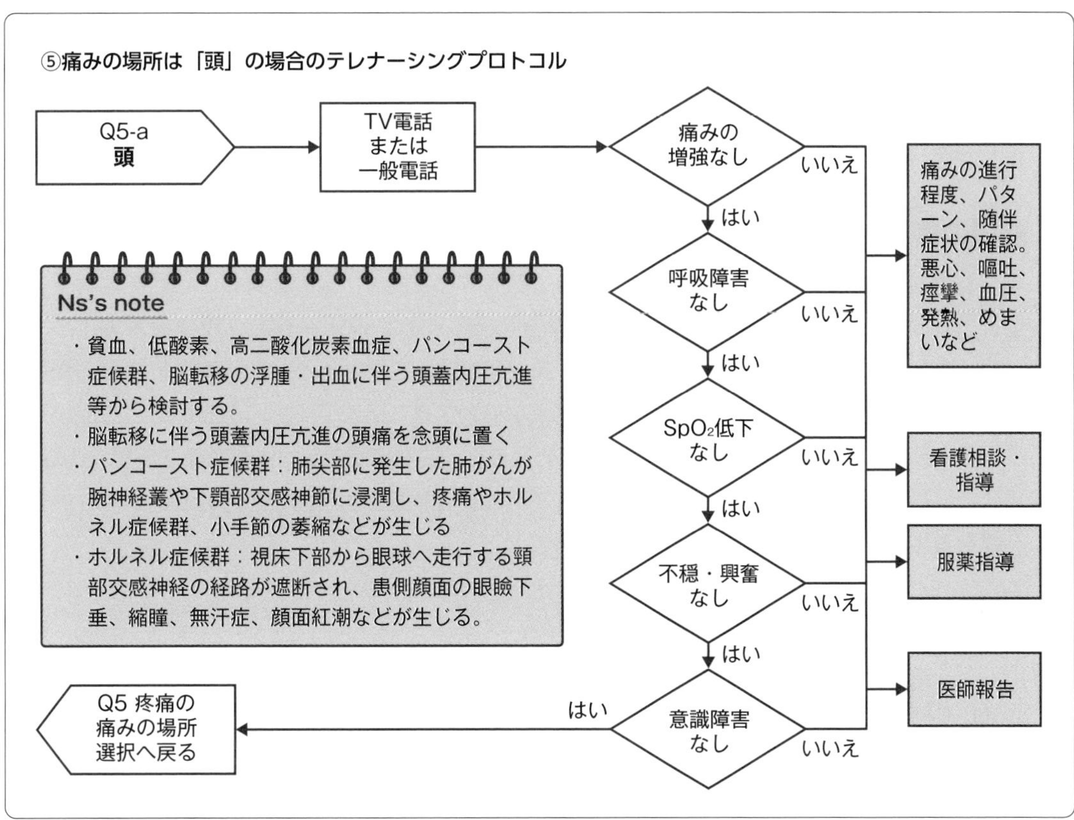


図 1-⑤　肺がん化学療法施行療養者のテレナーシングプロトコル（判断樹）：痛み
慢性疾患をもつ在宅療養者を対象としたテレナーシングプロトコルー聖路加国際大学テレナーシング SIG 編 2016 年．より引用

## 外来化学療法中の療養者へのテレナーシング支援のポイント

### 1 治療スケジュールの把握

がん薬物療法では、使用薬剤や治療レジメンによって、副作用の種類や程度、出現時期も異なる。そのため、テレナーシングを実施する際は、利用者の外来化学療法日を把握しておくことが必要である。そのうえで、薬剤の特徴や副作用の出現時期を念頭に置き、治療スケジュールに応じた観察を行っていく。モニタリングデータに何らかの異変が認められた場合には、一般電話やテレビ電話で病状確認を行い、治療に伴う影響、あるいは他の要因によるものかをアセスメントして、利用者の病状や状況を推論する。特に異常が認められない場合でも、治療プロセスにおける療養・心身状態の安定性を継続して確認していく。

### 2 個別の傾向を踏まえた支援

治療薬剤の投与前後など化学療法中の利用者の体調パターンを把握することは、その後の副作用対策に役立つ。そのため、どのような体調変化が治療何日目に出現し、改善したのかを評価する。直接対面しないテレナーシングでは、継続的にモニタリングしているデータと、利用者との遠隔コミュニケーションによって得た情報から、個人の傾向をとらえ病状や療養状態のアセスメントに役立てる。すでに化学療法を導入中の利用者であれば、テレナーシング開始時に、あらかじめ本人から、治療前後に生じる体調変化の情報を収集しておくことも有用である。

テレナーシングで治療に特異的な症状や個別の傾向を把握した際は、日常生活への影響についての評価を行うとともに、担当医や外来看護師へ情報を共有することで、その後の外来指導や診療、支持療法に役立てられる。

## 3 経過の振り返り

利用者自身が日々のモニタリングデータを閲覧することは、自分の身体の状態を理解するのに役立つ。その１つの方法として、治療前後のモニタリングデータをグラフで視覚化し、テレビ電話のディスプレイを用いてテレナースと共有することがある。利用者は、自分の計測値の推移を視覚的にみることで、大きな変化はなく過ごせたという実感、あるいは、治療後に活動量歩数が減少傾向であるといった気づきも生まれ、個別の傾向を本人が認識する機会になる。こうした治療プロセスにおける振り返りは、その後の療養生活の過ごし方など、新たな療養目標を考えるきっかけとなる。

## 4 日常生活における意思決定の共有

在宅生活では、日々の生活そのものが意思決定の連続である。テレナーシングでは、在宅生活にタイムリーに看護が入っていくため、療養上の課題や日々の過ごし方、体調変化時の対応、セルフケアなど、さまざまな日常生活上の選択が必要となる。テレナースは、これらについて利用者と話し合い、共有することになる。

例えば、モニタリングデータに何らかの異常が認められ、テレナースが受診を勧めたとしても、実際に受診行動を起こすかどうかは、本人が意思決定をすることになる。セルフケアにおいても、指導内容を生活に取り入れ、どう実践していくかは、利用者自身が日々意思決定していくことになる。そのため、緊急の場合を除いては、時期尚早に結論を出すことは避け、本人にとってよりよい選択を支えることが必要である。日常生活におけるさまざまな意思決定を利用者とテレナースで共有し、利用者本人が納得して主体的に行動することが重要である。

一方、がん療養者では、オンコロジーエマージェンシー（腫瘍緊急症）などの急変リスクが潜在し、病状変化が利用者の生命にかかわる場合もある。そのため、意思決定の共有においては、利用者の生命や QOL、治療の継続に影響を及ぼすことがないよう、テレナースは緊急性を踏まえた最善の対応策を提案することが必要である。テレナースは、緊急性、優先度、必要な看護レベル、対応策を実施した場合のメリット、および実施しない場合に生じ得るリスクや経過などを情報提供し、療養行動への動機づけを促すことも必要となる。必要に応じて家族へもアプローチを行いながら、本人にとっての最善の選択を支える姿勢が必要である。

この他、がん療養者は、病状や治療方針、療養場所の選択など、あらゆる場面の意思決定が想定される。テレナースは遠隔コミュニケーションを軸とした利用者の思いを傾聴する姿勢、親身に相談にのるテレメンタリングの姿勢でかかわることが基本となるが、他の職種や専門職にもアドバイスを求め、ケアの方向を転換する姿勢も必要である。状況に応じて、がん専門相談員、がん看護専門看護師、がん化学療法看護認定看護師、緩和ケア認定看護師といった専門職による支援へつなげるなど、連携を図っていく。

### 5 関係機関との連携

外来化学療法を行っている療養者においては、通院先の医療機関が主な連携先として挙げられる。外来における支援をテレナーシングにつなげるうえで、通院先の外来部門との連携は重要である。

外来では、がん療養者が予定外の緊急受診や入院をなるべく回避できるよう、通院可能な全身状態、およびADLが保てる配慮がなされている。例えば、医師、外来看護師、薬剤師等から、治療に伴う副作用の説明や必要なセルフケア指導、体調を自己記入する治療日誌の交付と、受診時の日誌の確認、症状に悪化がある場合の病院への電話連絡・受診に関する指導などが行われている。治療に関連した指導については、看護職によって内容にギャップがあると、利用者に混乱を招くことにもなり得る。そのため、テレナースは利用者が通院先で受けた療養指導の内容を確認し、どのように実践しているかをともに振り返ることが必要である。そして、実践状況に応じて、追加で必要な情報提供・指導をテレナーシングで行っていく。

一方で、過度な情報提供は、利用者の混乱を誘発し、意欲を低下させる可能性もあるため、その状況における利用者にとっての最善を考え、個別にポイントを絞りながら指導する必要がある。加えて、医師との連携ではサマリーなどを作成し、定期的に療養の経過を報告することで、医師による処方変更や診察など、外来診療に役立てることができる。また、テレナーシングの経過が担当医へ情報共有されることは、限られた診察時間の中で療養プロセスの共通理解が得られやすく、利用者の安心感にもつながる。

## 外来化学療法中の療養者への遠隔セッションの実際

外来化学療法中の療養者とのテレナーシングの実際を紹介する。

### ■テレナーシング・セッションの例

**●分子標的薬を服用中の療養者より痒みの出現ありと報告を受け、テレビ電話で遠隔セッションを行った場面**

【事例】Eさん、78歳、女性、独居、肺がん

【経過】肺がんに対して、分子標的薬による治療中で2か月に1回外来通院をしていた。分子標的薬の投与に伴う副作用症状の観察・療養支援目的でテレナーシング導入となった。

テレナーシング開始1か月後に、皮膚の掻痒感の訴えがあり、テレビ電話で皮膚状態の遠隔看護観察を行い、皮疹の新たな発生を確認した。医師へ報告後、1週間程度テレビ電話にて皮膚状態の経過を確認し、症状は軽快した。

【目標】安定して生活できる

| 発信者 | やりとり | ポイント |
|---|---|---|
| Eさん | 朝から手に痒いのができたの。左の後ろだったかな。朝方痒くて目が覚めたから、すぐお薬塗ってまた寝ました。 | |
| 看護師 | そうだったのですね。痒みで目が覚めて大変でしたね。すぐにお薬を塗って対処されてすばらしいです。<br>左手の後ろというのは、具体的にどのあたりでしょうか？　場所と状態を確認したいので、痛みのある場所をディスプレイに向けて見せていただくことはできますか？ | 共感的姿勢<br>療養者の主体的な対処に対して、支持的な声かけ、ポジティブフィードバック<br>症状について、具体的に確認するために問いかける<br>皮膚を見せていただくことの許可を得る |
| Eさん | そうそう、腕の上のほうで脇から少し離れたところよ。ここにポツンポツンとあるわね。カメラに向けるわ。見てください。 | |
| 看護師 | 今、左腕がよく見えています。赤い斑点のようなものがありますね。液のような分泌物はないように見えますがいかがですか？ | ディスプレイ越しに拝見できていることを伝える<br>視診と並行して皮疹の性状を問いかけ確認する |
| Eさん | 感じないですね。乾いてサラッとしています。 | |
| 看護師 | お薬を塗って症状は緩和されましたか？ | 外用薬の効果の確認 |
| Eさん | そうね、少しいいみたいよ。 | |
| 看護師 | 少し和らいでいるようでよかったです。他に同じような症状は出ていないでしょうか？他の体の部分も一緒に確認してみましょうか。 | |
| Eさん | そうね。(自身で足やお腹などを確認している)。見た感じ、他にはなさそうですね。 | |
| 看護師 | ご自身では見えにくいと思うのですが、背中や首の後ろの痒みはないでしょうか？ | 自覚症状がないからといって、他にも発生していないとは言い切れない<br>背部や足後面、側部など自分で目視しづらい部分は観察が困難な場合があり、利用者自身で気づかない場合もあることに留意して、観察を促す |
| Eさん | (首と背中を触る様子あり）あー、ここにあった。背中にもあるわね、触ると痒い感じがある。触っていくうちに、今感じました。見える？（背面をカメラに向ける動作あり） | |
| 看護師 | 今、見えています。背中の脇あたりの高さですね。赤くなっているのが見えます。ここが痒いのですか？　普段、ここを圧迫するようなものを着用されていますか？ | |

| 発信者 | やりとり | ポイント |
|---|---|---|
| Eさん | そう、ここが痒いの。やっぱりあるのね。私は一人暮らしで誰かに見てもらうこともできないし、自分では背中は見えないから気づかなかったわ。いつもここにゴムが当たる下着を着ているわ。 | |
| 看護師 | そうですね。ご自身の目では見えにくい場所は、確認が難しいですよね。<br>今、赤くなっているところに衣類が当たっているのですね。圧迫すると皮膚への刺激が強くなりますので、今はなるべく圧迫の少ないものを着ていただくのはいかがでしょうか？ | 共感的姿勢<br><br>皮膚の観察をテレナースとともに行い、皮膚状態を本人と共有することで、生活指導やセルフケアにつなげる<br>対応策をともに見つける |
| Eさん | 当たっていると良くないのね。下着じゃなくて普通のシャツなんかがいいかしら。当たらないようにしてみます。<br>最近は、わりと涼しいから、1日おきにシャワーしていますけど、毎日入ったほうがいいかしら？ | 本人が納得して行動できることが重要 |
| 看護師 | そうなのですね。涼しい日が増えてきましたものね。今は皮膚のことを考えると、毎日やさしく洗って、清潔を保てるといいです。毎日入ることはできそうですか？ | 本人の生活に合わせて実現可能なケアをともに考える |
| Eさん | そうね、毎日流したほうがいいわね。涼しくなったとはいえ、まだ夏ですものね。汗もかくわよね。毎日シャワーしようと思うわ。 | 本人の意思決定を尊重し、支える |
| 看護師 | そのようにしてみましょう。今回、痒みが出たのは、治療のお薬の影響の1つと考えられますので、担当医の先生へ報告をしておきますね。 | 看護師が考えたアセスメントについて伝える<br>医師への共有について本人へ伝える |
| Eさん | 先生に伝えてくださるのね。安心だわ。ありがとうございます。 | |
| 看護師 | 背中を観察するときは、洗面所の鏡の前で手鏡を持って確認する方法もありますが、本日のようにテレビ電話でしばらく経過を一緒に確認していきましょう。 | 経過をフォローしていくことを伝える |
| Eさん | 手鏡を使えばいいのね。<br>わかりました。一緒に確認していただけると安心です。 | |


**引用文献**

1. 北島寛元，瀬戸貴司：肺癌診療の新しい時代 肺癌の外来化学療法の進歩．成人病と生活習慣病．2012；42（1）：103-108．
2. 日本在宅ケア学会：テレナーシングガイドライン．照林社，東京，2021．
3. 聖路加国際大学テレナーシングSIG：慢性疾患を持つ在宅療養者を対象としたテレナーシングプロトコル第5版CIPDAHCaV編．聖路加国際大学亀井科研，2020．

特性別 在宅療養者の遠隔モニタリング⑥

# 外来化学療法中の乳がん療養者への支援

橋本久美子

## 外来化学療法中のがん療養者へのテレメンタリング

がん患者を取り巻く環境は大きく変わり、生存期間も延長している。化学療法の治療においてもさまざまな選択肢が増え、がん患者が治療について意思決定する機会も増えている。

治療の場は入院から外来へと変わり、患者や家族は、通院しながら日常生活の中で副作用をセルフケアすることが求められることが多い。

テレナースの役割は、メンターとして、利用者が心配していることに気を向け、親身に相談にのることである。それにより患者・家族がで自分自身の課題に気づき、何が必要かを考えて行動につなげるようになることが基本となる[1]。

また、がん化学療法に起因する副作用である脱毛や色素沈着、手足症候群、浮腫などの外見変化への対応は、治療を続けながら社会生活を送るために欠かせない支援になっている[2]。こうした外見変化に対して行うケアは“アピアランスケア”と言われる。アピアランスケアは外見変化に起因する身体・心理・社会的な困難に直面している患者とその家族に対し、診断時からの包括的なアセスメントに基づいて多職種で支援する医療者のアプローチである[3]。

遠隔モニタリングに基づいたテレナーシングにおいては、**図 1** に示した 5 つの柱を軸にして行う必要がある。在宅がん療養者の治療と在宅生活を支える一助としての、院外との多職種連携サポートについて、事例を紹介する。

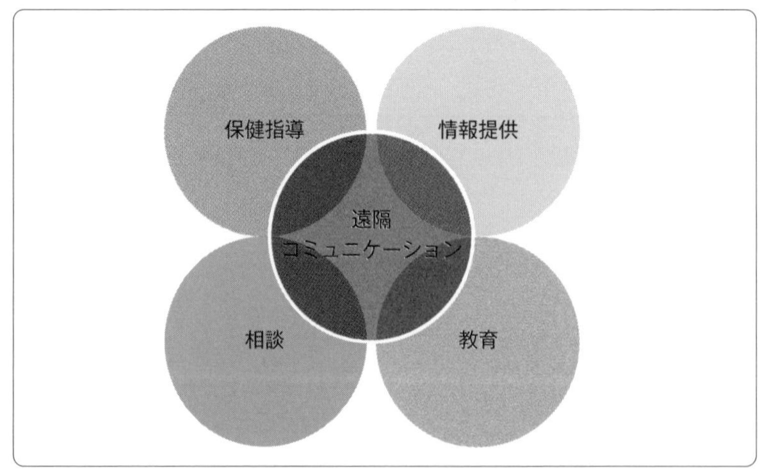


**図 1　テレナーシングの 5 つの柱**
日本在宅ケア学会編：テレナーシングガイドライン．照林社，東京，2021：4．より引用

## テレナーシングの実践例から

【事例紹介】Fさん、60歳代、女性、乳がん外来化学療法中
【経過】術後抗がん薬治療後、脱毛、手足のしびれ、味覚障害、爪・皮膚の乾燥などの症状が現れた。
【目標】脱毛や皮膚の乾燥に対する有効な対処

### ●看護師と美容師などのチームによる外来化学療法中の患者に対するテレナーシングでの支援

| 発信者 | やりとり | ポイント |
|---|---|---|
| 看護師 | それでは、みなさんと一緒にFさんの困りごとをうかがいますね。心配なことからお話ください。 | 情報支援をするために、患者の情報探求のニーズやヘルスリテラシー、動機や意欲などを知る(p.150表1参照) |
| Fさん | 髪が少し生えてきたけど、毛先がクルンクルンで、予測がつかないんです。 | |
| 看護師 | 治療の影響で毛穴のゆがみが原因で生じやすいんですよね。予測がつかないですよね。 | 専門用語は、一般の人に伝わりやすい言葉で表現する。単純明快にして話す |
| 美容師 | そうですよね。髪はトップが遅くて耳や襟足から伸びるので、1回カットしたほうがいいですよ。耳と襟足をカットしてトップと前髪を伸ばしていくといいですよ。 | 専門的な立場から情報提供 |
| Fさん | せっかく生えてきたから取っておきたいです。 | |
| 看護師 | そうですよね。 | |
| 美容師 | ウイッグをかぶるためのカットより、今の長さに合わせたデザインのほうが美容師としてはよいと思います。男性用のワックスとかつけると、ショートもよいと思うのです。 | 専門的な立場から情報提供 |
| Fさん | ウイッグはどこか自分じゃない。かっこよくしたいわ。近所の人に病気のことを話していないから、タイミングも心配……。髪切ったの、実はね……って、いつになったら話せるのかな。 | 病気の向き合い方などアセスメントする |
| 美容師 | ウイッグはフェイク！　カラーリングしてみませんか。明るいベリーショートにすると、ベリーショートのヘアを選んだ人に見えると思います。Fさんのお顔だちや頭の形からも似合うと思いますよ。 | 専門的な立場から情報提供。単に情報を提供するだけではなく その人が情報を探求することを支援 |

(次頁に続く)

| 発信者 | やりとり | ポイント |
|---|---|---|
| Fさん | 医学的にカラー剤による影響ってありますか。 | 情報探求への関心度、情報源の正確さ、間違い、偏りなどアセスメントする |
| 看護師 | 正確なデータはないです。以前は一定期間控えるようにも言われていましたが、今は抗がん薬治療後、頭皮に問題がなければだいじょうぶです。トラブルが生じたときは皮膚科医に相談するようにしてQOLを優先するのも良いと思います。 | 関心の所在や価値観、その人らしさを理解し、フィードバックを行い、気づきを促進できるようにする |
| Fさん | シャンプーはアミノ酸系で大丈夫ですか？　育毛剤の効果はあるかしら？　やめたほうがいい？ | 情報探求への関心度、情報源の正確さ、間違い、偏りなどアセスメントする |
| 看護師 | 普通でよいです。 | 相談にのり、利用者と一緒に具体策を考え、利用者自身の療養行動や実行力を引き出す |
| 美容（メイク担当） | 今まで使っていたものが第一選択が原則！ | 専門的な立場から情報提供 |
| 美容師 | 育毛剤は髪のハリやコシには効果がありますね。 | 専門的な立場から情報提供 |
| Fさん | こういう話、聞ききたかったんです。脱毛のときは本当に不安だった。治療中3か月は病院以外外に出られなかった。ひとりで不安だった（涙）。 | |
| 看護師 | 初めてのことばかりですものね。冊子を見たり、説明を聞いていても、実際にはどうしていいか、ご自宅で、ひとりで不安ばかりでしたね。<br>爪や皮膚の乾燥もお悩みなんですね。 | 心身の状態や出来事をともに振り返りながら、継続している保健行動を肯定的に評価 |
| Fさん | 手の爪は2～3か月で黒ずみもへこみも治ったけど、足の爪が剥がれるし、手より治りが悪いですね。 | |
| 看護師 | 保湿はされていますか？　手はするけど、足はしないという方も多いんです。 | 自分の課題に気づき、何をすることが必要かを、本人自身が気づき、行動の指針を示すことができるようにする |
| Fさん | やってないです。そうですよね。 | |
| 美容（メイク担当） | しびれているとぶつけても気づかない。保湿して爪がないところにもクリームを付けて柔らかくしておくと皮膚が切れにくくなるので、爪先は柔らかくしておくといいですよ。 | 自分の課題に気づき、何をすることが必要かを、本人自身が気づき、行動の指針を示すことができるようにする |

| 発信者 | やりとり | ポイント |
|---|---|---|
| Fさん | 顔の皮膚も薄くて敏感になったような気がする。 | |
| 美容（メイク担当） | 見た感じ、皮膚は問題なさそうですから、年齢とともに皮膚が薄くなるので乾燥予防が大切！　朝の保湿が特に重要です。<br>肌が乾燥すると表情が出ない。顔がうるおうと元気そうに見えるんですよ。スキンケアは今までのものが一番だと思います。 | 相談者が必要としている情報入手の支援<br>・知りたい情報源を伝える（ガイドライン、パンフレットなど）<br>・情報へのアクセスを伝える<br>・必要としている情報を明確にする |
| Fさん | 私、脱毛しなかったら１つか２つのヘアスタイルしかしなかったです。そうか！　逆手にとるのも自分次第なんだなあ。<br>美容師さんにデザインしてもらおうかな。きっとファッションも変わる！　新しい自分に出会うかも。好きにやらしてもらう！ | |
| 美容（メイク担当） | 治療で髪がなく皮膚が黒くなってしまい、これはメイクだと思ったんです。手段を得ると怖いものがなくなります。周りは気にしていないと思うように変わっていきます。おしゃれは視点が大切ですよ！ | 関心の所在や価値観、その人らしさを理解し、フィードバックを行い、気づきを促進できるようにする |
| Fさん | そうですよね。目からうろこって感じ！<br>この機会に一歩踏み出したいです。 | |
| 美容（メイク担当） | 看護師がこういう機会を設けてくれるとオンラインでもいいですよね。 | |
| Fさん | 安心できる場です。<br>うれしい！　自分の力になる。前向きになれる。 | |
| 看護師 | 自分の可能性を楽しめるといいですね。 | 患者の必要な情報提供や患者教育、患者の揺れ動く気持ちに寄り添いながら患者がケアリングを感じられるようにかかわりをもつ |
| Fさん | 治療が長いと自信を失ってしまっていて。もとの自分に戻りたいて思っていた自分に気づきました（涙）。今日はすごくうれしい。 | |

**表 1　情報支援を行うにあたって必要なこと**

| |
|---|
| 1. 相談者が知りたいことを理解する<br>・意思決定を行うためか<br>・問題解決を行うためか<br>・自分の病気や治療などを理解するためか<br>・次への対処を考えるためか<br>・知識を増やし生活をより良くするためか<br>2. 自己の力量と橋渡し先となり得る他職種／他機関の力量、両者を認識し、相談者と共有したうえで、より専門的な対応が可能な連携をとる |

国立がん研究センター 平成 29 年「がん専門相談員の専門性は「情報支援」がん相談支援センター相談員研修．より改変

## 情報支援におけるポイント

外来化学療養中の患者は、“患者”としてではなく、“その人らしく”社会の中で暮らす人として支えることが必要である。この際にがん療養者に提供される情報は、がんという病を抱えながら、困難な状況の中で自己コントロール感を取り戻し、病気と向き合い行動する姿勢や力、つまり「セルフアドボカシー」を高めるものである[6]。情報支援を行う際に必要な事柄を**表 1** に示す。

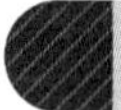

## まとめ

がん治療の場においても、さまざまな時期や目的に応じた遠隔モニタリングの方法が必要とされている。治療の副作用である身体的・心理的・社会的苦痛を軽減するための多職種連携による支援は重要である。特に、有効なアピアランスケアを行うことは、自宅に閉じこもりがちな患者の体力・気力向上への働きかけとなり、患者の自己肯定感を高めることになる。遠隔モニタリングによる支援により、社会的苦痛が緩和される効果も期待されている。

**引用文献**

1. 亀井智子：高齢者のための遠隔看護（テレナーシング）．老年精神医学雑誌 2020；31（1）：47.
2. 厚生労働省：第 4 期がん対策推進基本計画について．https://www.mhlw.go.jp/content/10901000/001091843.pdf（2023/12/5 アクセス）
3. 国立がん研究センター 中央病院アピアランスケアセンター：アピアランス（外見）ケアとは？．https://www.ncc.go.jp/jp/ncch/division/appearance/010/index.html（2023/12/5 アクセス）
4. 日本在宅ケア学会編：テレナーシングガイドライン．照林社，東京，2021：4.
5. 国立がん研究センター 平成 29 年「がん専門相談員の専門性は「情報支援」がん相談支援センター相談員研修．
6. 近藤まゆみ，久保五月編：がんサバイバーシップ　がんとともに生きる人びとへの看護ケア 第 2 版．医歯薬出版，東京，2019：14.

**特性別**　在宅療養者の遠隔モニタリング⑦

# 神経難病をもつ人への支援

中山優季

## 遠隔モニタリングのポイントとモニタリング方法、判断樹

### 1 療養管理としての遠隔モニタリング

神経難病とは、難病（原因不明で治療法が未確立な疾患）のうち、脳や神経系に異常を来すものをいう。その代表的なものの一つに、筋萎縮性側索硬化症（ALS）がある。ALS は、主に運動神経が選択的に侵される神経難病で、全身の筋萎縮と麻痺、嚥下障害や構音障害、そして呼吸障害を来す。一般に進行は早く、2～4 年の経過とされる。治療法がない難病であるが、近年では薬剤（経口や点滴）や体重減少を防ぐ栄養療法などできることが増えてきた。

これらの治療の効果は、進行を遅らせるまでであり、生命予後を延ばすには、呼吸障害に対する換気補助（人工呼吸）療法が必要となる。呼吸療法を選択することで、日常生活全般への介護や合併症へのケアなど、医療処置とともに生きるための支援を受けながらの生活が可能となる。呼吸療法を選択するか否かは、自己決定とされ、当事者そして支援者ともに、苦悩が大きい。一般に決断は先延ばしにされがちであり、ここにタイミングを逸しない支援の重要性と遠隔モニタリングの有用性が指摘できる。

残念ながら神経難病は進行性であり、いわゆるセルフケアによって症状コントロールが可能な慢性疾患とは明らかに異なる性質をもつため、数値でのモニタリングによって症状進行を突きつけることになりかねない。一方で、数値の安定をもって、維持していることを確認できる手段にもなりえるため、**遠隔モニタリングが適切な人、適切な時期であるのかの見極め**が重要である。

同意を得て、遠隔実施の段階となって以降、進行期においては、発症部位や進行速度により、経過が異なるため、まず、「進行の傾き」をとらえることが大切である。最初の情報収集の際に、発症からの経過を尋ね、その時点での進行度（Δ ALS-FRS-R）を抑えておくとよい（進行度には大きな変化はないとされている。進行が早い人は早い、ゆっくりな人はゆっくりとされている）。最初の面談時をベースラインとしてとらえた上で、そこからの変化を VAS で尋ねると日々の「何気ない」状態の変動を把握しやすくなる。

進行期の最大の目標である「**タイミングを逸しない**」ためには、特に**呼吸状態のモニタリング**が欠かせない。

### 2 主なモニタリング項目とそのポイント

主なモニタリング項目とポイントについて**表 1** に示す[1]。

表 1　ALS の進行期における主なモニタリング項目とポイント、留意点

| 項目 | ポイント、留意点 |
|---|---|
| 経皮酸素飽和度 | ALS は、Ⅱ型呼吸不全のため、$SpO_2$ 低下は来しにくいことに留意する |
| CPF（咳のピークフロー） | 分泌物を喀出できる指標、CPF<270、風邪をひいたとき CPF<160 は、常時排痰補助装置が必要となる目安となる |
| $EtCO_2$（呼気終末炭酸ガス分圧） | 低換気状態を反映する。$EtCO_2$ は、実測と乖離することが言われており、目安として用いる。明け方の頭痛など低換気症状を併せて観察する |
| 肺活量 | 肺活量は、換気補助導入基準にもなる。胸郭の可動性を保つ上でも重要 |
| 脈拍 | 脈拍数の増加の際、呼吸数や呼吸の深さと併せてみることで、呼吸障害の徴候を把握することにつながる |
| 体重 | 体重維持が、予後にも関係することが明らかとなっている |
| 睡眠時間・深さ | 睡眠障害が起こりやいすことが言われており、睡眠中の低換気の出現に留意する |

日本在宅ケア学会編：テレナーシングガイドライン．照林社，東京，2022：36．より引用

神経難病のようなⅡ型呼吸不全では、呼吸筋の筋力低下により換気が図りにくくなり、二酸化炭素の蓄積が主題となる。酸素飽和度の低下は、呼吸障害がかなり進行してからでないと生じないため注意が必要である。加えて、息苦しさ（呼吸困難）の自覚に乏しいことも挙げられる。

一般に低換気は、夜間睡眠中から生じると言われており、睡眠分断や明け方の頭痛などの低換気症状の有無や声量や動作がゆっくりになっているかなど、日常生活の様子から早期の呼吸障害徴候をとらえるとよいだろう。

特に神経難病では、肺にどのくらい空気が溜められるか、ということと、咳の力（咳のピークフロー）が重要である。進行性であることは否めないが、胸郭の可動性の維持（肺を柔らかく保つこと）と、痰などの気道分泌物を咳の力（排痰補助装置の利用を含む）で除去できれば、換気補助が必要になった際にも、肺への負担を最小限にした換気補助の実施が可能となる。

## 3 観察項目別のテレナーシングプロトコル（判断樹）

観察項目別の主なテレナーシングプロトコル（判断樹）の例を**図 1-**①～⑤に示す[2]。

呼吸に関するモニタリングとそのポイントはすでに述べたが、近年進行期にできることとして、「栄養療法」すなわち、体重減少を来さないことに注目が集まっている。体重の判断樹は**図 1-**④に示した。食欲や食事摂取量、そして体重の変動についてのモニタリングを実施することが必要となる。進行期には、代謝亢進により通常よりも多くのエネルギー摂取が必要となる。上下肢運動障害による食事摂取動作の困難や球麻痺症状による嚥下障害、食事時の疲労から、食事摂取量が減少する場合もある。このため、問診項目の「食事摂取」はきわめて重要であり、早めの胃ろう造設により、栄養確保と食の楽しみを分けて考えることも勧められる。

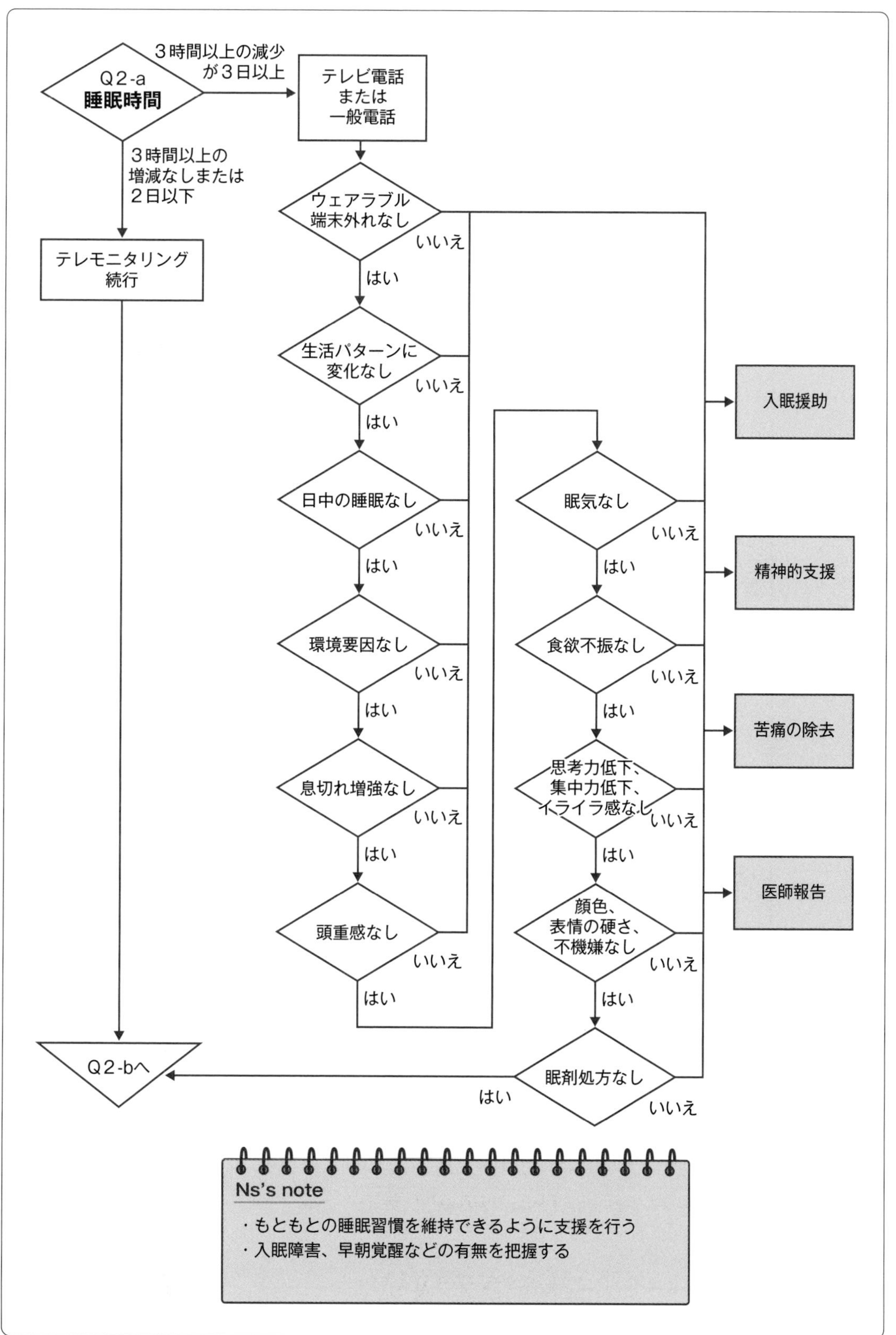


**図 1-① ALS 療養者のテレナーシングプロトコル（判断樹）：睡眠時間**

慢性疾患をもつ在宅療養者を対象としたテレナーシングプロトコル－聖路加国際大学テレナーシング SIG 編 2016 年．より引用

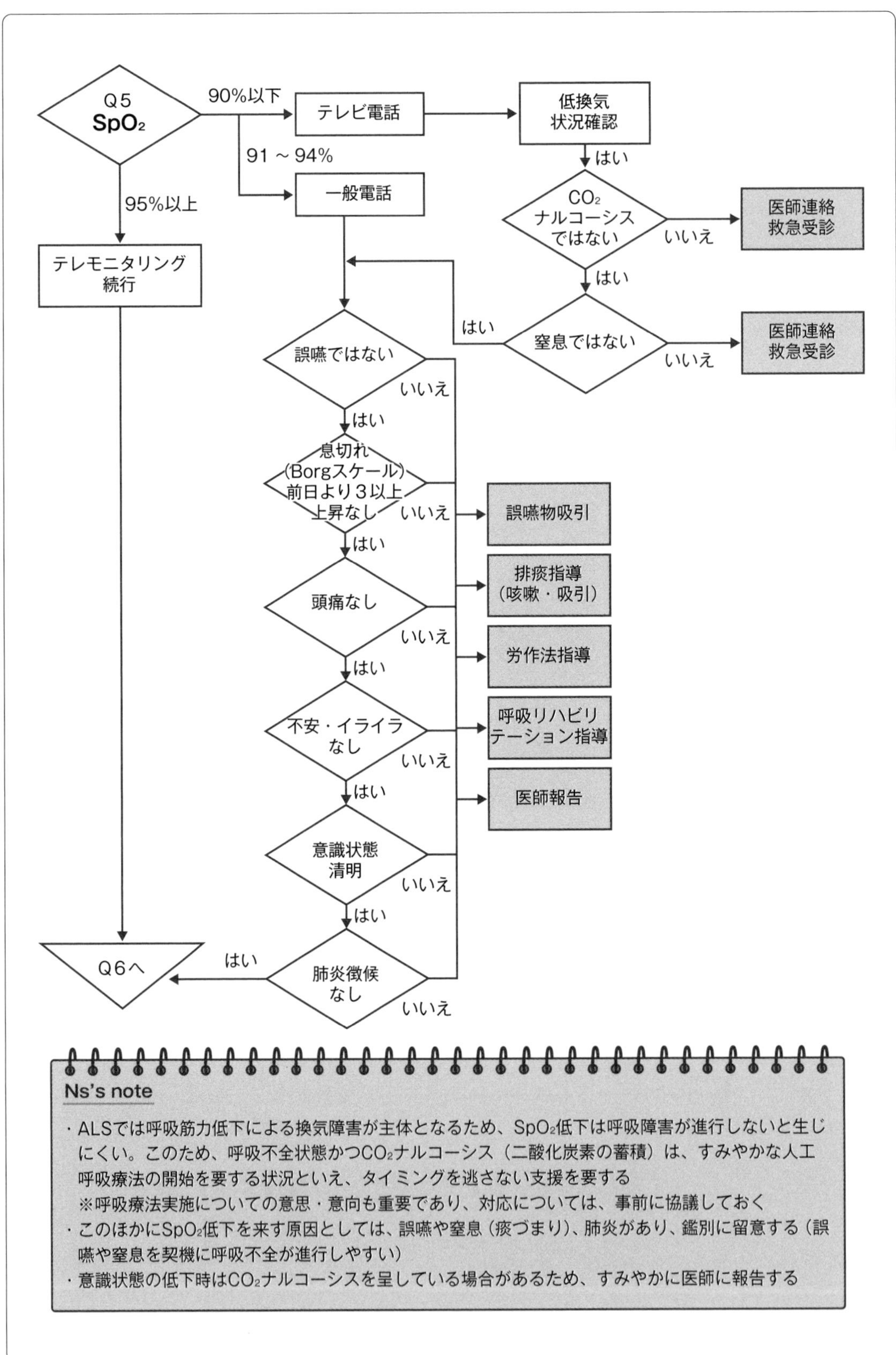


**図 1-②　ALS 療養者のテレナーシングプロトコル（判断樹）：経皮酸素飽和度（$SpO_2$）**

慢性疾患をもつ在宅療養者を対象としたテレナーシングプロトコルー聖路加国際大学テレナーシング SIG 編 2016 年．より引用

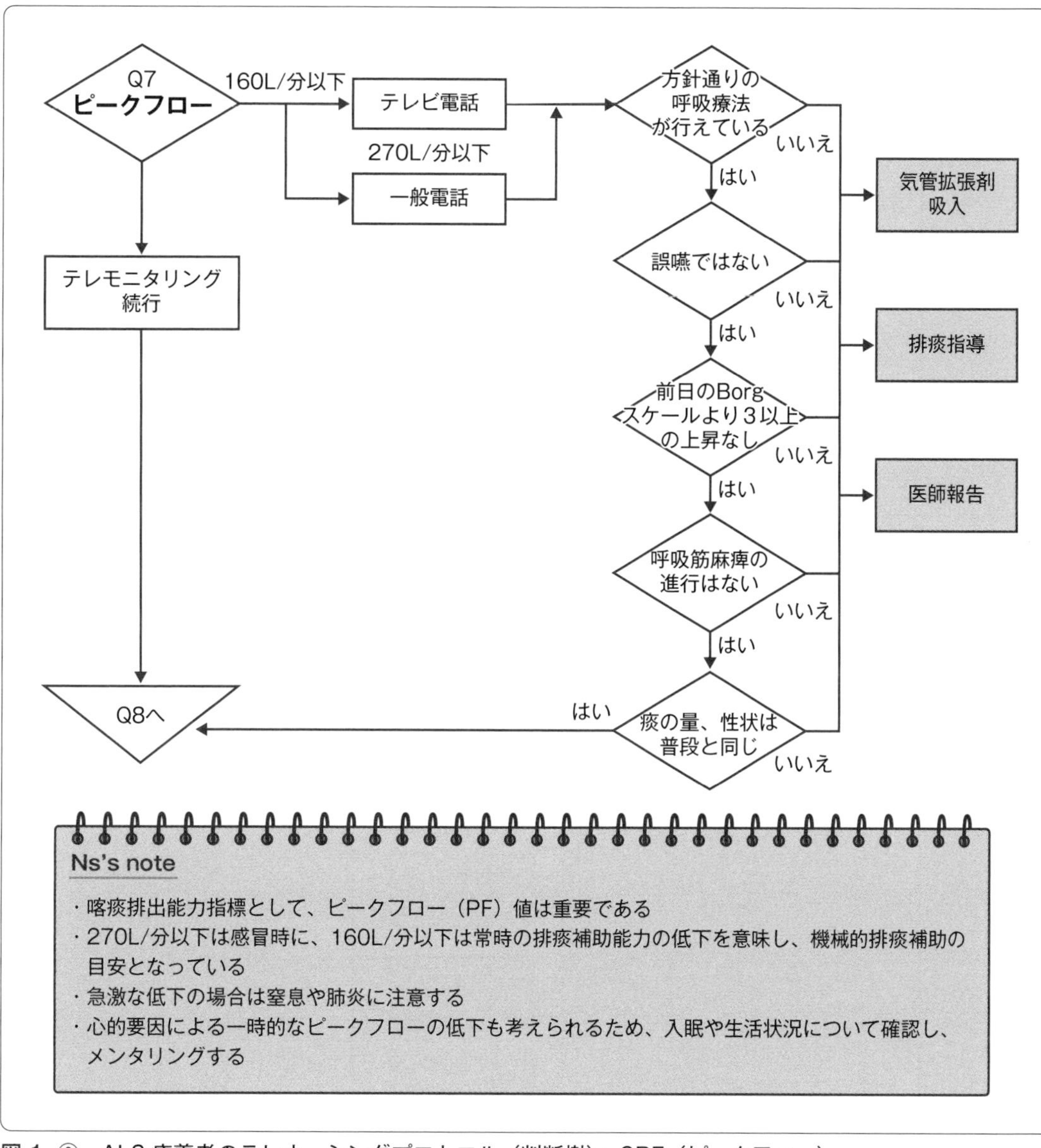


**図 1-③　ALS 療養者のテレナーシングプロトコル（判断樹）：CPF（ピークフロー）**

慢性疾患をもつ在宅療養者を対象としたテレナーシングプロトコル－聖路加国際大学テレナーシング SIG 編 2016 年．より引用

## 神経難病療養者へのテレナーシングの方法

ALS をもつ人とその家族は、「なぜ私（家族）がこんな病気にかかってしまったのか」といった疾患受け入れへの葛藤や「昨日できたことが今日できない」という症状進行体験を常に抱いている。また、球麻痺症状により構音障害が進行し、会話が聞きとりにくくなることも生じる。

このためテレナーシングで、日々変わりないことを確認しつつ、問診項目から、体調全般を把握することで、何気ない変化に気づくきっかけとなるように活用できるとよいといえる。

前述したように、進行期における最も重要な意思決定の一つに、換気補助の選択がある。日々のモニタリングから、徴候を見極めつつ、伴走する姿勢が求められる。

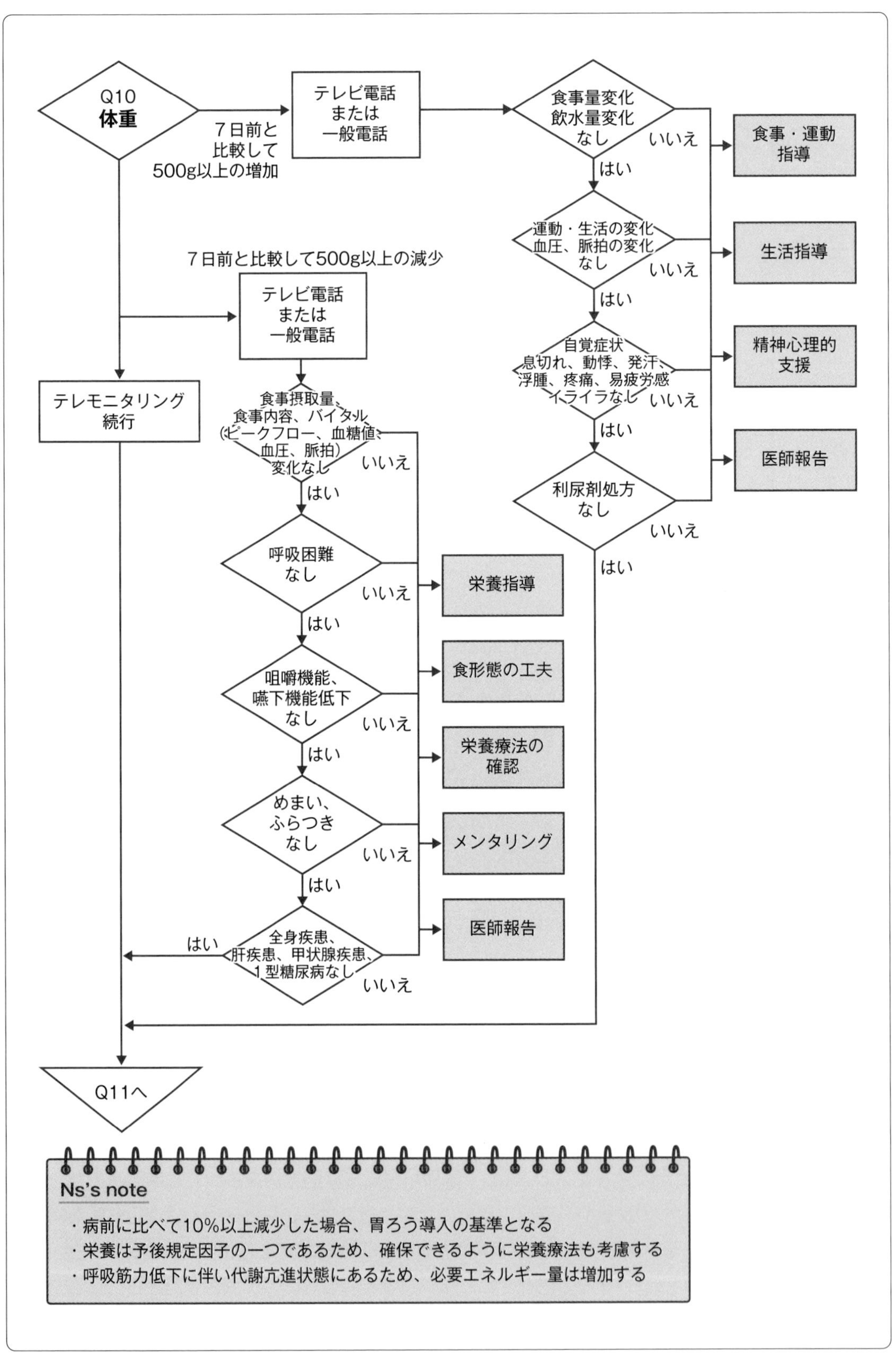


**図 1-④　ALS 療養者のテレナーシングプロトコル（判断樹）：体重**

慢性疾患をもつ在宅療養者を対象としたテレナーシングプロトコル－聖路加国際大学テレナーシング SIG 編 2016 年．より引用

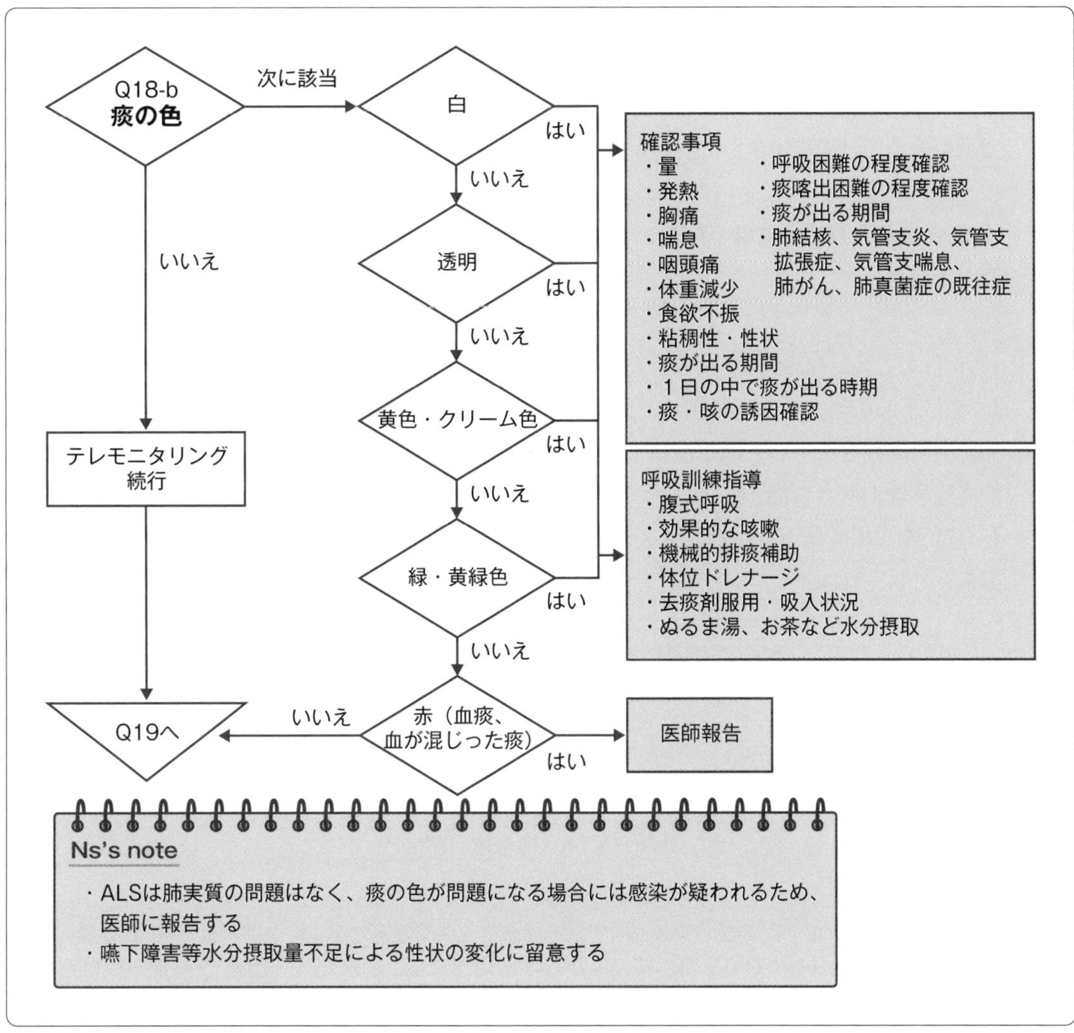


**図 1-⑤　ALS 療養者のテレナーシングプロトコル（判断樹）：痰の色**
慢性疾患をもつ在宅療養者を対象としたテレナーシングプロトコルー聖路加国際大学テレナーシング SIG 編 2016 年．より引用

この時期には、気持ちが揺れることが多く、人工呼吸器選択に関して、希望するにしてもしないにしても、「決めきれない」というなかで過ごしている。当事者は、故意でなく、相手によって言うことが異なることもしばしば起こる。進行期、支援チーム形成期において、いつテレナースが参加するかにもよるが、日々の状況を支援チームにフィードバックしていくことが求められる。

## ■テレナーシング・セッションの例

セッションの一例を以下に示す。睡眠状況など日常生活の様子を尋ねる会話のなかで、低換気症状の早期徴候をとらえたり、話す際の声量や呂律から、呼吸・球麻痺症状の状態を把握することができる。

また、この時期は、不安のただなかにあるともいえ、漠然とした不安なのか、生活上の困りごとなのかなど一つ一つ具体を導いていけるような会話が望ましい。一方的な提案だけにならならず、思いを受け止め、選択肢を提示するような会話であること、医療処置の選択については、対象者からの吐露の状況に応じて、タイミングを見極め、会話の深さを考慮していく。前述したように、支援チームへのフィードバックは重要であるが、そのことが対象の知らないところで行われることのないよう、説明と同意のもとに行うことに留意する。

**● CPF 値がトリガーになったため、看護師から連絡し、人工呼吸療法選択についての話題に及んだ場合**

【事例】A さん。60 歳代、女性。ALS 発症後約 2 年、夫と二人暮らし
【経過】下肢の筋力低下で発症し、1 年後上肢の筋力低下が出現。現在は、室内は伝い歩き、外出時には杖を使用しているが持ちにくい。2 か月に一度外来通院で、前回主治医から呼吸機能低下を指摘された。
【目標】呼吸機能低下に対して人工呼吸療法を行う可能性があることを伝え、自らの意思で選択してもらう

| 発信者 | やりとり | ポイント |
| --- | --- | --- |
| 看護師 | こんにちは、Gさん。今日は、咳の力（CPF）がいつもより少し低めで、主治医との間で決めた値になりましたので、ご連絡しました。普段とお変わりはありますか？ | 連絡の理由（トリガー）を伝える |
| Gさん | 朝起きたら、身体がこわばっているような感じがして、いつものように、思いっきり吹けなかったんです。 | |
| 看護師 | そうだったのですね。痰は出ますか？　また、問診回答では、「眠れている」でしたが、普段は寝てから何回くらい起きてしまうことがありますか？ | CPF 低下による痰の喀出困難の有無、夜間の低換気症状の観察 |
| Gさん | 寝られているとは思うけど、トイレに 2〜3 回起きちゃうかしら。身体の自由がきかないから、トイレにいくのも一苦労なんです。一人で起きるのがやっとなんだけど、寝ている主人を起こしたくなくって。 | |
| 看護師 | それは、一苦労ですね。朝起きるときは、頭痛はしますか？起き上がる際には、何かにつかまったりできますか？ | 夜間の低換気症状の観察と一人で無理な動作をとっていないかの確認 |
| Gさん | 頭痛はしません。起き上がりは、反動をつけて、よいしょって感じです。つかまるところもないし、腕が効かないから。 | |
| 看護師 | そうでしたか。そろそろリクライニング式のベッドにされるのもよいでしょう。リクライニング式にすることで起き上がりが楽になると思います。介護保険で利用できるので、ケアマネジャーさんと相談してみてください。 | 便利な方法の提案<br>制度利用の紹介 |
| Gさん | わかりました。昨日できたことが明日にはできなくなる一方で、なんだかとても不安です。 | 不安、心配の吐露<br>「吐露」か「具体策を求めているのか」どうか見極める |

| 発信者 | やりとり | ポイント |
|---|---|---|
| 看護師 | そうですよね。お気持ちお察しいたします。<br>でも、少しでも楽に動作ができるようになることで、気持ちに余裕ができて、日中過ごしやすくなるかもしれません。 | 想いを受け止める |
| Gさん | そうか。できないことばかりに目が向いちゃっていましたが、まだまだできることがたくさんあるってとらえることもできるんですね。 | |
| 看護師 | ええ。ですから今は、生活のうえで工夫できることは工夫して、なるべく今の状態を続けられるようにできるとよいですね。片手での起き上がりをしやすくすることや、毎回トイレに行かなくても、夜間だけでもポータブルトイレを利用してみるのも一つですね。 | 生活の工夫の提案（なるべく具体策として提案するが、けっして強要しない。あくまでも選択は本人であることを意識する） |
| Gさん | なるほど。それもケアマネジャーさんに相談すればよいですか？　前に入院したときに、一度試しました。病院のスタッフみんなが、親切に教えてくれました。ありがたいことです。本当にありがたいのですが、こういうのが必要なくなればよいのにと思う自分もいて……。<br>次の外来のときに、人工呼吸器をどうするか今の気持ちを伝えることになっていて、もうどうしたらよいかわからないんです。 | 自ら人工呼吸器の選択についての話題とした場合、以下の流れとなる（経過・時期によるが、ACP 的話題のタイミングを見極めることが重要） |
| 看護師 | そうなんですね。それは考えちゃいますよね。気持ちは揺れて当然ですから、今のお気持ちをお伝えになることが大切だと思います。揺れるお気持ちに沿って医療チームは支援してくれるはずですよ。<br>ご主人とはそのお話はなさっているのですか？ | 現状が珍しいことではなく、「迷って当然」であることを共有<br><br>家族の意向やとらえ方について確認 |
| Gさん | 改まっての話はしていません。主人は、時がくれば呼吸器を着けると思ってはいるみたいです。<br>私と似たような人はどうしているのでしょうか？　人工呼吸器を着けて生きるということがどういうことか見てみたいです。 | 「他の人はどうしているのか？」について、関心をもつことが多い一方、「行く末の姿」として、見たくない、知りたくないという方（時）もいる（ある）ことに留意 |

（次頁に続く）

| 発信者 | やりとり | ポイント |
|---|---|---|
| 看護師 | そうですか。なかなかお二人だけでは、改まったお話はできないですよね。外来のときとか、第三者がいる場で話をする方もいらっしゃいますよ。たしかに、ほかの方がどうしているか知りたくなりますね。人工呼吸器を選択するにせよ、しないにせよ、みなさん、まず「人工呼吸器を装着したらどうなるか？」という視点で考えられるのが印象的です。一度、先輩療養者さんとお話できるとよいですね。受診のときや、地域の保健師さんに相談してみてはいかがでしょうか？　よろしければ、こちらからも保健師さんにお伝えすることはできますよ。患者会さんなど、ご紹介いただけるとよいですね。 | 家族だけの話し合いは難しいこと、第三者をまじえると効果的である場合があることを伝える<br><br>前述の状況を考慮しながら、「見てみたい」という言語化された要望が出されたことから、具体策へつなげる<br>チーム内での齟齬が生じないように、直接伝えられるとよいが、伝達することについて本人の同意を得て行うことが望ましい |
| Gさん | ぜひ、お願いします。 | |
| 看護師 | わかりました。それでは、またご連絡しますね。<br>引き続き、モニタリングのほうもお願いします。今日はCPFがいつもより低値でしたが、他の症状はみられていませんし、お声もいつも通りでした。明日の値も確認しますね。 | |
| Gさん | はい。がんばります。こうやってつながっていると思うと安心します。 | |


**引用文献**

1. 日本在宅ケア学会編：テレナーシングガイドライン．照林社，東京，2022：36.
2. 慢性疾患をもつ在宅療養者を対象としたテレナーシングプロトコル－聖路加国際大学テレナーシングSIG編2016年.

特性別　在宅療養者の遠隔モニタリング⑧

# 妊産褥婦への支援

五十嵐ゆかり

わが国の出生数は年々減少傾向にあるとともに、産婦人科施設は2006年の5946施設から2020年の5074施設へと14年間で15%減少している[1]。産科施設の閉鎖が徐々に進むなか、これまでも産科施設がない地域においては胎児モニタリングをはじめとした遠隔医療が行われ始めていた。さらに、新型コロナウイルス感染症のパンデミックにより、対面診療が困難だったことも一因となり、これまで以上に産科領域における遠隔医療が注目されるようになった。政府による母子保健医療対策総合支援事業においても、妊産褥婦の相談等のオンライン化やデジタル化等の導入についての検討が進み、予算も拡大している状況にある[2]。このような潮流から、母子保健の領域においてもオンラインによる看護を導入することは増えていく可能性がある。また、生殖年齢にある女性は比較的ICTに慣れ親しんでいる世代であり、機器操作に限っていえば、導入の際の操作の困難さは少ないと言えるだろう。

## 妊産褥婦の特性と遠隔相談のためのモニタリングのポイント

妊娠期は週数に伴ってさまざまな生理的な変化が起こる。その変化をアセスメントし、正常からの逸脱がないかどうかの確認を行う。妊娠期の主な異常は、妊娠悪阻、切迫流早産、妊娠高血圧症候群、妊娠糖尿病、前期破水、子宮内胎児発育不全などであり、母体の体調だけではなく胎動などによる胎児の状況の確認も重要である。

また、妊産婦は出産に向かって解剖学的・生理学的に変化していくとともに心理的な変化もあり、喜びと心配のためアンビバレントな状況になる。妊娠の受け入れ状況によっても心理的変化は異なるため、パートナーを含めた家族関係などの支援状況の確認も重要である。妊婦の状態をアセスメントするための遠隔モニタリングのポイントを以下に示す。基本的には、対面でのアセスメントと同じではあるが、自宅の様子や家族などを画面越しに見ることが可能であれば観察事項とし、口頭での確認は確認事項とした。

### 妊婦[3]

**1．妊婦の身体所見**

- 観察：顔色、表情
- 確認：体重・血圧（自己測定していれば）、頭痛、不快症状の有無、浮腫（脛骨上を指で押す自己確認）

2. **妊婦および胎児の健康状態に関する情報**
   - 確認：腹部緊満と痛みの有無、性器出血の有無、破水感の有無、胎動の自覚の有無
3. **日常生活に関する情報**
   - 確認：食生活、栄養へのニーズの変化、排尿・排便、睡眠、腰背部痛、清潔行動
4. **心理的適応・対処に関する情報**
   - 観察・確認：言動の変化、分娩への不安、分娩の準備（入院の物品の用意、陣痛発来時や破水時の来院方法の確認、長子がいる場合の連絡など）、気になる言動
5. **支援に関する情報**
   - 観察・確認：家族の支援

---

産褥期も変化の激しい時期である。役割や家族関係の変化、生活スタイルやパターンの変化、ホルモン動態の急激な変化などによってストレス状態に陥りやすい。産褥期のアセスメントは、母親の身心健康状態のアセスメントとともに育児の状況、サポートの状況、そして新生児の健康状態のアセスメントが重要である。褥婦のモニタリングのポイントは以下である。画面越しに見せてもらうことが可能であれば観察事項とし（乳房や新生児などは場合による）、口頭での確認は確認事項とした。

**褥婦**[3]

---

1. **褥婦の健康状態に関する情報**
   - 観察：顔色、表情
   - 確認：不快症状の有無、頭痛、体重・血圧・体温（自己測定していれば）、浮腫（脛骨上を指で押す自己確認）、悪露の性状と量、肛門部の症状、会陰切開あるいは帝王切開の創部の治癒状況
2. **母乳育児に関する情報**
   - 観察：乳房の発赤や緊満、乳頭の損傷（発赤、亀裂、水疱など）、授乳姿勢
   - 確認：乳房の発赤、緊満、痛み、乳頭の損傷、乳汁分泌の状況、授乳回数
3. **新生児の健康状態に関する情報**
   - 観察：成長状況、筋緊張や運動、清潔状況
   - 確認：授乳回数、哺乳力、排泄状況、睡眠状況、体重増加、皮膚の状況（湿疹など）
4. **日常生活に関する情報**
   - 確認：食生活、栄養へのニーズの変化、排泄、睡眠、清潔行動、育児技術
5. **心理的適応・対処に関する情報**
   - 観察・確認：母乳育児への言動、育児や児に対する言動、出産について
     - 情緒障害の有無（疲労感、涙もろさ、不安感、当惑、不眠、頭痛、食欲不振、怒りっぽさ、忘れっぽさ）、気になる言動
6. **支援に関する情報**
   - 観察・確認：パートナーや家族の支援、相談相手の有無、社会資源の活用

---

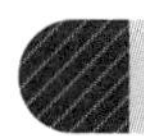

## 妊産褥婦へのテレナーシングの方法

合併妊娠、特定妊婦など医療的にハイリスク状態の妊産褥婦は、対面での診察が望ましいため、ここではローリスクの妊産褥婦の定期健診におけるテレナーシングによる相談について紹介する。

### 1 妊娠後期（妊娠 28 週～分娩まで）

妊娠後期は分娩が近くなるため、分娩開始徴候やその準備が必要である。

手元に母子手帳を用意してもらい、必要時確認する。

また、妊娠中の基本的なアセスメントにおいては**図 1** に示したフローチャートを参考にする。

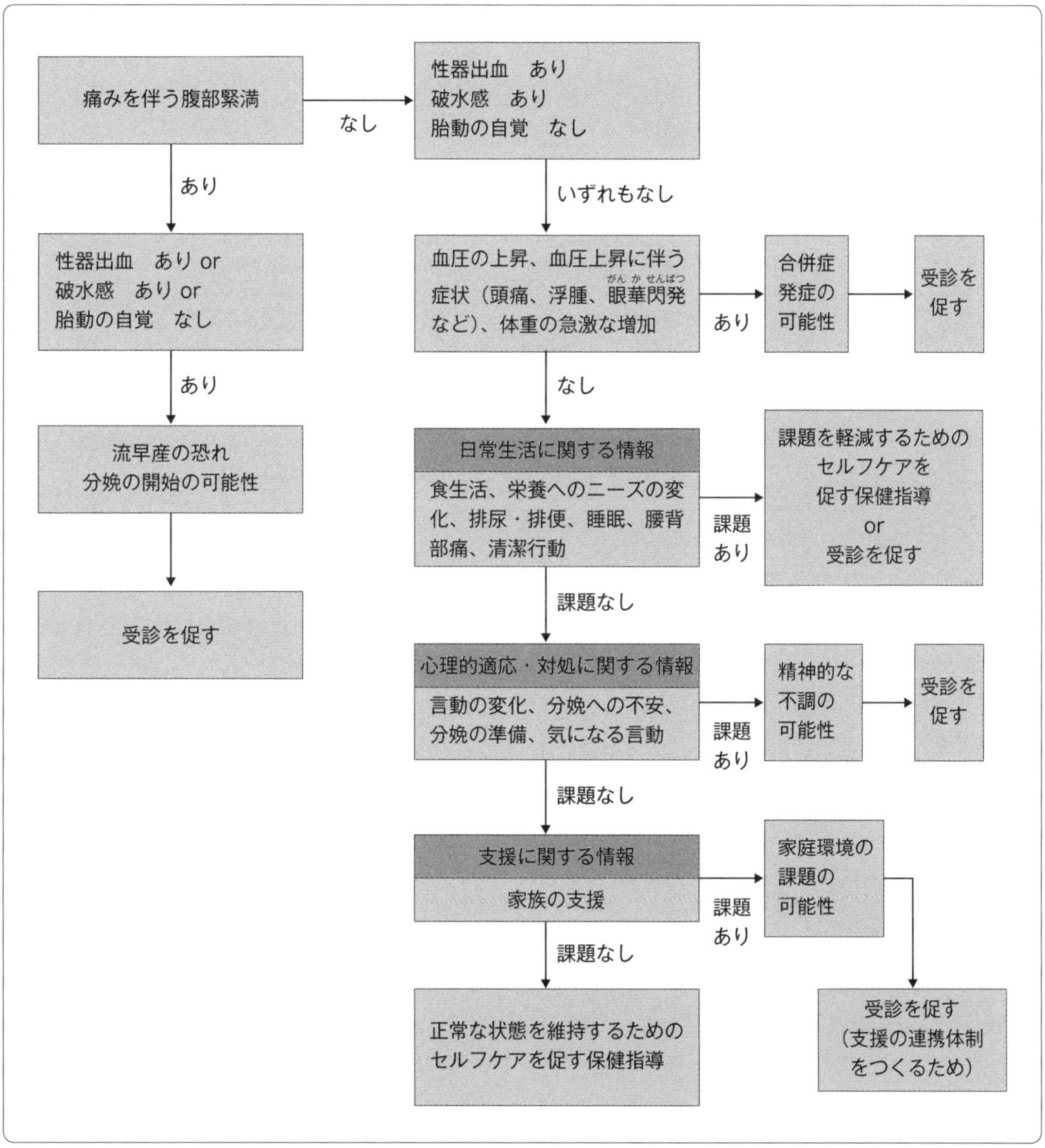

- 痛みを伴う腹部緊満
  - あり → 性器出血　あり or／破水感　あり or／胎動の自覚　なし
    - あり → 流早産の恐れ／分娩の開始の可能性 → 受診を促す
  - なし → 性器出血　あり／破水感　あり／胎動の自覚　なし
    - いずれもなし → 血圧の上昇、血圧上昇に伴う症状（頭痛、浮腫、眼華閃発など）、体重の急激な増加
      - あり → 合併症発症の可能性 → 受診を促す
      - なし → 日常生活に関する情報：食生活、栄養へのニーズの変化、排尿・排便、睡眠、腰背部痛、清潔行動
        - 課題あり → 課題を軽減するためのセルフケアを促す保健指導 or 受診を促す
        - 課題なし → 心理的適応・対処に関する情報：言動の変化、分娩への不安、分娩の準備、気になる言動
          - 課題あり → 精神的な不調の可能性 → 受診を促す
          - 課題なし → 支援に関する情報：家族の支援
            - 課題あり → 家庭環境の課題の可能性 → 受診を促す（支援の連携体制をつくるため）
            - 課題なし → 正常な状態を維持するためのセルフケアを促す保健指導

**図 1**　妊婦へのテレナーシングプロトコル（判断樹）

## ■テレナーシング・セッションの例

| 発信者 | やりとり | ポイント |
|---|---|---|
| 助産師 | Hさん、体調はいかがですか？　お腹の張りは 1 日に何回ぐらいありますか？　痛みや出血はありますか？ | 切迫早産の徴候の確認 |
| Hさん<br>（妊娠 32 週） | お腹が張る回数は少し増えました。痛いというより少し硬くなる感じがありますが、すぐに治まります。座ったり、横になったりすると落ち着きます。 | |
| 助産師 | 痛みがない張りなら、妊娠後期にはあることです。1 日に何回かは張ることがありますが、1 時間に数回でなければ大丈夫です。お腹が張るときは無理せずに少し休みましょう。<br>赤ちゃんは動いてますか？ | 保健指導<br><br>胎動の確認 |
| Hさん | 赤ちゃんは動いています。 | |
| 助産師 | いいですね。<br>頭痛やむくみが強くなったり、体重が急に増えたり、ということはありませんか？ | 合併症の発症の危険性の確認 |
| Hさん | 特にないです。 | |
| 助産師 | 前回の健診のときに貧血と言われたと思いますが、母子手帳に Hb10g/dL と書いてあると思います。 | 健康課題の確認 |
| Hさん | はい、貧血気味って言われました。でも、どうやって気をつけたらいいのか……。最近は料理をするのも疲れるし、レバーは嫌いだし。 | |
| 助産師 | レバーではなくても、鉄分が含まれる食材、あさりや小松菜のおひたし、さんまやかつおが良いですね。あとは豆乳もよいと思います。<br>そのほか、いま心配なことや不安なことはありますか？ | 保健指導<br><br>心理的適応・対処の確認 |
| Hさん | 予定日が近づいてきたので、陣痛がわかるかな、とか。もしも破水したらどうしようって考えたり。そのとき一人だったら、って思うとすごく不安です。 | |
| 助産師 | 陣痛はいつもの張りと違って、痛みがあるのでわかります。痛みのある張りの感覚が一定だったら、時計で間隔を見てくださいね。破水はわかりにくいこともあるので、迷ったらご連絡ください。<br>お産の準備はできていますか？　入院用品の準備や一人のときの連絡先の確認、パートナーやご家族との連絡方法など。 | 保健指導 |
| Hさん | たぶん……。 | |
| 助産師 | それでは、一緒に確認しましょう。 | |

## ② 産後2週間

産後うつのスクリーニングの予防から、産後2週間健診を行う医療機関が増えてきている。そのため、産後2週間目（退院1週間後）は、授乳や新生児の発育に関する不安がピークになる時期といわれている[4]。この時期には、エジンバラ産後うつ病質問票（Edinburgh Postnatal Depression Scale：EPDS）、赤ちゃんへの気持ち質問票などでスクリーニングを行う。

**図2**は、『乳腺炎ケアガイドライン2020』[5]からの引用である。来所した場合のフローチャートであるが、テレナーシングにも応用できる。母乳育児において課題がある場合は、どのような課題があるかをアセスメントするときに役立つ。

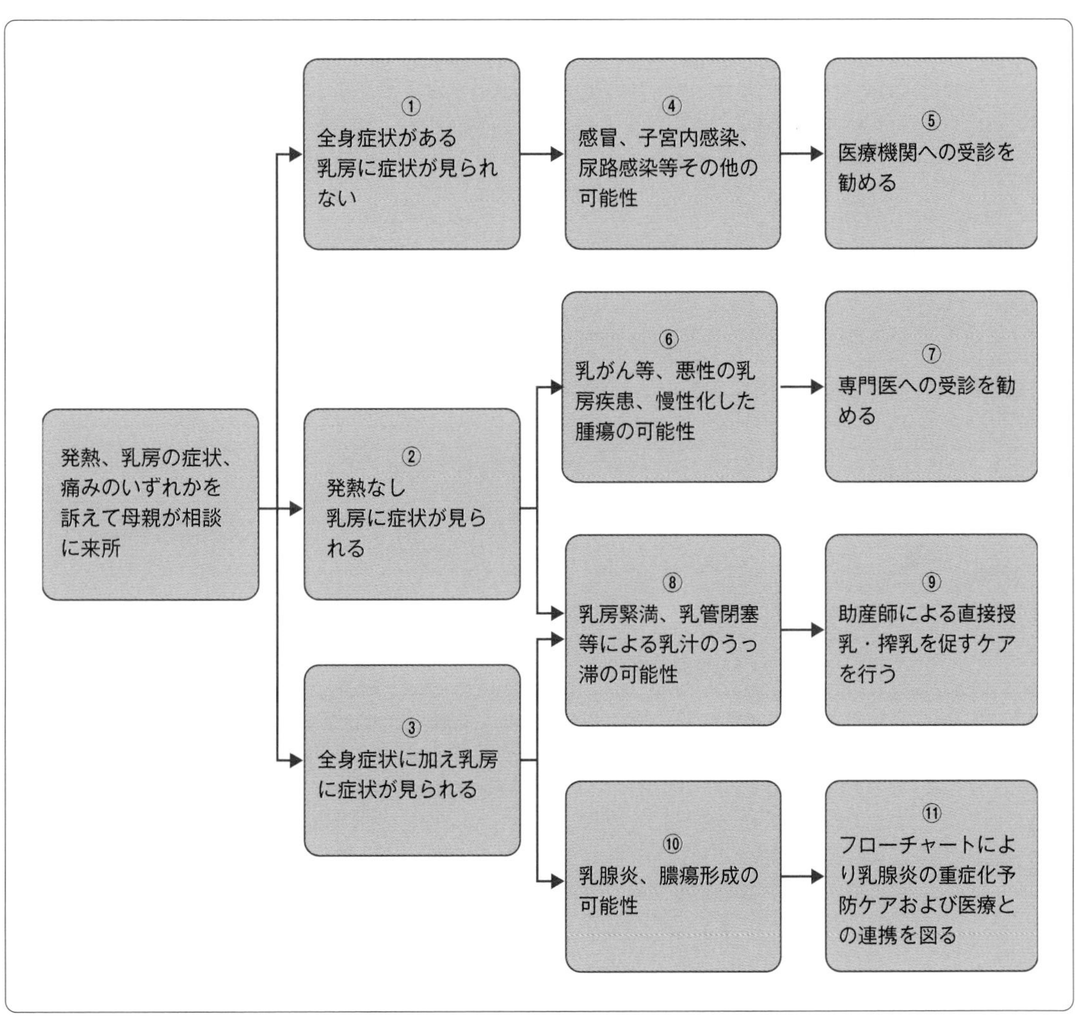


**図2　発熱、乳房の腫れ、しこり、痛みを伴う母乳育児上の問題の鑑別フロー**

※オンラインの場合は、直接ケアができないため、⑨も「医療機関への受診を勧める」となる

日本助産師会，日本助産学会編：乳腺炎ケアガイドライン2020．日本助産師会出版，東京，2020：40．
https://www.midwife.or.jp/user/media/midwife/page/guilde-line/tab01/nyusenen_guideline_2020_2.pdf より引用

## ■テレナーシング・セッションの例

| 発信者 | やりとり | ポイント |
|---|---|---|
| 助産師 | こんにちは。いまはご自宅ですか？ | 現在の居住場所の確認 |
| Iさん | はい、実家から自宅に戻りました。 | |
| 助産師 | 赤ちゃんはどこにいますか？　誰か育児のサポートをしてくれる人はいますか？ | 新生児の場所の確認 |
| Iさん | 赤ちゃんは隣の部屋にいて夫が見てます。私の母がお昼ごろからいつも手伝いに来てくれます。 | |
| 助産師 | 退院されてから、Iさんの体調はいかがですか？　悪露の色と量、おしもの傷の痛み、おっぱいの状態はいかがですか？ | 褥婦の健康状態に関する確認 |
| Iさん | 悪露は色が薄くなって減ってますし、下の傷は良くなってる気がします。動いても痛みが減ったような気がします。<br>でも、おっぱいが痛いです。授乳の後も痛い気がしますが、これが普通ですか？　病院ではうまく授乳できなくて。家に帰ってから何となく吸ってくれるようにはなったんですけど。授乳のとき、くわえられるととっても痛いです。 | |
| 助産師 | Iさん、熱や風邪のような症状はありませんか？　胸が熱い感じはありますか？ | 乳房以外の原因と鑑別 |
| Iさん | 熱はありませんし、風邪もひいてないです。胸は暖かいです。 | |
| 助産師 | 胸が赤くなっていますか？　胸と乳首とどっちが痛いのですか？ | 乳房の状態確認 |
| Iさん | 胸は赤くなっていないですけど、痛いのは乳首かなぁ。 | |
| 助産師 | お胸を見せていただくことはできますか？ | 乳房の状態確認 |
| Iさん | はい、大丈夫です。 | |
| 助産師 | 胸は赤くなっていないですが、張っているように見えます。乳首が切れてますね。痛いですか？ | 母乳育児についての確認 |
| Iさん | 吸われると、「イタッ」て感じです。でも、お腹がすくとすごく泣くから焦るし、私もうまくできないし。前より吸ってくれている感じはするんですけど、でも泣かれると焦ってしまって。すごく必死で、いつも汗だくです。<br>おっぱいが終わってもなんか胸が痛いし、1時間くらいするとすぐ泣くから、ぜんぜん足りてないのかなって思って。ミルクをあげるとすごくよく飲むんです。すごい勢いで。その後はよく寝てくれるから、ミルクを足したりしています。みんなこんな感じなんですかね。私のおっぱいは出てないのかなって。<br>……あ、泣いてますね。起きちゃったみたい。 | 心理的適応・対処に関する確認（表情や言動に注意する） |
| 助産師 | 明日は母乳外来に来られますか？　お胸の状態を見せていただければと思います。 | 対面での指導の必要性から受診を促す |
| Iさん | 行けると思います。 | |

**引用文献**

1. 中井章人：産婦人科医療供給体制の推移と在院時間－日本産婦人科医会施設情報調査 2020 より－. https://www.jaog.or.jp/wp/wp-content/uploads/2021/01/e67954686b8bdaaf4e7dbf861912b090-1.pdf（2023/12/5 アクセス）
2. 厚生労働省：令和 5 年度 母子保健対策関係概算要求の概要. https://www.mhlw.go.jp/content/11908000/000991932.pdf（2023/6/19 アクセス）
3. 有森直子編：母性看護学Ⅱ．医歯薬出版，東京，2023.
4. 石井邦子：産後ケア事業が担う周産期メンタルヘルスにおける機能と課題．精神科治療学 2020；35（10）：1075-1079.
5. 日本助産師会，日本助産学会編：乳腺炎ケアガイドライン 2020．日本助産師会出版，東京，2020. https://www.midwife.or.jp/user/media/midwife/page/guilde-line/tab01/nyusenen_guideline_2020_2.pdf（2023/7/15 アクセス）

**特性別** 在宅療養者の遠隔モニタリング⑨

# 親子への支援

西垣佳織

## 子どもの健康に関する遠隔相談のためのモニタリングのポイント

### 1 子どもの身体的特徴に応じたモニタリング

子どもは、身体生理学的特徴に起因して体調が急変しやすいことに留意する。また、小児自身が言葉で自身の健康状態を説明することに発達段階上制約があるという特徴を考慮して、客観的データを適切に把握して異常の早期発見に努めることが重要である。

### 2 自宅の環境および家族の状況がわかることの意味

子どもは成長発達の途上にあり、子ども自身が担えるセルフケアは限定的である。そのため、子どもが担えるセルフケアだけでは不足する部分を家族がどのように補完（代償）できるかをアセスメント[1]し、看護システムの働かせ方を決定する。

また、子どもに健康問題が生じて家族に負担がかかると、通常よりも事故が起こりやすくなる。さらに、子ども自身も健康問題によって通常とは異なる動作や発言をすることが予測され、それらも事故の発生につながる。

そのため、子どもと家族のセルフケアの状況を注意深く確認し、家族が子どもの療養生活を支援しつつ子どもの安全を守ることができる環境や状況かを確認する必要がある。

### 3 子どもと家族への支援

家族システム理論に立脚して考えると、子どもに健康問題が生じると、他の家族員・家族全体に影響が生じる。それゆえ家族は子どもをケアするチームの一員であり、かつケアの対象者でもあると考え、子どもと家族の発達をアセスメントし、変化に応じて支援することが必要である。

また、マルトリートメントについては、必ずスクリーニングを行う。マルトリートメントが疑われるときは、原則テレナーシングから対面での支援に切り替え、子どもの安全を守り、多職種が連携して養育者も含めて支援をする体制を即座に整える。

## 親子へのテレナーシングの方法：事例から

子どもの健康相談としての遠隔モニタリングの実際、およびモニタリング項目と評価基準などについて、気管支炎で自宅療養をしている 4 歳男児と母親への遠隔モニタリングでのテレナースと親子の会話を通して解説する。

**●気管支炎で自宅療養となった4歳男児と母親への遠隔モニタリング**

【事例紹介】父親（40歳）、母親（39歳）、けいた君（1歳6か月）の3人家族
【事例の概要】けいた君に、数日前から透明で水様の鼻汁、湿性咳嗽が出現した。昨日から38℃台の発熱・喘鳴があり、クリニックを受診し、気管支炎と診断された。迅速検査キットではRSウイルス、ヒトメタニューモウイルス、インフルエンザウイルスは陰性。吸入（メプチン®、インタール®）を行って、喘鳴は改善した。内服薬が処方され（ムコダイン®ドライシロップ50%とアスベリン ドライシロップ2%が分3、カロナール®細粒を発熱時内服）、自宅療養が開始された。
　成長発達について、これまでの乳幼児健康診査で問題を指摘されたことはない。
　昨日の受診後の様子確認のために、午前10時から約30分間の予定で、けいた君と母親に対してテレナーシング・セッションを行う。

## 1 遠隔モニタリング開始前の確認事項

　小児の遠隔モニタリングでは、子どもが発達段階に応じた主体性を発揮して参加できる環境づくりが重要である。例えば、看護師のユニフォームは、白衣ではない自然な服装等を選択し、表情が見えるようにマスクを装着しないことなどで、子どもの緊張を和らげる効果が期待できる。
　また、好きなキャラクターを用いた絵本、子どもにもわかりやすい説明用紙などを用意しておくと、子どもがモニタリングに集中できる契機となる。このような、子どもに対する配慮により、家族との信頼関係も築きやすくなる。

## 2 導入部分

　導入部分では、療養環境および保護者と子どもの状況を初期把握する。療養環境としては、療養が適切に行えるか、子どもの安全が守られるか等を確認する。清潔で整えられているか、適切な温度や湿度かについて、保護者とのやりとりや観察を通じて確認する。過度に乱雑に物が配置されている様子や、前回のモニタリングからの変化がある場合、服装が不潔な場合は、保護者の疲労や体調不良も考えられる。また、子どもの安全の側面からは、床に乱雑に物が置かれていることは、子どもの転倒・転落につながる可能性がある。そして、子どもの口中に入る大きさの物や危険物が子どもの手に届く場所にあると、誤飲や誤嚥のリスクが生じる。
　保護者の顔色や応答の様子からは、直接的に疲労や体調不良の状況を把握できる。子どもの様子からは、子どもの健康レベルを推測可能である。保護者に抱かれてぐったりしているときは、活気がないことがわかる。また、不機嫌に泣いたりぐずったりするときは、体調が悪いことがわかる。これらの初期把握によって見出される状況に応じて、その後に優先して対応する項目を決定する。実際のやりとりとそのポイントを以下に示す。

## ■テレナーシング・セッションの例（導入部分での初期把握の会話のやりとり）

＊下線部は子どもへの声かけ（以下、同）

| 発信者 | やりとり | ポイント |
|---|---|---|
| 看護師 | 看護師の田中です。おはようございます。 | |
| 母親 | はい、おはようございます。 | |
| 看護師 | けいた君、こんにちは。 | 子ども自身にも話しかけることで、発達段階に応じて子どもが遠隔モニタリングに参加できる環境を整える |
| けいた | ……。（座る母親の膝に乗り、母親に向かって抱きつき、画面のほうを横目で見ている。泣いていないが表情は硬い） | |
| 母親 | “こんにちは”～だよね。<br>すみません、初めてこんなふうに看護師さんとお話するので、びっくりしているみたいです。 | 子どもの気持ちなどを家族が代弁しているかを、把握することが大切。家族は、子どもの気持ちを推測して代弁することでセルフケアを補完できていることが把握できる |
| 看護師 | そうなのですね。<br>けいた君、お話しするの、びっくりするよね。これから時計の針が“6”に来るくらいまでお話しするね。けいた君が元気か？を教えてね。<br>（必要時、時計を画面共有して視覚的に説明する） | 子どもの発達段階に応じてわかりやすい方法で、所要時間を伝えることで、子どもが見通しをもって参加できる<br>また、子どもが話してもいいというメッセージを伝えることで、保護者も自然な状況の中で話をしやすくなるという効果もある |
| けいた | ……。（座る母親の膝に乗り、母親に抱きつき、画面のほうを見ている。表情から少し硬さが取れ、画面を見る時間が長くなってきている） | 無理に発言を促さず、子どもの些細な変化にも留意して気持ちを把握することが、子どもと効果的に関係を築くことにつながる<br>咳嗽がないこと、ぐったりしていないこと、ぐずっていないこと、画面に関心をもっている様子から、活気はないが不機嫌ではなく、体調が著しく悪化していない可能性が高いと予測できる |

## 3 身体状況の確認

各症状における確認の一例を示した判断樹は、身体状況をたずねるときの目安となる。しかし、小児の症状は関連して生じることが多く、保護者や子どもの様子で、順番や優先順位は臨機応変に決定する必要があることに注意が必要である。

重要なのは、機嫌や活気、ぐったりしていないかなどの全身状態の確認である。普段との様子の違いとして身体の動きや顔の表情を観察するとともに、状態変化のポイントを明確に家族に伝える必要がある。

子どもの緊張や啼泣は、適切な情報収集を困難にする。そのため、直接的な情報収集以外に、「保護者が子どもにお茶を飲ませるときの様子から、飲水時に咳嗽が出現しないか観察する」「保護者に抱かれている子どもの様子から、活気の有無や程度、鼻汁の状況、努力呼吸の状態などを観察する」といった工夫が重要である。会話のやりとりを以下に示す。

### ■テレナーシング・セッションの例（子どもの発熱の状況の把握における会話のやりとり）

| 発信者 | やりとり | ポイント |
|---|---|---|
| 看護師 | 昨日の受診後のけいた君の体調について、教えてください。 | |
| 母親 | わかりました。 | |
| 看護師 | 昨日の受診後はいかがでしたか。 | 受診後の症状の経過を把握することが重要である。呼吸状態や発熱の詳細な経過、解熱鎮痛薬の投与量と回数などを尋ねていく。最初に広く問いかけると、保護者の気になっている事象に沿って情報収集ができ、家族のセルフケア能力や心配事が把握できる利点がある。しかし、保護者が広い問いかけに応じて子どもの病状を説明することが難しい場合は、項目を絞って聴取するようにする |
| 母親 | ええと……。（しばらく黙り、どこから話そうかと迷っている様子） | |
| 看護師 | それでは熱について教えてください。昨日病院から帰った後、何時に熱を測りましたか。 | 家族がどこから話すか迷っている様子がある場合、各症状を順に情報収集するなど、看護師が情報を系統だてて収集できるようにする |
| 母親 | 病院から 12 時頃に帰って、すぐに薬を飲ませて、熱を測りました。38.6℃でした。夜寝る前の 8 時頃には 37.0℃まで下がっていました。朝はさっき測って 37.3℃でした。 | 薬の名称を明確に尋ねる。特に、発熱の状況を判断するには解熱剤内服のタイミングを明確に把握するまた、内服が困難な場合は、内服方法についても助言する |
| 看護師 | 今は熱が下がってきているのですね。カロナール®という熱を下げる薬が昨日出ていますね。それは飲みましたか？ | |

（次頁に続く）

| 発信者 | やりとり | ポイント |
|---|---|---|
| 母親 | 病院から帰ってすぐに……そうだ、朝方に目が覚めて泣いていたので熱を測ったら 38.6℃で、そのときにも飲ませました。5 時くらいだったかな？ | |
| 看護師 | 朝早くにお母様も一緒に起きてがんばられましたね。解熱剤を朝 5 時頃飲んだ効果が出て、先ほどは 37.3℃まで下がってきているのかもしれないですね。 | 家族が子どものケアのために努力していることに敬意を払うことで信頼関係の構築が進むことがある<br>解熱薬の効果が切れてくる数時間後に再度発熱する可能性があるので、注意して体温測定や観察をする必要があると判断できる<br>留意点をそのつど家族に伝えるのが効果的な場合もあるが、保護者が子どもを抱っこした状態など、こまめにメモを取ることや記憶することが困難なときは、最後にまとめて短時間で伝える |
| 母親 | そうですか。 | |
| 看護師 | けいた君の今の顔色は、いつもと比べていかがでしょうか。 | 画面上でも顔色をある程度判断できるが、いつもと比べて変化があるかなどの詳細を、保護者を通して情報収集するとよい |
| 母親 | 顔色は、そんなに悪くないと思います。熱が出ていたときは、少し赤かったかもしれません。 | 家族からの情報を聞きながら、モニタリング中の子どもの様子を注意深く観察し、「好きなものに集中して遊べているか」、「咳嗽や喘鳴はどのような状況か」などの様子から、活気や呼吸状態を判断する |

## 4 家族のセルフケア能力の確認

子どもの療養を支援するためには、家族の健康状態や、子育ての状況を含めたテレメンタリングを行うことが求められる。具体的には、保護者である母親や父親の身体状況や心配事の確認をする。また、症状変化に備え、ケアや受診の目安といった、保護者が理解しておくことで適切に子どもをケアできるポイントについても説明する。

### ■テレナーシング・セッションの例（家族が補完するセルフケアの状況の把握における会話のやりとり）

| 発信者 | やりとり | ポイント |
|---|---|---|
| 母親 | 昨日の夜は、けいたのことが心配で、何度も起きて確認してしまいました。けいたが夜咳き込んで起きることもあったので、そのたびに抱っこしてあやして……、よく眠れませんでした。 | 子どもをケアする家族全体の状況を確認し、効果的かつ継続的に自宅療養が継続できるかを確認する<br>具体的には、子どもの体調不良で、家族に生じている身体的および精神的負担を把握する。家族員の 1 人に過度な負担がかかっていないかを確認し、必要時は家族内外の支援が得られるように調整する |

| 発信者 | やりとり | ポイント |
|---|---|---|
| 看護師 | よく眠れなかったのですね。先ほど、朝も早くに起きたと話されていましたよね。 | |
| 母親 | そうなんです。でも早くよくなってほしいので……。 | |
| 看護師 | そうですね、けいた君が早くよくなるように、そしてお母様の体調にも気をつけつつ一緒に取り組んでいけたらと思っています。<br><br>けいた君、いっしょに元気になろうね。 | 家族は子どもをケアするチームの一員であり、かつ支援する対象であるという視点をもってかかわる |
| けいた | ……うん。(頷いている) | 子どもの反応は成人よりも時間を要することがあると認識する。その上で、十分なタイミングを設けて待つ姿勢が大切である |
| 看護師 | お返事をありがとう。いっしょにあと少しお話をしようね。時計の６のところまで、あとちょっとだからね。 | 子ども自身にも時折声をかけることで、年齢や発達段階に応じた主体性を引き出すことにつながる。残りの時間を、子どもの認知や時間の感覚に応じて理解できるように、モニタリングの冒頭と途中で伝えることも有効である |
| けいた | (だまって頷いている) | |
| 看護師 | お父様は一緒にけいた君のことを看ていますか。または、そのほか手伝ってくれるご家族の方がいますか。 | |
| 母親 | パパは、平日の日中は仕事でいないです。でも夜とか休日は、けいたのことを看られます。私もパパも実家が遠いので、すぐに手伝いに来てもらうのは難しいです。私がもうしばらく育休中なので、その間は夫婦でがんばろうかなと……。 | 父親と母親それぞれがどのように子どものケアを担えるかを詳しく情報収集し、各家族の考えを尊重しつつ、子どもの療養を支えられるように調整する<br>育休終了後に子どもの生活が変化することを記録しておき、次の受診の際に活用する |

## 5 クロージング

モニタリングの最後には、観察項目やケア方法、受診の目安など、子どもの療養生活上の重要な点を保護者に改めて確実に伝える時間を取る。このとき、保護者がモニタリングに集中できるように留意する。また、子どもにも次回受診やモニタリングについて説明をすることで、子ども自身の受診や医療者とのかかわりへの抵抗感等が減じられ、継続的な支援がしやすくなる。

### ■テレナーシング・セッションの例（クロージングでの会話のやりとり）

| 発信者 | やりとり | ポイント |
|---|---|---|
| 看護師 | 気になっていることなどがあればどうぞ遠慮なく言ってください。 | 保護者が気にかかっていることを解決してモニタリングが終えられるように、保護者の発言を促すような声かけを行う |
| 母親 | ありがとうございます。悪くなっていることに、私が気づけないんじゃないかというのが心配なのですが……。 | |
| 看護師 | ご心配なのですね。今日一緒にお話しした内容を最後に一緒に振り返ってみましょう。その中で、すぐに病院にかかったほうがいい目安についても再度確認していきますね。<br>けいた君、最後に一緒に元気になるために、少しお話しをしようね。 | 家族が話す気になっていることを踏まえつつ、最後に当日話した内容を振り返り、その中で伝えた受診の目安となるサインを具体的に確認することで、保護者のセルフケア能力を高めることができる。具体的には、咳嗽が悪化して著明になるなど呼吸状態悪化のサイン、水分摂取不良などの脱水のリスクが高まる状況、活気不良などに注意するように伝える<br>また、保育園などでの通常の生活に戻るために必要な手続き等を、疾患の状況に応じて確認することも重要である |


**引用文献**

1. 片田範子：こどもセルフケア看護理論．医学書院，東京，2019：28-30.

**参考文献**

1. Friedman MM, Bowden VR, Jones Elaine：Family Nursing：Research, Theory, and Practice, 5th ed, Prentice Hall, 2002.

以下に、事例で取り上げた幼児に起こりやすい症状のいくつかについてのテレナーシングプロトコル（判断樹）の例を、**図 1～3** で示す。

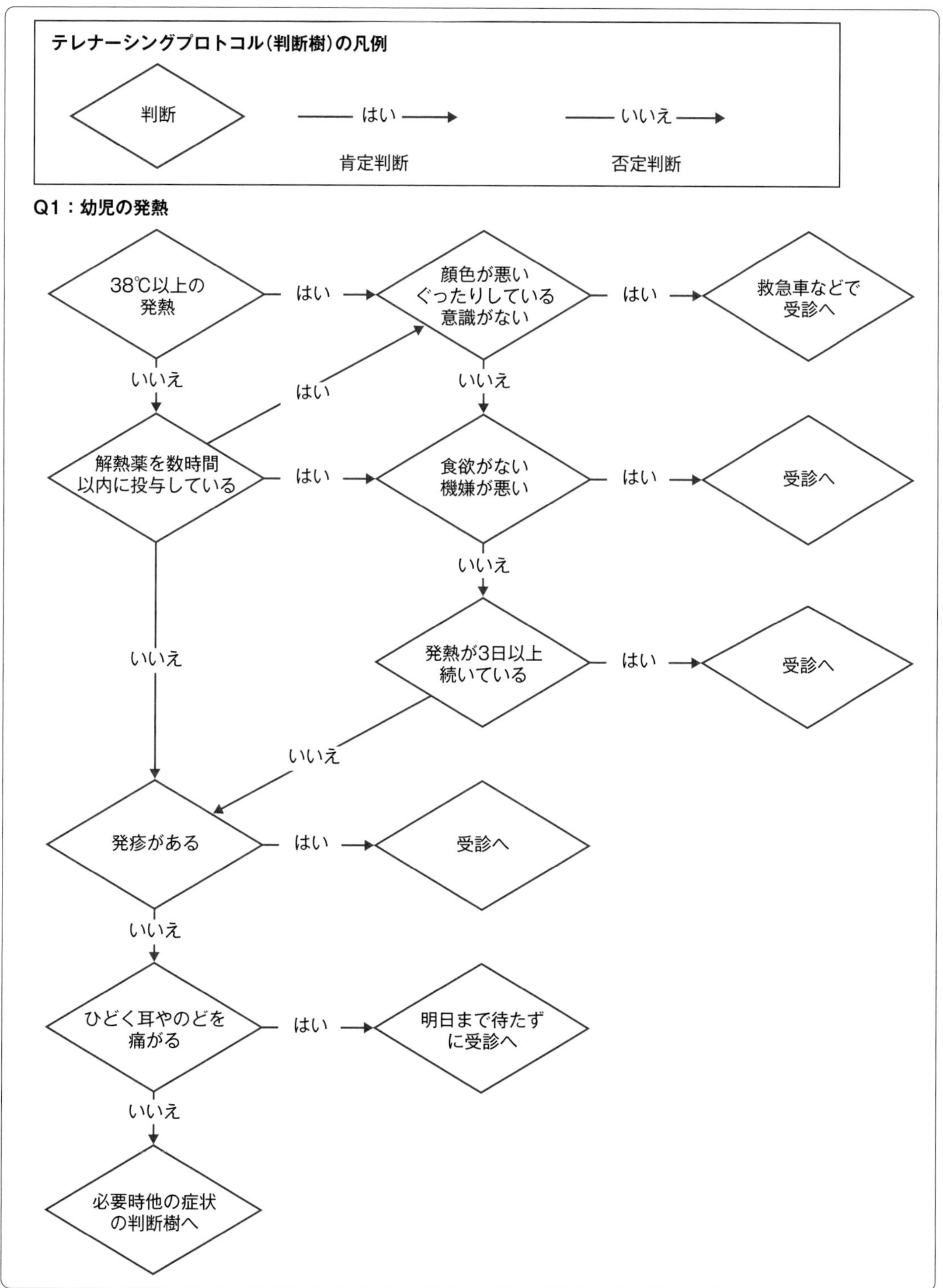


**図 1-① 幼児のテレナーシングプロトコル（判断樹）：発熱**

発熱を確認するときは、解熱薬の内服時間も考慮する。熱性けいれんの好発年齢であるため、けいれんが生じているかの確認を行う。発熱が続く場合は、脱水についてもアセスメントし、受診する必要がある。また、鼻汁など他の症状も合わせてアセスメントする。

慢性疾患をもつ在宅療養者を対象としたテレナーシングプロトコルー聖路加国際大学テレナーシング SIG 編 2016 年．より引用

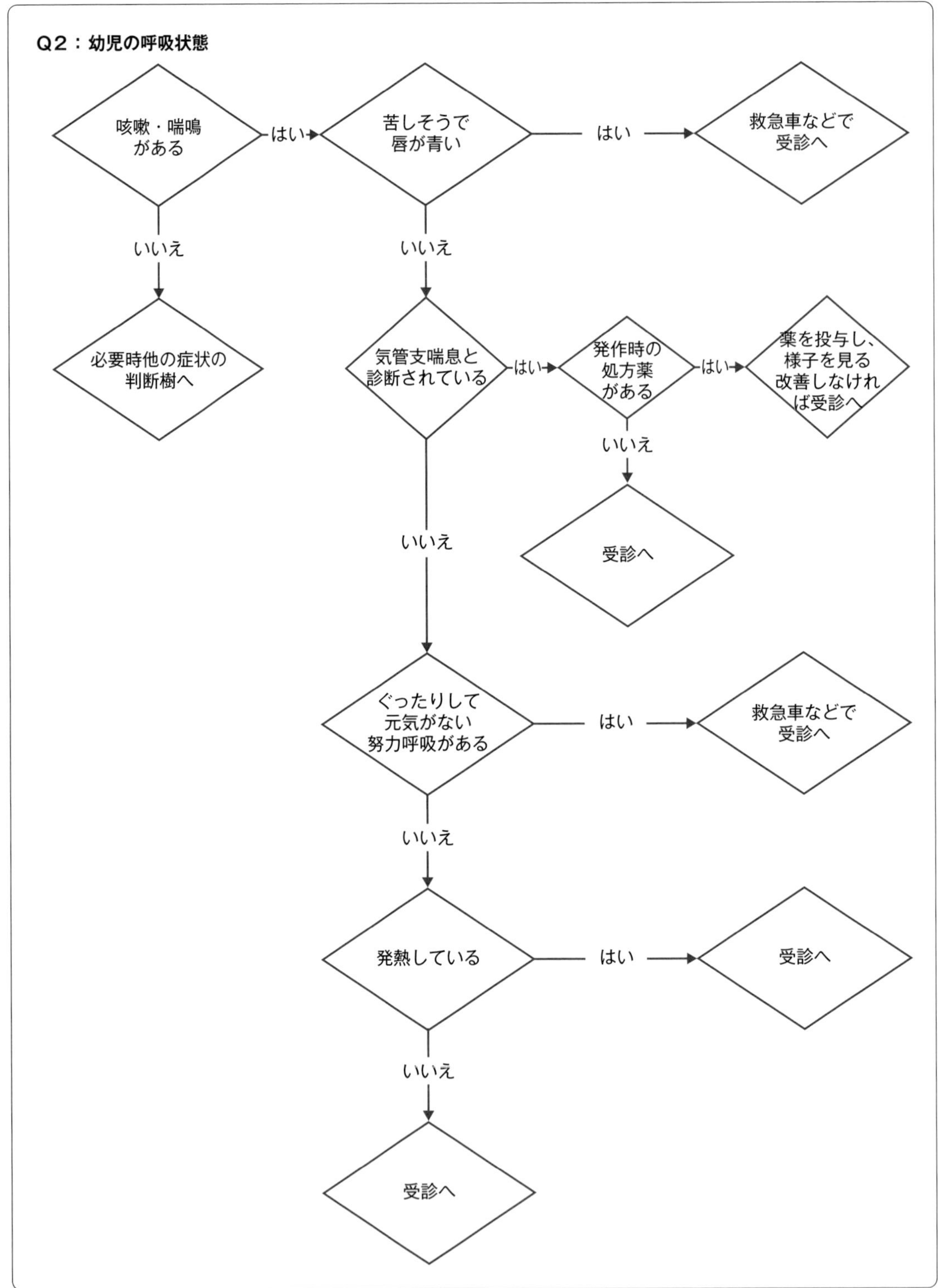


図 1-② 幼児のテレナーシングプロトコル（判断樹）：呼吸状態

子どもの呼吸状態は悪化しやすいため、遠隔モニタリングでの観察が困難であったり、判断に迷ったりする場合は、受診して対面での確認を行う。

慢性疾患をもつ在宅療養者を対象としたテレナーシングプロトコルー聖路加国際大学テレナーシング SIG 編 2016 年．より引用

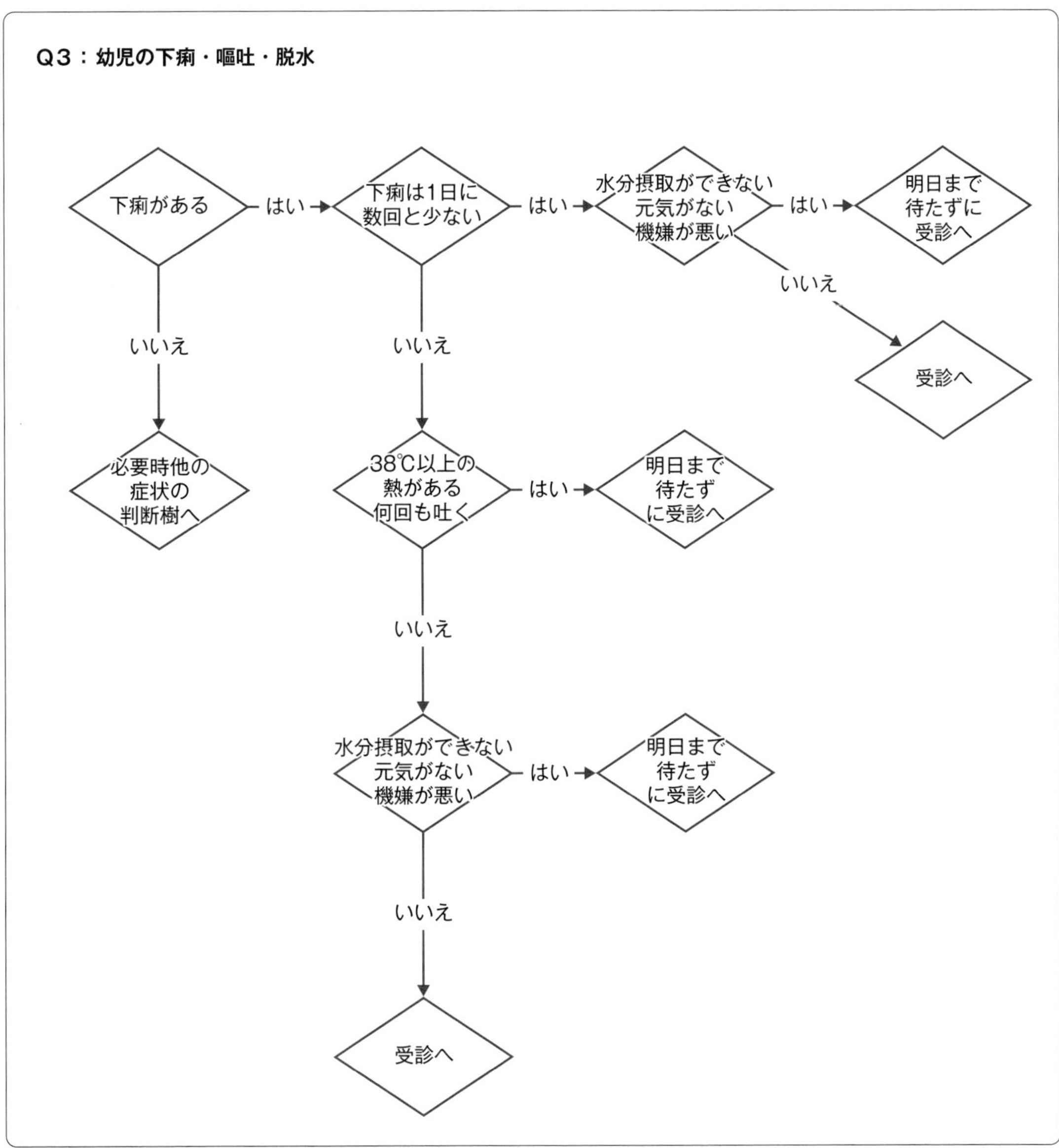


**図 1-③　幼児のテレナーシングプロトコル（判断樹）：下痢・嘔吐・脱水**

脱水の疑いがあるとアセスメントした場合は、脱水に関するその他の観察項目（皮膚や粘膜の乾燥、流涙の状況、体重減少など）および発熱についても、必ず一緒に評価する。遠隔モニタリングでの判断が難しい場合は、必ず受診につなげ、対面での確認を行う。

慢性疾患をもつ在宅療養者を対象としたテレナーシングプロトコル－聖路加国際大学テレナーシング SIG 編 2016 年．より引用

なお、プロトコル（判断樹）は以下を参考に、本稿で提示した事例で取り上げた幼児期に起こりやすい症状のいくつかについて作成した。家族のセルフケアが不足している場合や、基礎疾患や障害があるなどの場合はこの判断樹を用いず、個別の子どもと家族の状況に応じてアセスメントする。

①東京都福祉保健局：東京都こども医療ガイド
(https://www.guide.metro.tokyo.lg.jp/symptom/netsu/chart.html)

②日本小児科学会：こどもの救急，小児救急電話相談 #8000
(http://kodomo-qq.jp/index.php?pname=n8000)

# 第 5 章

# 事例に見る
# テレナーシングの展開

# 「生き活きほっと和み」による遠隔モニタリングに基づく慢性疾患療養者へのテレナーシング

亀井智子、原田智世、河田萌生

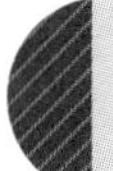

## 「生き活きほっと和み」による遠隔モニタリングに基づくテレナーシング

「生き活きほっと和み」は、筆者らが開発した在宅の慢性疾患在宅療養者を対象としたテレナーシングシステムである。日々の心身状態を遠隔モニタリングにより利用者と共有し、心身の変化をとらえ、遠隔看護観察や看護相談・保健指導、そして遠隔コミュニケーションによるテレメンタリングを提供する「N to P」のテレナーシングである[1]。在宅療養者にはタブレット端末と必要な計測機器を貸与し、血圧、酸素飽和度などのバイタルサインズのほか、食欲や痰の色など、主疾患に対応した日々の症状観察項目を設定し、療養者側から1日1回の情報送信を行ってもらい、それをもとにテレナースが遠隔モニタリングとトリアージを行うものである。

テレナースは、テレナーシングプロトコルに基づいてデータを評価・トリアージし、必要な情報提供、看護相談・保健指導、コーディネーションなどを提供している（図1、2）。

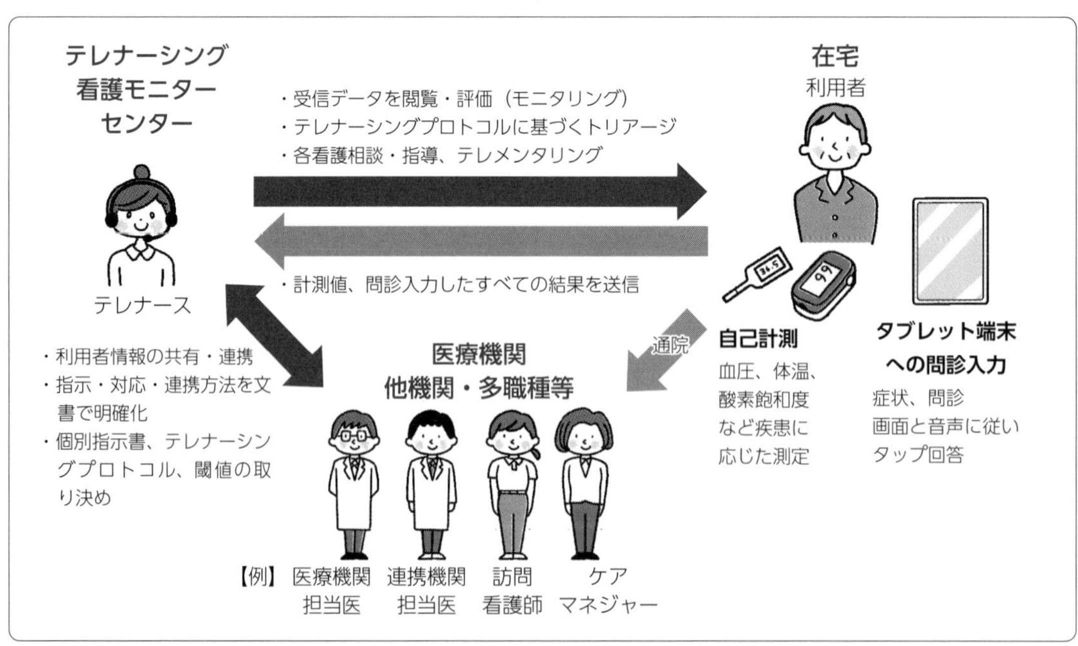


図1　遠隔モニタリングに基づくテレナーシングシステム「生き活きほっと和み」の概要

A 色見本カードを使用した画面越しの遠隔看護観察の様子（利用者側）

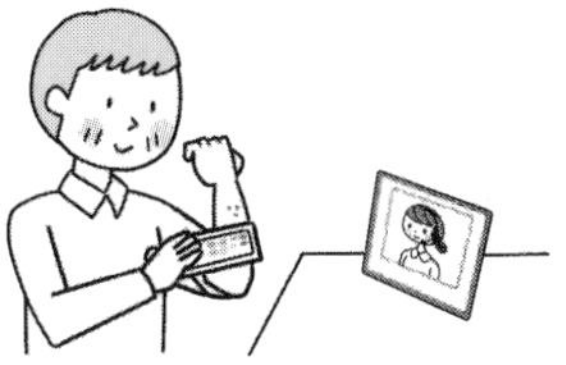

■タブレットのカメラに向けて皮膚を写してもらう
■色見本を使って発赤の色、大きさを伝えてもらう

B 利用者がタブレット端末にタッチしている様子

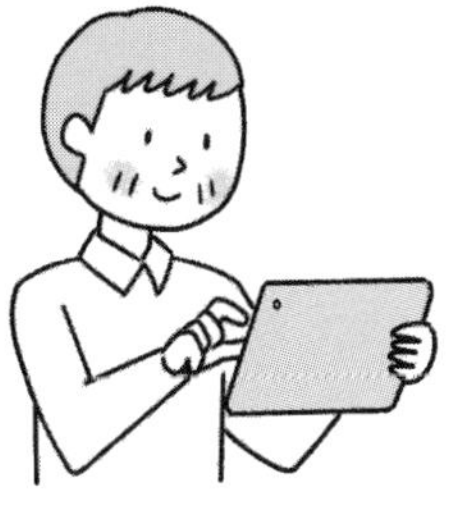

C 遠隔看護相談・指導の例（色見本カードを使用した画面越しの遠隔看護観察の様子）

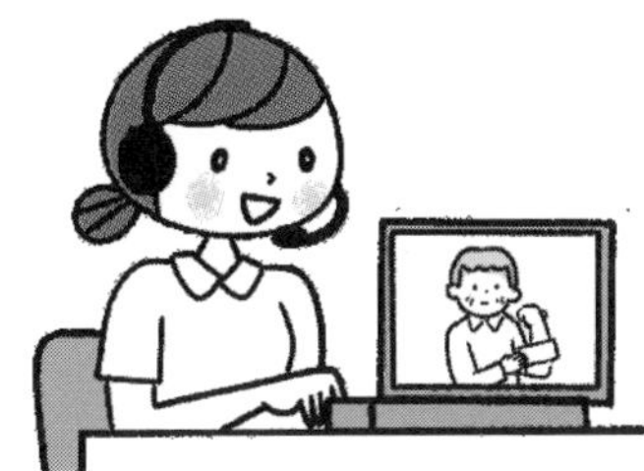

D 色見本カード

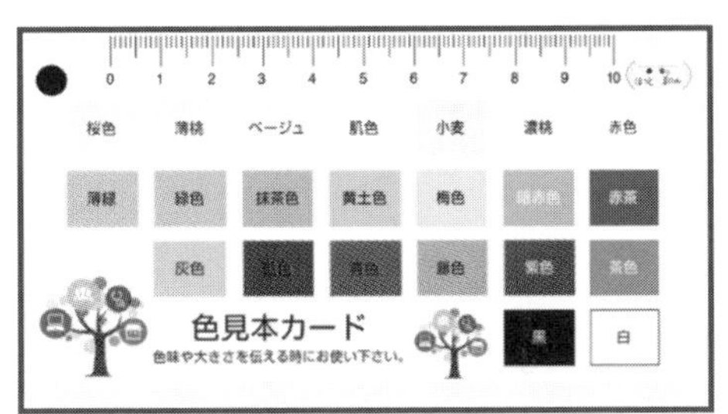


図２　色見本カードを使用してテレナースに状態を伝える

テレナーシングの導入前には、何を提供するのか、何が行えないのかについて、利用者への十分な説明を行う。その際、テレナーシングプロトコルはその役割を果たすものでもあり、利用者とも共有している。

特に、後期高齢者を対象としているため、機器操作自体についての支援も必要となる。遠隔看護相談やメンタリングは、モニタリング項目がトリガーポイントに該当した場合、一般電話、あるいはテレビ電話を用いる。そこでは、エビデンスやガイドラインに基づく保健指導に加え、親身に相談にのるメンタリングの機能が必要である。テレナースは共感の姿勢をもち、言語的・非言語的遠隔コミュニケーションによる対話やウェブカメラを通じての顔色や爪床色、浮腫などの観察、そしてバイタルサインズデータから心身状態を在宅療養者と共有する。病状変化があると判断された場合、どのように何を進めるか、療養者とともにウェブ上で決定していく。利用者自身が心身状態を把握でき、日常生活への自信をもてるよう支援することが必要である。

## テレナーシング看護モニターセンター

テレナーシング看護モニターセンターは、テレナーシングを提供する機関である。当センターでは、利用者から送られてきたデータをテレナースが閲覧・評価し（**図３、４**）、テレナーシングプロトコルに基づくトリアージ（病状変化の徴候をとらえた緊急度・優先度の判断）、

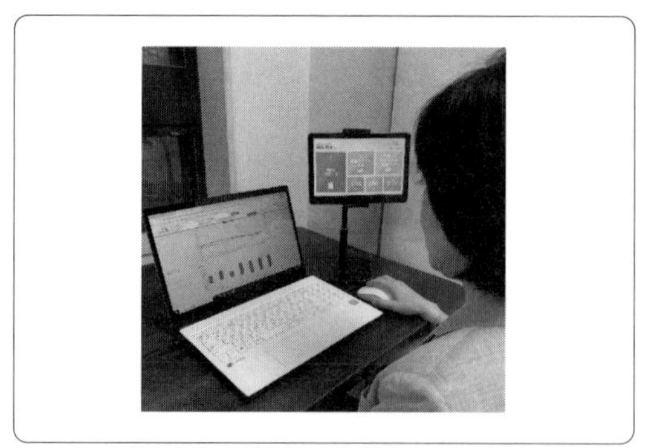

**図３　テレナーシングの遠隔モニタリングの様子**

A 当日の受信結果

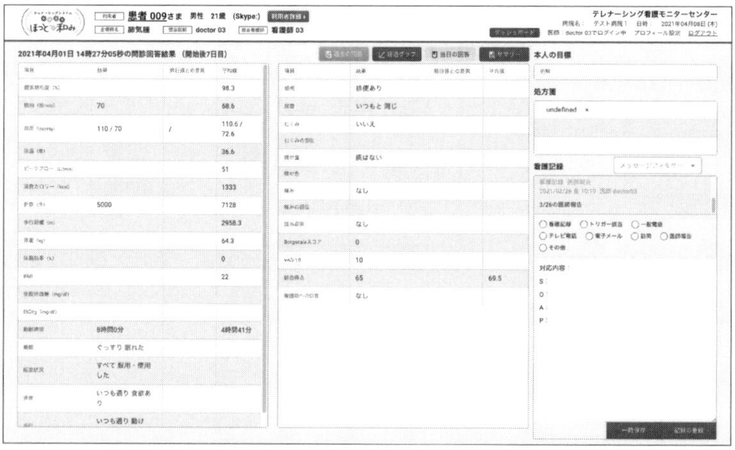

B 日々の結果の経過一覧

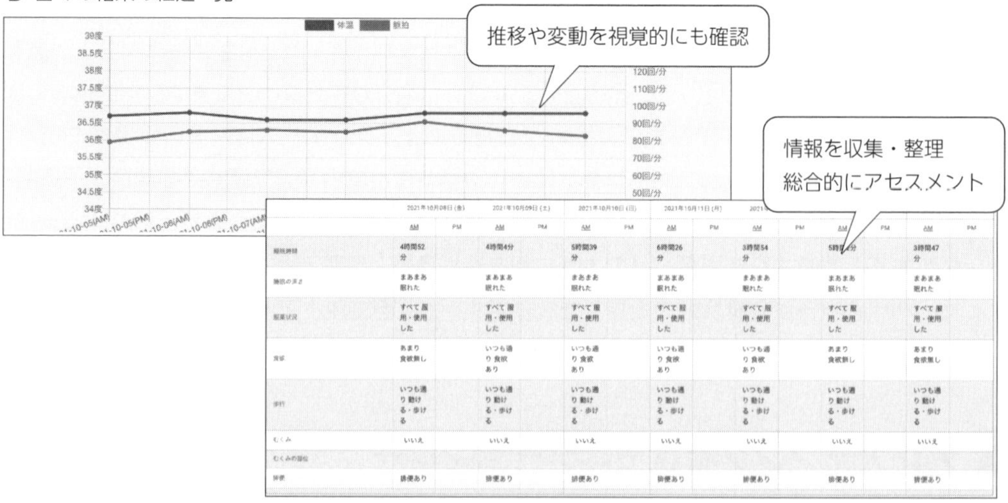

推移や変動を視覚的にも確認

情報を収集・整理
総合的にアセスメント

**図４　テレナーシング看護モニターセンターのデータの実際**

データの見方：日々の推移や変動、すべてのモニタリング項目の情報から総合的にアセスメントする。情報の比較、傾向の評価。よい方向に変化か、悪化か、数値の変化は一時的なものか継続的かを確認していく

遠隔看護相談・指導、テレメンタリングを提供する。テレナーシングプロトコルは、看護の方向性を記述したものであり、看護アセスメント、判断、看護実践のための手順等について疾患ごとに文書化している。

医療機関・関係機関の担当医等の関係職種とは、利用者情報の共有・連携を図り、指示・対応・連絡方法を文書で明確化している。そして、担当医からはテレナーシング指示書を受け、テレナーシングプロトコルの内容の確認、個別のモニタリング項目の閾値の設定、病状変化時の対応方法について事前に取り決めているほか、定期的にテレナーシングサマリーを作成し、経過を報告している。

## 具体例①：腎不全のある独居の70歳代、男性Aさん

Aさんは、導入期から脈拍数の低下がモニタリングされていた。ある日、さらに脈拍数の低下をトリガーし、症状が出現したことを把握し、本人にテレビ電話でのセッションを行った。テレナースが受診の必要性について、本人や担当医と話し合い、受診することになった。予約外で受診し、そのまま入院となった。入院後、ペースメーカー挿入術が行われた。退院後、テレナーシング再導入となり、以後は心身データが比較的安定し（**図5**）、自らの生活ペースを取り戻して過ごされている。

慢性疾患在宅療養者へのテレナーシングでは、収集する血圧などのモニタリング値の分析に加え、テレナースは電話やテレビ電話で対話する際の利用者の声の様子、会話時の表情や顔色、息切れの様子、症状、薬剤関係の副作用の観察、食事や水分摂取、創部の状況、日常生活の様子、室内の様子などを観察し、情報を分析して、課題の解決に向けた対話による保健指導を行い、実践を重ねている。

利用者には高齢者が多いため、疾患の重症度も高い場合が多い。そのため、従来の月1回程度の外来診察の間にも利用者とつながる手段をもつことで、日々の心身の状態を連続的に評価し、それを対面の診療にも活かすことで療養者の生活の質と安心感の向上に寄与していると考えている。

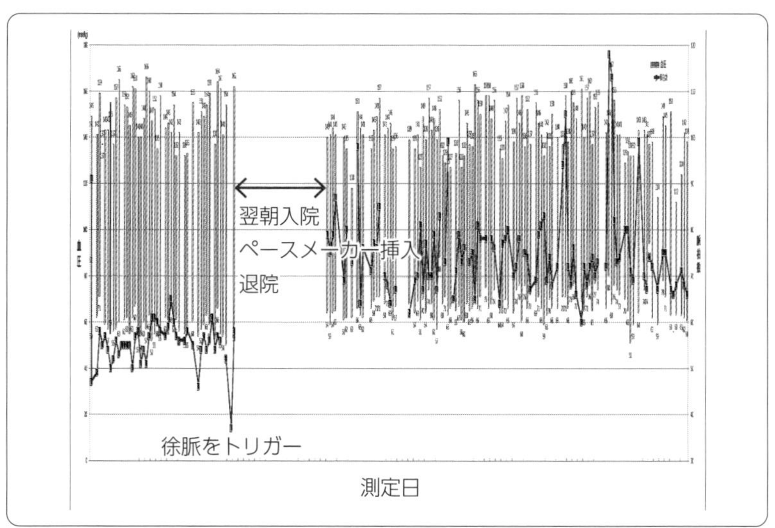


**図5　脈拍数と血圧の推移**

## 具体例②：COPDで在宅酸素療法を受けている70歳代、女性Bさん

Bさんは、安静時0.5L/分、労作時1.0L/分の酸素処方を医師より指示されている。労作時呼吸困難により自宅にこもりがちとなっているが、「リハビリテーションは苦しくなるからしたくない」と通所リハビリテーションの利用は希望されていない。そこで、本人のペースに合わせて、テレナーシングにおいて週3回の遠隔呼吸リハビリテーションを行うこととなった。リハビリテーションの内容は、首まわり、上肢など呼吸筋ストレッチ、大腿四頭筋等尺運動10セットと体幹回旋運動10セットである（**図6**）。現在の目標は、「自宅でも毎日呼吸リハビリテーションを行うこと」としている。

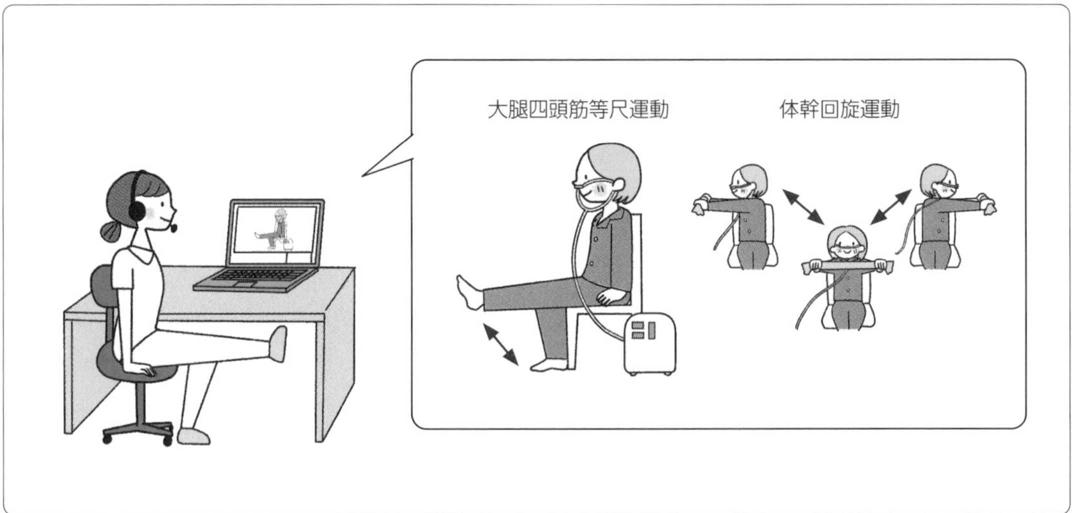


図6　呼吸リハビリテーションの具体的な内容

### ●遠隔リハビリテーションの実際

| 発信者 | やりとり | ポイント |
|---|---|---|
| 看護師 | （2要素で本人確認後）<br>こんにちは。本日もよろしくお願いいたします。本日の調子はいかがですか？ | オープンエンドクエスチョンで今日の体調を確認する |
| Bさん | こんにちは。今日は天気が悪いせいか、朝、顔を洗った後に息切れがひどくて、なかなか元に戻りませんでした。 | 声量は小さくないか、発話時の息切れ、肘をついて呼吸していないか確認する |
| 看護師 | それはおつらかったですね。リハビリ中もいつもより息が苦しくなりやすいかもしれませんので、休憩をしっかりとりながらゆっくりやっていきましょう。Bさんのペースでできるように、途中で休みたい場合は遠慮なく教えてください。 | 利用者のペースでリハビリテーションを実施できることを伝える |

| 発信者 | やりとり | ポイント |
|---|---|---|
| Bさん | わかりました。ちょっと今日は休憩時間が長いかもしれませんが、よろしくお願いします。 | |
| 看護師 | よろしくお願いします。ご自宅ではこの1週間リハビリはできていますか？ | |
| Bさん | 調子が悪いときは回数を少なくすることはありますが、なんとか毎日続けられています。 | |
| 看護師 | 調子が悪くても毎日続けられているのは素晴らしいですね。最初のころは足を上げられなかったのが、今では膝を伸ばして上げられるようになっていますね。毎日Bさんがリハビリを続けられて太ももの筋肉がついてきた証拠ですよ。呼吸リハビリを続けていくと、息苦しさがやわらいで呼吸が楽になっていきます。 | できている療養行動を称賛し労う。具体的な進歩とリハビリテーションを行うことのメリットを伝え動機づけを行う |
| Bさん | 自分でもここまでできるようになって驚いています。続けてみるもんですね。がんばります。 | |
| 看護師 | 本当によくがんばられると思います。それでは、本日も始めていきましょう。酸素を1Lに上げてください。そして、酸素飽和度の測定をお願いします。 | 労作時の処方に合わせて酸素を調整してもらう<br>$SpO_2$測定により、リハビリテーション前の酸素化を確認すること |
| Bさん | はい。1Lに上げました。酸素飽和度は95%で、脈拍は83回/分です。 | |
| 看護師 | いつもと変わりないですね。では、この値から大きく変化しないか確認しながらやっていきましょう。<br>では、足を上げる体操から始めます。タブレットをホルダーに置いて両手を空けましょう。準備が整いましたら教えてください。 | 足が挙上しているか確認できるように、身体側にテレビ電話の位置を移動してもらう<br>リハビリテーション中は両手を空けられるようタブレットPCをホルダーに置く |
| Bさん | はい、準備できました。 | |
| 看護師 | それでは、深く椅子に座って上半身は背もたれにあずけて楽にしてください。両手をお腹に軽く当てましょう。お腹が膨らむように息を吸って、フーっと吐きながらまずは軽く右足を上げます。 | 背もたれがあると負担がかかりづらい。リハビリテーション中は腹式呼吸を意識できるように、お腹に手を当ててもらう。呼気の開始とともに軽く膝を伸ばして足を上げ、呼吸状態をみながら徐々に膝が伸びるようにしっかりと挙上する<br>呼気に集中するよう説明する |

（次頁に続く）

| 発信者 | やりとり | ポイント |
|---|---|---|
| Bさん | (右膝を伸ばし下腿を上げる) | 腹式呼吸ができているか、下腿が挙上できているか確認する。挙上後、肩で息をしていたり、口すぼめ呼吸をするなど努力呼吸が見られないか観察する |
| 看護師 | しっかりと足を上げられていますね。腹式呼吸もできていますよ。この調子で左足もやりましょう。<br>(大腿四頭筋等尺運動 10 回実施後)<br>お疲れ様でした。それでは、酸素飽和度を測定して数値を見せてください。 | わかりやすく適宜フィードバックを行う<br>1 つのメニューが終了次第、酸素飽和度を確認する。息切れがある場合は、発話をしないでよいようにパルスオキシメータをテレビ電話の画面に近づけてもらい数値を確認する |
| Bさん | (口すぼめ呼吸を認めている) | |
| 看護師 | 両手を膝について、頭を少し下げて呼吸を整えましょう。お話できるような状態になったら、教えてください。急がなくていいので、フーっと息を吐いて呼吸を整えましょう。 | 呼吸が楽になる姿勢をとることを伝える。呼気に意識を向ける。肩の動きから呼吸状態を観察しながら息切れの回復を待つ。本人のペースで休めるように、急がなくてよいことを伝える |
| Aさん | はい。もう大丈夫です。 | |
| 看護師 | 呼吸が整いましたね。それでは、次に身体をひねる体操にうつりましょう。 | |

Bさんは、以前に呼吸リハビリテーションにより息苦しくなった経験があり、当初は遠隔リハビリテーションに積極的ではなかった。しかし、本人のペースに合わせて、最初は腹式呼吸の練習のみを実施し、次に大腿四頭筋運動と体幹回旋運動を 1 回ずつから始め、時間をかけて段階的に回数を増やすことができた。この成功体験により自宅でも自らリハビリテーションを行うようになり、「もっと遠くまで歩けるようになりたい」と 3 年経ったいまでも意欲的にリハビリテーションに取り組んでいる。

**参考文献**

1. Kamei T, Yamamoto Y, Kanamori T, et al : Detection of early-stage changes in people with chronic disease : A telehome monitoring-based telenursing feasibility study. Nurs Health Sci 2018 ; 20 (3) : 313-322.

# テレナーシング研究成果の社会展開

加澤佳奈、吉田薫里、森山美知子

## 大学におけるテレナーシング研究知見をベンチャー企業へ移転

2013年「日本再興戦略および健康・医療戦略」のなかで「データヘルス計画」が閣議決定され、すべての医療保険者に対し、データヘルス計画実施が義務づけられた。データヘルス計画とは、被保険者の健康増進を目的に彼らの医療・介護レセプトデータ、健診データ等健康関連情報の分析結果に基づく保健施策の立案、介入効果の高い対象者抽出と支援を展開するものである[1]。

広島大学成人看護開発学研究室では、全国に先駆けて自治体、企業等、医療保険者と協働し、健康リスクが高い糖尿病・糖尿病腎症、慢性腎臓病、心不全、脳卒中といった慢性疾患患者を健康関連情報から抽出し、患者のセルフマネジメント能力向上、疾患の重症化予防を目指したテレナーシングを提供してきた（**図1**）。

アプローチの方向は、対象患者およびそのかかりつけ医の2方向となる。まず、対象患者に対し、看護職は対面指導、電話・タブレットといった遠隔通信機器を用いた遠隔指導を組み合わせたセルフマネジメント教育、行動変容支援を行い、彼らが自己測定した血糖、血圧等をモニタリングしながら、そのモニタリングデータを受診時にかかりつけ医に見せてもらうよう促す。

これによって、かかりつけ医は患者のセルフモニタリングデータを診療に活用することができる。さらに、看護職は対象患者への介入内容やデータをかかりつけ医へフィードバックすることにより、診療を支援する。我々は、これら介入の効果として患者の行動変容、血圧・体重・血液検査結果等の疾患コントロール指標の改善、QOLの維持・向上を実証してきた[2-4]。

2010年には、これまでの研究成果をもとに、広島大学教授の森山美知子（当時・DPPヘルスパートナーズ代表取締役会長、現在顧問）が2010年大学発ベンチャー企業である株式会社DPPヘルスパートナーズ（以下、DPP）を設立[5]、大学から技術移転を行い、企業が医療保険者に保健サービスを提供してきた。

これまでに開発・効果検証してきた主なプログラム等は以下のようなものである。

①疾病管理プログラム（糖尿病・糖尿病腎症、慢性腎臓病、心筋梗塞等虚血性心疾患、脳卒中、高血圧症、慢性心不全、慢性閉塞性肺疾患）

②健康増進プログラム（節酒、睡眠障害）

③高度ケースマネジメント

④フレイル

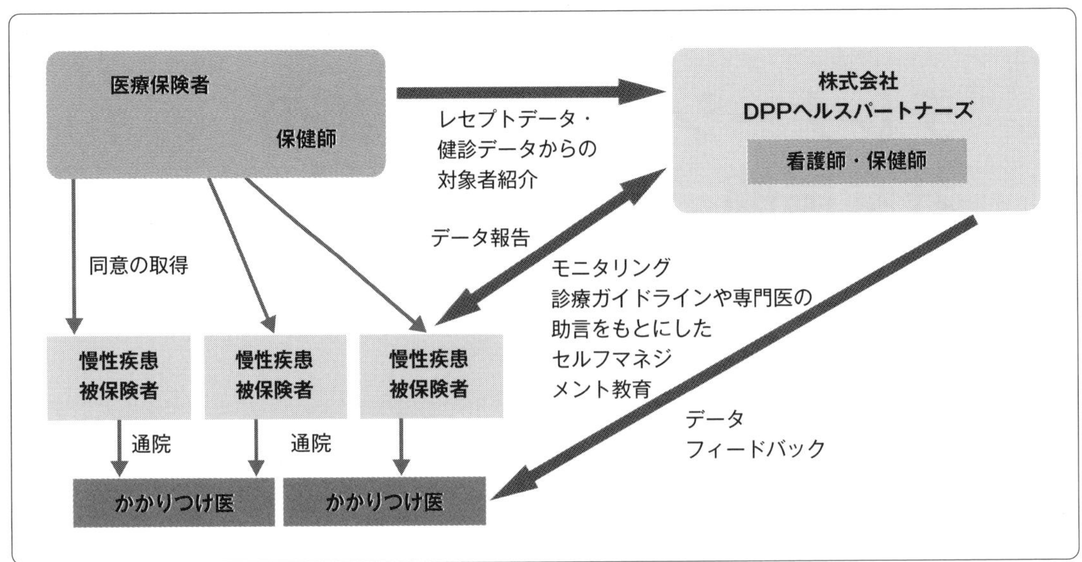

**図 1　サービス提供体制**
広島大学・森山美知子 作成

⑤地域包括ケアシステム関連
⑥健康経営
⑦疾病管理を行う看護師等医療職教育（教育用 e ラーニング）
⑧慢性疾患の療養経験が豊富なエキスパート患者を活用したピアサポート体制・料理教室

## 質の高いテレナーシングを全国へ

### 1 大学で効果検証したテレナーシングを用いた疾病管理プログラムの展開

DPP では、2023 年 5 月現在、糖尿病腎症をはじめとする複数の生活習慣病 / 慢性疾患に対する保健指導プログラムの展開を累積 1,072 医療保険者、累計 12,276 人に対して行ってきた。DPP で提供している疾病管理プログラムの期間は 3 か月または 6 か月間であり、対面指導と遠隔指導を組み合わせたサービスを提供している。

日常生活のなかで療養する患者にとって、自分の身体の状態やセルフマネジメントの具体的内容をよりよく理解したり、先輩患者がもつ料理の工夫等、毎日続けることができる在宅療養のコツに関する情報を得たりすることはとても重要である。そのため、広島大学では医療人類学的研究（エスノグラフィー）手法に基づき、患者の視点に立ち、テキストや手帳を開発し、DPP でもこれらを用いた指導を行っている（**図 2**）。最近では、教材や患者とのコミュニケーションツールのデジタル化を図っており、**図 3** のような血糖、体重、食事といった自分の状態やセルフマネジメントを、患者・看護職が一緒にモニタリング・評価している。これらは、異常の早期発見や動機づけ強化に大いに役立つ（**図 3**）。

**●テキスト**

疾患・病態、食事療法、活動、薬物療法等の情報を患者の視点からわかりやすく作成

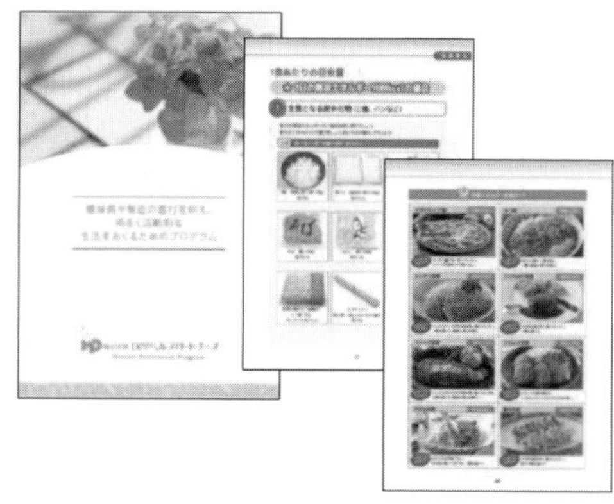

**●自己管理手帳**

自分の身体の状態への理解、セルフマネジメントに対する動機づけ、行動変容の成果の実感を促すことで、療養継続を支援

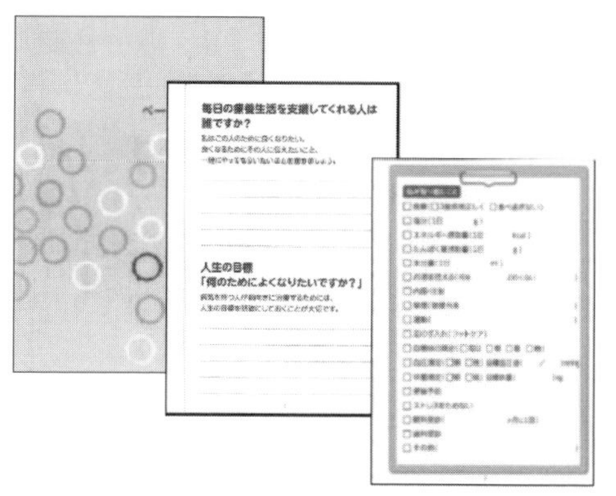

図２　テレナーシングに用いる教材

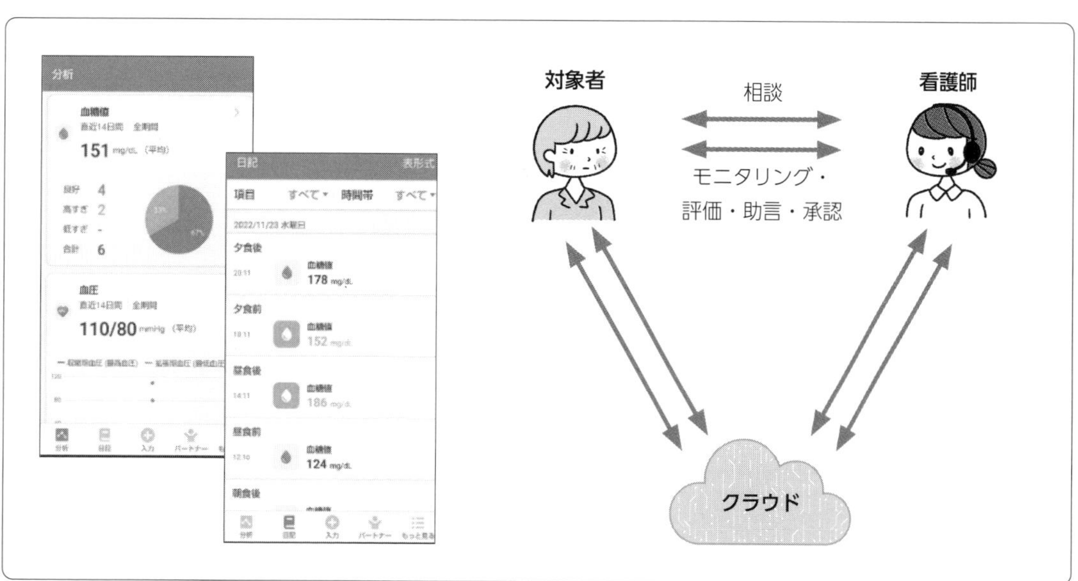


図３　スマートデバイスを使用した共同モニタリング・コミュニケーション
画像提供：株式会社 DPP ヘルスパートナーズ

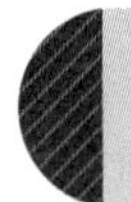

## トランスレーショナルリサーチによるサービスの改善・協働によるエビデンス創出

大学で研究開発・検証した看護技術・プログラムを社会実装する際には、必要時改善を図りながら、臨床現場で根づかせていくためのトランスレーショナルリサーチを行っていくことが重要である。広島大学、DPP では、患者の行動変容や疾患コントロール指標の改善度合いを検証した結果、短いプログラム期間を新たに設置したり、DPP が提供するサービスの質を大学が評価したりしてきた[6]。また、企業に在籍する質の高い人材は、大学が大規模な介入研究を展開する場合に大きな貢献を果たす。これまでも多くの産学協働により、テレナーシング研究のエビデンスを創出することを可能としてきた。

## テレナーシングの質確保の取り組み

大学からの技術移転後も、テレナーシングの質をいかに維持していくかは非常に大きな課題である。DPP では、テレナーシングを担う人材の質向上のために、入職後に大学と連携した講義、ロールプレイ、OJT を実施している。さらには、社内レベル認証制度を設けることで、テレナーシングの継続的質改善を図るとともに、看護職が意欲をもって知識・技術向上、キャリアアップを目指せる仕組みを整備している。

＊

COVID-19 パンデミックを契機に、テレナーシングへの期待が高まっている。これまでテレナーシングに関するノウハウを蓄積してきた企業では、このノウハウをさらに活かし、知識・技術のデジタル化、患者支援ツールや看護教育ツール等といったデジタル技術も介して普及を図ることで、国内のテレナーシングの質向上に貢献していくことが肝要であろう。さらには、保健人材・サービスの偏在により、必要なケアを受けることが難しい開発途上国等海外への技術移転を図っていくことも今後の展望として掲げたい。


**引用文献**

1. 厚生労働省：健康・医療データヘルス. https://www.mhlw.go.jp/stf/seisakunitsuite/bunya/kenkou_iryou/iryouhoken/newpage_21054.html（2023/12/5 アクセス）
2. Fukuoka Y, Hosomi N, Hyakuta T, et al：Effects of a disease management program for preventing recurrent ischemic stroke：A randomized controlled study. Stroke 2019；50（3）：705-712.
3. Kazawa K, Takeshita Y, Yorioka N, et al：Efficacy of a disease management program focused on acquisition of self-management skills in pre-dialysis patients with diabetic nephropathy：24 months follow-up. J Nephrol 2015；28（3）：329-338.
4. Mizukawa M, Moriyama M, Yamamoto H, et al：Nurse-led collaborative management using telemonitoring improves quality of life and prevention of rehospitalization in patients with heart failure：A pilot study. Int Heart J 2019；60（6）：1293-1302.
5. 株式会社 DPP ヘルスパートナーズ ホームページ. http://dpphp.jp/（2023/12/5 アクセス）
6. Kazawa K, Yamane K, Yorioka N, et al：Development and evaluation of disease management program and service framework for patients with chronic diseases. Health 2015；7（6）：729-740.

# 遠隔 ICU

森口真吾

## 遠隔 ICU の歴史とわが国の動向

COVID-19 により進んだ遠隔医療の一つに「遠隔 ICU」がある。遠隔 ICU の歴史を遡ると、40 年程前にすでに電話を用いたコンサルテーションが行われていたことがわかる。2000 年頃にはアメリカで生体情報モニターや画像データなどを閲覧できるシステムで遠隔 ICU が開始され、定期的なコンサルテーションにより院内死亡率が 30% 減少したと報告されている[1]。現在、遠隔 ICU に関する報告は多数あり、導入前後で比較して病院死亡率・ICU 死亡率・病院滞在日数などが改善したという報告が出されている。

わが国では 2018 年から遠隔 ICU がスタートしている。同年、日本集中治療医学会に ad hoc 遠隔 ICU 委員会が設置され、同委員会から 2021 年に「遠隔 ICU 設置と運用に関する指針」、2023 年 5 月には「遠隔 ICU 設置と運用に関するガイドライン改訂版」が刊行されている。また、厚生労働省からは「遠隔 ICU 体制整備促進事業」として国庫補助金が出されており、推進に向けた活動が活発化されている。

## 遠隔 ICU の定義

『遠隔 ICU 設置と運用に関するガイドライン改訂版』のなかでは、遠隔 ICU を次のように定義している。

「遠隔 ICU は遠隔医療のひとつであり、集中治療に成熟した医療従事者が協力して重症患者における医療体制を提供する、ビデオ音声通話やコンピューターシステムなどを用いた集中治療における診療支援システムである。遠隔 ICU は現場医療に代わるものではなく、医療資源の活用とプロセスの標準化を通じて現場医療を強化するよう設計されている。」[2]

文中にあるように、遠隔 ICU は現場医療にとって代わるものではなく、集中治療科専門医や集中ケア・救急看護・クリティカルケア認定看護師、急性・重症患者看護専門看護師のように集中治療に習熟した看護師等のエキスパートが、遠隔から専門的な医療・看護の提案を行うことにより医療・看護の質を向上させるものである（**図 1**）。

また、遠隔 ICU には**図 2** に示すような 3 つのモデルがある。以下の項で具体例を挙げながらみていこう。

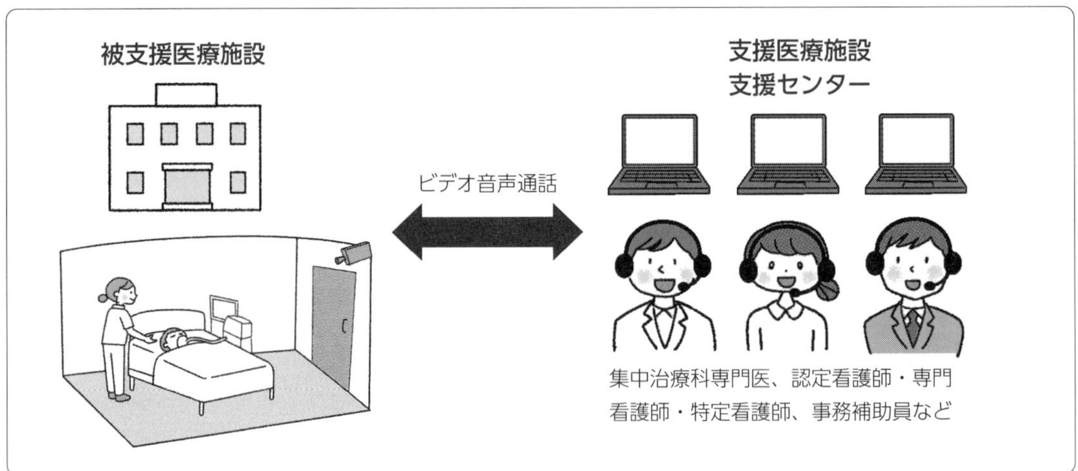


図 1　遠隔 ICU の概念図

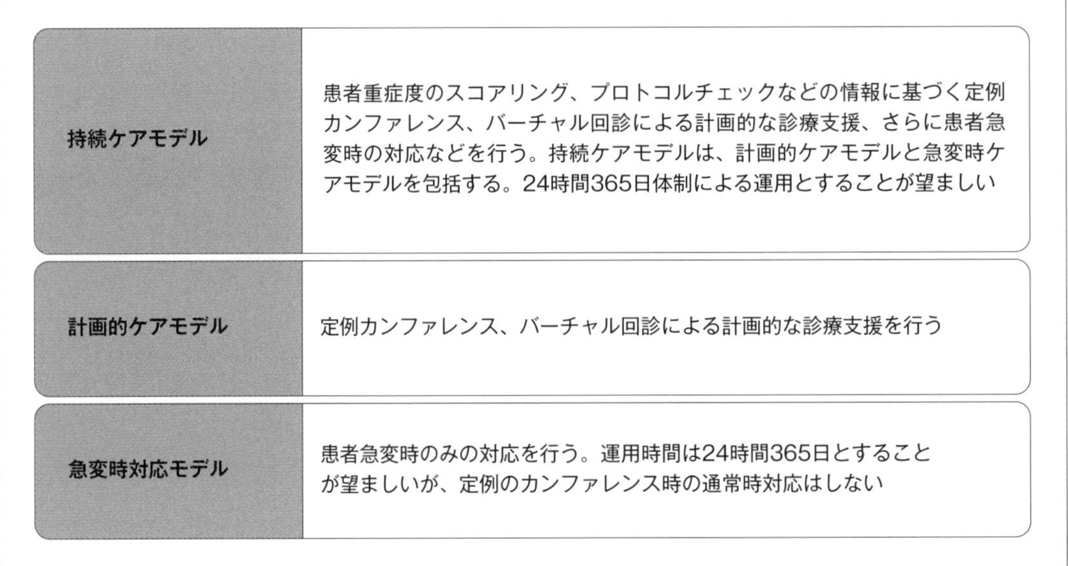


図 2　遠隔 ICU の 3 つのモデル

## 取り組み施設の概要

わが国においては、支援センターを病院内に設置して遠隔 ICU 支援を行っている大学は複数存在する。これらの大学病院では、24 時間体制で被支援病院のモニタリングを行う「持続ケアモデル」で支援している。その支援の様子を**図 3** に示す。

2017 年に、日本貿易振興機構（JETRO）の支援事業に基づいて遠隔 ICU を導入した昭和大学では、旗の台の大学病院内の 3 つのユニットと江東豊洲病院ならびに横浜市にある藤が丘病院と横浜市北部病院の ICU が支援センターと接続されており、全 98 の ICU ベッドの治療をサポートしている[3]。支援センターでは、Philips 社の集中治療遠隔支援ソリューションで

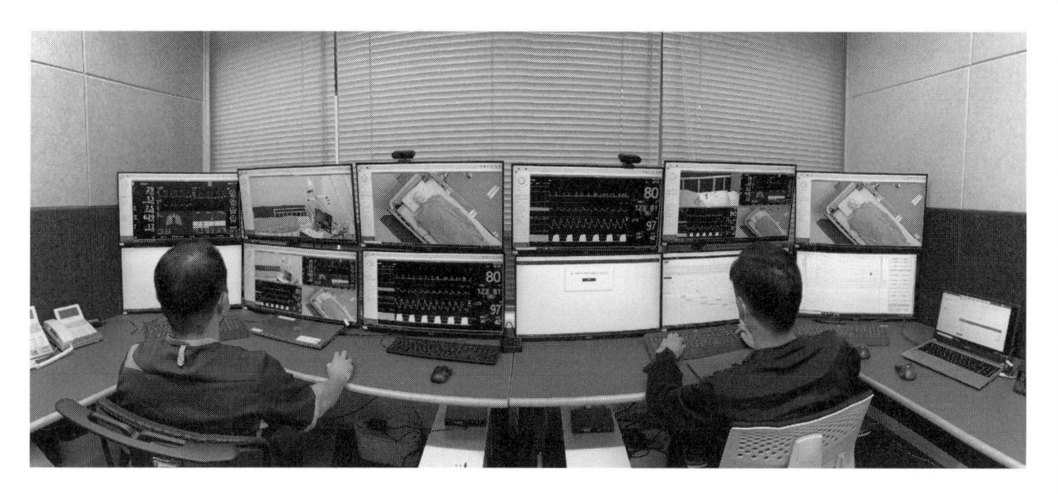

図３　持続ケアモデルで支援している様子（デモストレーション用）

ある「eCareManager」から自動計算される重症度などを活用し、モニタリングを行っている。

横浜市立大学では 2019 年に「遠隔 ICU 体制整備促進事業」を活用して、附属病院内に支援センターを整備した。附属病院の 3 つのユニットおよび横浜市立大学附属市民総合医療センター、横浜市立脳卒中・神経脊椎センター、横浜市立市民病院を接続してサポートしている。遠隔 ICU システムに必要な構成要素を「重症度スコア」「電子カルテ参照」「患者映像」「Web 会議」の 4 要素としており[4]、それらを用いた運用を行っている。

千葉大学では 2019 年に、「遠隔 ICU 体制整備促進事業」を活用して遠隔 ICU を整備した。また、2020 年には埼玉県において同促進事業を活用した取り組みが行われた。

民間企業においては、株式会社 Vitaars が 2018 年から遠隔 ICU に取り組んでいる。



## 取り組みの実際

「持続ケアモデル」では、1 名の看護師が数十名の患者を常時モニタリングするため、重症度スコア（**図 4**）などを用いながら効率的な支援を提供している。また、重点的にモニタリングすべき患者を被支援医療施設とのコミュニケーションのなかで決定し、患者の容態変化を未然に防げるようにかかわっている。

「計画的ケアモデル」の代表的な取り組みとして、多職種回診への参加がある。支援側からも医師・看護師と複数の職種が参加し、患者の診療・看護ケアの方針に対して提案を行っている。さらには、定期開催されているカンファレンス（身体拘束・転倒転落・せん妄ケア・急変患者の振り返りなど）や新規入室・入院患者に関するカンファレンスなどにも定期的に参加している。

「急変時対応モデル」は、被支援医療施設の医師・看護師からの患者の診療方針や看護ケアにおける相談などに対して即座に対応するものである。具体的な相談内容は後述するが、被支援医療施設内で発生する臨床判断に迷う場面などで活用されている。急変時対応と記載されているが、実際の活用においては何かのバイタルサインの崩れが相談の引き金となるなど RRS（Rapid Response System）の要素を含んでいる。

次項では、2024 年 6 月末までに「計画的ケアモデル」「急変時対応モデル」を中心として 1400 件以上の相談（Doctor to Doctor の相談を含む）を受けてきた Vitaars の取り組みの一部を紹介する。

● National Early Warning Score（NEWS）

| | 3 | 2 | 1 | 0 | 1 | 2 | 3 |
|---|---|---|---|---|---|---|---|
| 呼吸数（/ 分） | ≦8 | | 9～11 | 12～20 | | 21～24 | ≧25 |
| $SpO_2$（%） | ≦91 | 92～93 | 94～95 | ≧96 | | | |
| 酸素投与 | | あり | | なし | | | |
| 体温（℃） | ≦35.0 | | 35.1～36.0 | 36.1～38.0 | 38.1～39.0 | ≧ 39.1 | |
| 収縮期血圧（mmHg） | ≦90 | 91～100 | 101～110 | 111～219 | | | ≧220 |
| 心拍数（/ 分） | ≦40 | | 41～50 | 51～90 | 91～110 | 111～130 | ≧131 |
| 意識レベル | | | | 覚醒 | | | 非覚醒 |

● Sequential Organ Failure Assessment（SOFA）

| | 0 | 1 | 2 | 3 | 4 |
|---|---|---|---|---|---|
| 呼吸器<br>$PaO_2/FiO_2$（mmHg） | ≧400 | <400 | <300 | <200<br>＋呼吸補助 | <100<br>＋呼吸補助 |
| 凝固能<br>血小板数（$\times 10^3/\mu L$） | ≧150 | <150 | <100 | <50 | <20 |
| 肝機能<br>ビリルビン（mg/dL） | <1.2 | 1.2～1.9 | 2.0～5.9 | 6.0～11.9 | ≧12.0 |
| 循環機能<br>平均動脈圧（MAP）（mmHg） | MAP≧70 | MAP<70 | DOA<5γ<br>あるいは<br>DOB 使用 | DOA5～15γ<br>あるいは<br>Ad≦0.1γ<br>あるいは<br>NAD≦0.1γ | DOA>15γ<br>あるいは<br>Ad>0.1γ<br>あるいは<br>NAD>0.1γ |
| 中枢神経系<br>GCS | 15 | 13～14 | 10～12 | 6～9 | <6 |
| 腎機能<br>クレアチニン（mg/dL） | <1.2 | 1.2～1.9 | 2.0～3.4 | 3.5～4.9 | ≧5.0 |
| 尿量（mL/日） | | | | <500 | <200 |

DOA：ドパミン、DOB：ドブタミン、Ad：アドレナリン、NOA：ノルアドレナリン

● Acute Physiology and Chronic Health Evaluation（APACHE）Ⅱ

A 表　急性生理的スコア（Acute Physiological Score：APS）

| 生理学的変数 | | 異常高値域 | | | 正常域 | | | 異常低値域 | | |
|---|---|---|---|---|---|---|---|---|---|---|
| | | ＋4 | ＋3 | ＋2 | ＋1 | 0 | ＋1 | ＋2 | ＋3 | ＋4 |
| 1 | 深部体温（℃） | ≧ 41 | 39〜40.9 | − | 38.5〜38.9 | 36〜38.4 | 34〜35.9 | 32〜33.9 | 30〜31.9 | ≦ 29.9 |
| 2 | 平均血圧（mmHg） | ≧ 160 | 130〜159 | 110〜129 | − | 70〜109 | − | 50〜69 | − | ≦ 49 |
| 3 | 心拍数（/min） | ≧ 180 | 140〜179 | 110〜139 | − | 70〜109 | − | 55〜69 | 40〜54 | ≦ 39 |
| 4 | 呼吸数（/min） | ≧ 50 | 35〜49 | − | 25〜34 | 12〜24 | 10〜11 | 6〜9 | − | ≦ 5 |
| 5 | 酸素化 A-a$DO_2$ または $PaO_2$（mmHg） | | | | | | | | | |
| 5 | a) $FiO_2$ ≧ 0.5 での A-a$DO_2$ | ≧ 500 | 350〜499 | 200〜349 | − | ＜ 200 | − | − | − | − |
| 5 | b) $FiO_2$ ＜ 0.5 での $PaO_2$ | − | − | − | − | ＞ 70 | 61〜70 | − | 55〜60 | ＜ 55 |
| 6 | 動脈血 pH（未施行時は下記*静脈血 $HCO_3^-$） | ≧ 7.70<br>≧ 52 | 7.60〜7.69<br>41〜51.9 | − | 7.50〜7.59<br>32〜40.9 | 7.33〜7.49<br>22〜31.9 | − | 7.25〜7.32<br>18〜21.9 | 7.15〜7.24<br>15〜17.9 | ＜ 7.15<br>＜ 15 |
| 7 | 血清 Na（mmol/L） | ≧ 180 | 160〜179 | 155〜159 | 150〜154 | 130〜149 | − | 120〜129 | 111〜119 | ≦ 110 |
| 8 | 血清 K（mmol/L） | ≧ 7.0 | 6.0〜6.9 | − | 5.5〜5.9 | 3.5〜5.4 | 3.0〜3.4 | 2.5〜2.9 | − | ＜ 2.5 |
| 9 | 血清 Cre（mg/dL）（急性腎不全では点数を倍） | ≧ 3.5 | 2.0〜3.4 | 1.5〜1.9 | − | 0.6〜1.4 | − | ＜ 0.6 | − | − |
| 10 | Ht（%） | ≧ 60 | − | 50〜59.9 | 46〜49.9 | 30〜45.9 | − | 20〜29.9 | − | ＜ 20 |
| 11 | WBC（$10^3/mm^3$） | ≧ 40 | − | 20〜39.9 | 15〜19.9 | 3〜14.9 | − | 1〜2.9 | − | ＜ 1 |
| 12 | Glasgow coma scale（GCS） | 15 マイナス実際の GCS 値 | | | | | | | | |
| A | 以上 12 の生理的スコアの合計点 | | | | | | | | | |
| * | 静脈血血清 $HCO_3^-$（mmol/L）（推奨されない、血液ガス未施行時） | ≧ 52 | 41〜51.9 | − | 32〜40.9 | 22〜31.9 | − | 18〜21.9 | 15〜17.9 | ＜ 15 |

B 表　年齢点

| 年齢（歳） | 点数 |
|---|---|
| ≦ 44 | 0 |
| 45〜54 | 2 |
| 55〜64 | 3 |
| 65〜74 | 5 |
| ≧ 75 | 6 |

C 表　慢性健康点（Chronic health points：CHP）0点、2点、あるいは5点

重度臓器不全の既往や免疫不全状態にある場合（定義参照）には、以下の点を加算する
・非手術患者または緊急手術後の患者：5点
・予定手術後の患者：2点
●定義：臓器不全や免疫不全は入院前に診断されていること
●肝：生検での肝硬変と確実な門脈圧亢進。門脈圧亢進による消化管出血の既往、肝不全・肝性脳症・肝性昏睡の既往
●心血管系：NYHA Ⅳ度
●呼吸器系：慢性の拘束性・閉塞性・血管性疾患による運動制限（階段を昇れない、家事不能など）、慢性低酸素血症・高炭酸ガス血症、二次性多血症、肺高血圧症（＞ 40mmHg）、人工呼吸器管理
●腎：血液透析中
●免疫不全：感染抵抗性を抑える治療中（免疫抑制剤、抗がん剤治療、放射線治療、長期のあるいは最近の高用量ステロイド使用など）、感染抵抗性を抑制する疾患の進展（白血病、リンパ腫、AIDS など）

APACHE Ⅱ Score

A 表と B 表と C 表の点数の合計点

| 急性生理学的スコア（APS）点 | | 0〜56 |
|---|---|---|
| 年齢（Age）点 | | 0、2、3、5、6 |
| 慢性健康点（CHP） | | 0、2、5 |
| 合計点 | | |

図 4　重症度評価の例

## Vitaarsでの取り組み例

現場の看護師は、臨床で生じる看護ケアの迷いに対して、他部署に所属する認定看護師等のスペシャリストに気兼ねなく相談することができているのだろうか。実際には、あまり懇意でなく話す機会も少ない専門職への相談は躊躇されることが多いように思われる。ましてや、認定看護師が遠隔にいるとなれば、そのハードルはさらに上がるのではないだろうか。そこで、遠隔ICUを成功させるためには、まず心理的ハードルを下げることが必要になる。そのため、定期的に被支援医療施設を訪問し、現場の看護師とコミュニケーションをとり、顔の見える関係性を構築することを目指した。そして次に、「計画的ケアモデル」のような定期カンファレンスをほとんどの被支援医療施設に導入し、システムを触る機会を増やし、遠隔にいる認定看護師らと直接話す機会を増加させた。その結果、導入施設からはポジティブな意見を得ることができ、さまざまなカテゴリーの相談を受けるようになった。

遠隔ICUを導入しても、支援側からの積極的な介入がなかった施設では導入におけるアウトカムに差が出たという報告もある[5]。RRSの普及への取り組みと同様に、支援側からの積極的なかかわりが重要であるといえるだろう。

被支援医療施設から実際に寄せられた相談内容としては、人工呼吸を含む呼吸管理に関する相談から、アセスメントやケアに関する相談、痛み・不穏・せん妄・睡眠障害に対するケアの相談、口腔ケアに関する相談、呼吸ケアサポートチームなどチーム医療に関する相談などがある。これらはICUで勤務する認定看護師らが日常的に臨床で受けている相談内容と共通したものである（**表1**）[6]。被支援医療施設の看護師は、遠隔から支援をしてくれる認定看護師にも同様のニーズを求めていることがわかる。Web会議システムで顔を合わせながら、必要な情報を、電子カルテなどを通して得ることで、臨床現場と同じような相談ができるだろう。認定看護師・専門看護師の役割の1つでもある「相談」に対する能力は、遠隔ICUにおいて、特に必須である。ただ、わが国では、遠隔ICUに専門性の高い看護師が関与したことによる効果についての報告はまだ十分出されていないため、研究的視点での取り組みも並行して進めていくことが必要と考えられる。

表 1　特定集中治療室管理料を算定している集中治療部門で勤務する認定看護師の活動内容（相談のみ）

| | |
|---|---|
| ICU での人工呼吸を含む呼吸管理に関する相談 | ●人工呼吸管理中の標準的なケアに関する相談<br>●人工気道や非侵襲的陽圧換気デバイス管理に関する相談<br>●呼吸状態が悪化している患者のケアに関する相談<br>●適切な人工呼吸器設定であるかの判断に関する相談 |
| ICU 看護師からの重症患者のアセスメントやケアに関する相談 | ●重症患者のアセスメントやケアの優先度に関する相談<br>●1～2 年目の看護師や初めて担当する重症患者ケアに関する相談 |
| ICU 看護師からの重症患者の回復促進のための包括的ケアに関する相談 | ●重症患者の痛み・不穏・せん妄・不動・睡眠障害に対するケアに関する相談<br>●重症患者の栄養管理に関する相談<br>●重症患者のスキンケアに関する相談 |
| 対応が困難な重症患者の家族ケアに関する相談 | ●対応が困難な重症患者の家族ケアに関する相談<br>●重症患者の治療方針の意思決定支援に関する相談 |
| 一般病棟看護師からの重症患者ケアに関する相談 | ●一般病棟での人工呼吸を含む呼吸管理に関する相談<br>●一般病棟での重症患者のケア全般に関する相談 |
| 急変時対応に関する即時支援と急変時対応の教育に関する相談 | ●さまざまな医療職からの急変時対応に関する要請や相談<br>●急変対応の振り返りや蘇生の標準化など急変対応に関する相談 |
| 多職種チーム活動を通した重症患者のケアに関する相談 | ●RST の活動を通した重症患者のケアに関する相談<br>●口腔ケアチームの活動を通した重症患者のケアに関する相談 |

日本集中治療医学会看護師将来計画委員会：特定集中治療室管理料を算定している集中治療部門で勤務する認定看護師，専門看護師，特定行為研修修了者の活動に関する調査．日本集中治療医学会雑誌 2021；28（5）：482．より引用



### 引用文献


1. 日本集中治療医学会看護師将来計画委員会：特定集中治療室管理料を算定している集中治療部門で勤務する認定看護師，専門看護師，特定行為研修修了者の活動に関する調査．日本集中治療医学会雑誌 2021；28（5）：477-486．
2. 日本集中治療医学会 ad hoc 遠隔 ICU 委員会：遠隔 ICU 設置と運用に関するガイドライン改訂版（2023 年 5 月）．https://www.jsicm.org/pdf/Guidelines_of_Tele-ICU_JSICM2023.pdf（2023/12/5 アクセス）
3. 昭和大学病院ホームページ：eICU．https://www.showa-u.ac.jp/SUH/department/center/eicu.html（2023/12/5 アクセス）
4. 横浜市立大学附属病院ホームページ：複数の医療機関を支援する遠隔 ICU システムについて．https://www.yokohama-cu.ac.jp/fukuhp/section/2020Tele-ICU.html（2023/12/5 アクセス）
5. Rosenfeld B A, Dorman T, Breslow M J, et al：Intensive care unit tele medicine：alternate paradigm for providing continuous intensivist care. Crit Care Med 2000；28（12）：3925-3931.
6. 日本集中治療医学会看護師将来計画委員会：特定集中治療室管理料を算定している集中治療部門で勤務する認定看護師，専門看護師，特定行為研修修了者の活動に関する調査．日本集中医療学会雑誌 2021；28（5）：477-486．


### 参考文献


1. Thomas E J, Lucke J F, Wueste L, et al：Association of telemedicine for remote monitoring of intensive care patients with mortality, complications, and length of stay. JAMA 2009；302（24）：2671-2678.

# 聖路加国際病院 ICT を活用したがん療養者の相談

橋本久美子

## がん療養者の治療と意思決定の支援

がん療養者ががんとともに生きる過程において、治療や生活の場面でその人らしい選択を行うために情報は欠かせない。相談者のヘルスリテラシーに影響する視点も理解し、がん療養者が、自分に何が起こっているのかを知り、今後の経過や予測されることを理解し、自らの意思決定を行い、状況に合わせて生活を整えていくことができるようにすることが重要である。

がん療養者は、多様化しているがん治療の選択肢のなかから自分にとって最善と思われることを選択する。その意思決定のためには、意思形成のために必要な情報を提供し、療養者が自ら認識や思考を整理し、意思を表明し、その実現を目指す際の支援が求められる。それは、単

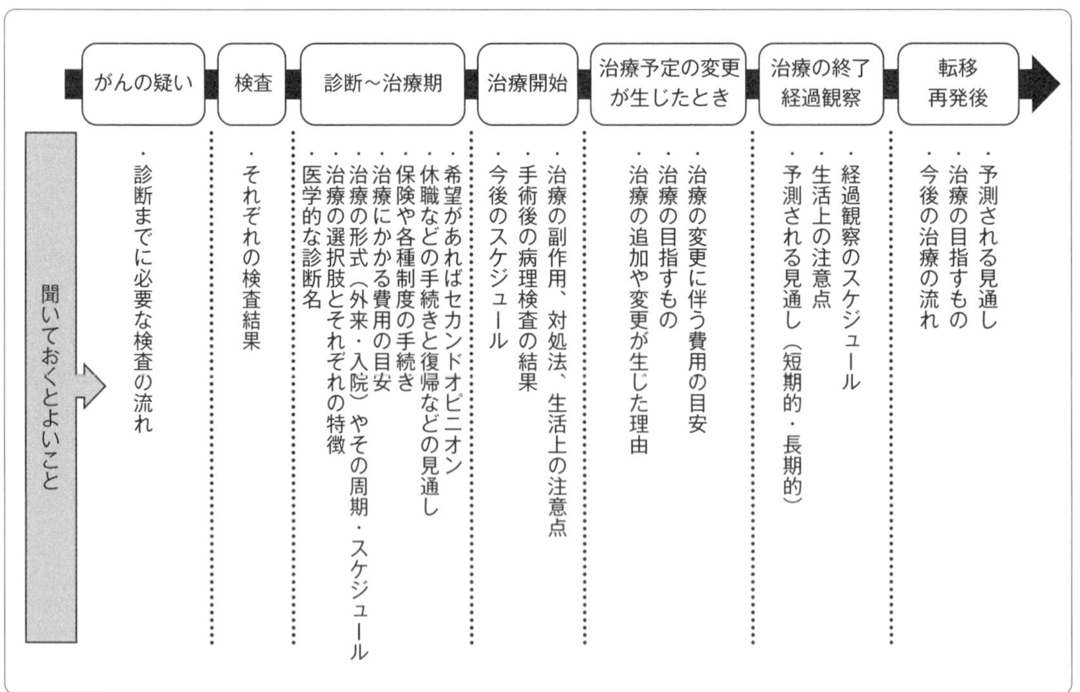


**図 1　がん治療の流れ**

国立がん研究センター がん情報サービス編集委員会：がんの冊子 社会とがんシリーズ 家族ががんになったとき．2023：2．より引用

https://ganjoho.jp/public/qa_links/brochure/pdf/201.pdf（2023/12/5 アクセス）

に情報を提供するだけではなく、患者が次の一歩を踏み出すための重要な支援となる。

がん治療のおおまかな流れを**図 1** に示した[1]。

## 聖路加国際病院の相談支援センターの体制

がん相談支援センターは、院内外の誰もが利用できる相談窓口である。がんの疑いのある時期から、治療中・治療後・再発時など、すべての時期において、療養者や家族の相談に対応している。

当センターでは、相談支援センターのがん専門相談員が対面で、あるいは直通電話で相談にのっている。オンライン相談は、法人契約した URL を通じて、PC 上で行っている。相談員は内容に応じて対応方法を工夫し、自分の力量を踏まえたうえで、橋渡し先となり得る他職種・他機関の方々とつながり、相談者と共有しながら、より専門的な対応が可能な連携をとっている（**図 2**）。

## さまざまな目的に応じて遠隔モニタリングの方法を工夫した事例

【事例】C さん、30 歳代、女性。人間ドックで異常が指摘され、クリニックで乳がんの診断を受けた。

【経過】1 週間後のクリニックでの診察までに、治療する医療機関を決めるように言われている。

【相談内容】病院選択で迷っている。がん宣告を受けてからの 2 日間、今後の治療と暮らしのイメージがつかず不安を抱えている。

【医師からの説明】手術が必要である。腫瘍が少し大きいので術前に抗がん剤治療をするかもしれない。ホルモン治療も効果が期待できるので、ホルモン治療を 5～10 年行ったらどうか。

【相談方法】最初は電話、途中からオンラインで面談を行った。来院時に対面で行い、次はメールで行う。

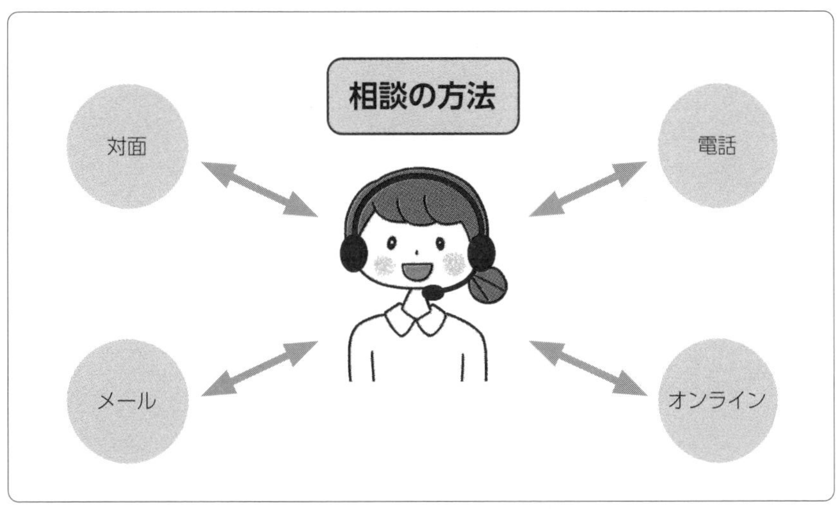


**図 2**　ICT を活用したがん療養者の相談

## ■本人からの最初の電話

　乳がんと言われ、治療する病院をどう選べばよいかわからなくて、実績が多い病院がいいかと思って電話しました。
　人間ドックで見つかって、クリニックで検査して、昨日乳がんと言われました。腫瘍が少し大きいから手術の前に抗がん剤をやるかもしれないと言われ、ますます落ち込んでしまっています。
　夫は転勤で他県にいるのですが、来年都内に戻ります。実家も都内なので今から病院は都内がいいか、子どもが小さいので近くがいいか……。でも……治したい。もうわかんないです。
大きい腫瘍でも治るのか……、抗がん剤を使うと髪もなくなるのか……、痩せてしまうのか……、周りからどう見られるのか……。

## ■看護師のアセスメント

　Cさんは、混乱はしているが、情報探求への関心度と病気への向き合い方もしっかりしており、ICTスキルも高いと思われる。そこで、系統的・体系的に理解することを支援することが大事と考え、オンラインで情報検索の方法や病気や制度のことなどを伝えることを提案した。対面であれば一緒に検索しながら行う情報支援を、オンラインで画面共有をしながら説明した。Aさんの夫も一緒に電話を聞いていたため、PC画面を見ながら行うオンラインの方法をサポートした。
　具体的には、カメラと音声機器の準備された部屋に移動してもらい、オンラインでつないで信頼できる情報サイトを共有した。そこで、病状と治療、治療法の利便性、制度、心の動き、周囲とのかかわり方、病院の治療実績の調べ方などを説明し、積極的に病気を治していく姿勢を支えた。オンラインで顔を見ることにより、お互いの様子も確認でき、安心した様子であった。
　その2日後に病院を決め、抗がん薬治療への覚悟を確認し、夫や実家が協力してAさんが療養する体制を整えた。そして、初診外来に来院され治療が開始された。初診時に、病気について子どもにどう伝えるか、そして子どもにどうかかわってもらうかについての相談があり、チャイルドライフスペシャリストとの面談を調整した。
　術前抗がん薬治療が開始されて3か月後、夫からメールが届いた。

### ■夫からのメール

> お世話になっております。Cの夫です。
> 今週火曜日から寝つけない状況が続いていたため、先日内科を受診したところ、貼り薬を処方されました。それとは別なのかわからないのですが、動悸や息切れなど気になることがあります。妻の病気のこと、私の仕事のことなどを考えると心配が多く、いつも相談にのっていただいていたので、お話しできないかと思い、連絡しました。よろしくお願いします。

すぐCさんの夫に電話をすると、以下のように述べた。

> 内科ではなくて精神科など専門医に診てもらったほうがいいですかね……。妻も子どももがんばっているのに……。
> まだ大丈夫そうだけど、やばいかも…、情けないです。

そこで、次の患者の再診日に受診できるよう精神腫瘍科の受診予約を調整した。

その後夫から精神腫瘍科の医師との面談で「健康だから大丈夫だ」と言われて安心したこと、抗不安薬をお守りにもらったことなど、妻と3人で医師と話ができてよかったというメールが届いた。

Aさんと夫は共通の友人が多かったが、患者の希望もあって、限られた友人だけに病気のことが伝えられた。夫は、自分の友人や先輩の中にはいろいろ話を聴いてもらえる人もいたのに相談できず、心身の負担が増えている様子であった。

1週間後、AさんとAさんの母親が一緒に来室して面談した。

Aさんは、「夫は今日は完全休日です。好きなことをしています」と語った。

Aさんの母親は、「娘も婿も孫も家族みんなでお世話になっています。わが娘ながら本当によくがんばっていると思います。本人にも初めて言いますが……」と笑顔で話しながらも涙を流していた。

このことから、夫は自分だけの好きな時間を過ごす時間を設けるようにしていることがわかった。付き添いで病院に来ていた母親もAさんとともに目をうるませていた。病院では見えない毎日の暮らしの変化に、家族それぞれがかかわっている様子が伝わる場面であった。

## ICTを活用したがん療養者の相談支援への期待と今後の課題

当院のがん相談は、対面での相談と電話相談が半々くらいの割合であったが、COVID-19のパンデミックを機にメールやオンラインでの相談が可能になった。目的に応じてICTを取り入れることで、外来受診間の狭間を埋め、持続的なケアが行えるようになった。また、内容によっては、専門的なケアを行う院内スタッフと連携がとれ、在宅生活を支えられている。

がん治療は外来にシフトし、がん療養者は、がんの脅威や恐怖と向き合いながら、自分自身の身体症状や治療の副作用に対応している。そして、その体験を意味づけ、がんを乗り越え、新たに自分らしく生きるプロセスをたどっている。その過程において看護者に求められることは、患者のその時どきに必要な情報提供や患者教育、患者の揺れ動く気持ちに寄り添いながら、患者がケアリングされていることを感じられるようなかかわりをもつことである[1]。

さまざまな目的に応じた遠隔モニタリングの方法を工夫し、患者・家族が自分の課題と、何をするべきかに気づくような、行動の指針を示すことができるテレメンタリングが可能となる。

今後は、高齢のがん療養者も増加していくと思われる。社会はIT技術を基盤としたコミュニケーション手段へと変化していく。療養者のICTスキルの向上と環境の整備を行っていくことが必要である。ICTを使った遠隔モニタリングに適応しがたい人もいるため、本人の意欲を高め、端末操作の能力を向上させ、地域や家族からの支援を仰ぐなどして、テレメンタリングを検討していくことが大切である。


**引用文献**

1. 国立がん研究センター がん情報サービス編集委員会：がんの冊子 社会とがんシリーズ 家族ががんになったとき．2023：2. https://ganjoho.jp/public/qa_links/brochure/pdf/201.pdf（2023/12/5 アクセス）

**参考文献**

1. 渡邊眞理：化学療法を受ける体験者．がんサバイバーシップ 第2版 がんとともに生きる人びとへの看護ケア，医歯薬出版，東京，2019：166-172.
2. 厚生労働省：認知症の人の日常生活・社会生活における意思決定支援ガイドラインの普及・定着に向けた調査研究事業（令和3年度老人保健健康増進等事業）
3. 亀井智子：高齢者のための遠隔看護（テレナーシング）．老年精神医学雑誌 2020；31（1）：44-50.
4. 日本在宅ケア学会：テレナーシングガイドライン．照林社，東京，2021.
5. 国立がん研究センター がん情報サービス編集委員会：がんの冊子 社会とがんシリーズ 家族ががんになったとき．2023. https://ganjoho.jp/public/qa_links/brochure/pdf/201.pdf（2023/12/5 アクセス）

［オーストラリアの実践から］

# クイーンズランド大学 プリンセスアレキサンドラ病院 遠隔医療センターのテレヘルス

Soraia de Camargo Catapan、Sisira Edirippulige／亀井智子（訳）

オーストラリア連邦の面積は、日本の国土の 20 倍であり、rural（地域）から都市部への移動にはかなりの時間を要する。オーストラリアでは、政府の先導により、専門医療機関と遠隔地の保健医療機関や学校などとのテレヘルスネットワークを整備し、専用回線を使用した遠隔医療を標準化し推進している。

遠隔医療の医療費は対面医療と同等とされ、すでに医療の一形態として国民にも浸透している。遠隔医療により、重複検査や重複処方、そして通院の時間と費用の負担を解消するとともに、専門医の移動時間を減らすことになった。診察や治療に必要な情報を遠隔地の医師や看護師と共有し、触診は医師や看護師が補完して、医療の質を保証している。

新型コロナウイルス感染症パンデミック以来、遠隔医療の提供数が急激に増加したが、現在では利用者の遠隔医療の受容性や信頼感の高まり、医療アクセスへの公平性に重きを置いている。

## テレヘルスの実際

クイーンズランド大学プリンセスアレキサンドラ病院内に設置されている遠隔医療センターは 2012 年に開設され、メトロサウスヘルス（公的保険者）と協力してクイーンズランド州全域に臨床医療サービスを提供している。センターでは専用の遠隔医療スタジオ 5 室が稼働している。診療録・検査画像・処方箋を地域の医療機関や高齢者施設と共有し、スタジオから診察が行われる。

テレヘルスの対象は、医療機関と患家との距離が 60Km 以上であることが要件である。診察料は対面と同様、皮膚科、老年科、免疫科、消化器・肝臓移植科、神経科、腎臓内科、リウマチ科、小児科などである。これらは、各専門医－遠隔地の保健医療機関（クリニック、高齢者施設、小学校など）の医師や看護師によって提供され、年間7,000 件の実践を提供している。

医師は、患者と家族の遠距離通院の負担が解消されたことを利点と感じ、限界点としては触診できないことを挙げている。触診は遠隔地側のクリニックや高齢者施設の医師や看護師が行い、遠隔診察中に口頭で報告する。その報告をもとに、利用者と巧みなコミュニケーションをとりながら遠隔診療を進めている。診療の最後には、次回の診察時期と方法を判断し、受診者に説明している。

遠隔言語療法では、小学校に配置されているボランティアが言語療法を受ける子どもを支援しながら、大学のスピーチセラピスト（ST）が絵カード等を画面で共有して子どもに見せながら、遠隔言語療法が行われている。子どもは授業時間を利用して学校内で言語療法を受けられるため、通院の負担はない。

遠隔高齢者施設ケアでは、包括的高齢者アセスメント（CGA）の情報を電子化し、高齢者の心身・社会的情報を双方で共有している。老年専門医はスタジオ内から高齢者施設に勤務する看護師や高齢者との対話を進めながら遠隔診察し、食事や睡眠の状態を問いかけ、薬剤調整について看護師と討議している。

## 今後の遠隔医療

プリンセスアレキサンドラ病院では、ケアのデジタル化とケアの継続性を検討している。モニタリングと教育、遠隔コミュニケーションを組み合わせた糖尿病ケアを最適化するための新しいテクノロジー活用やプライマリケアにおけるタイムリーな遠隔コンサルテーションの方法を計画している。継続可能な人々の健康支援として、今後も推進される。

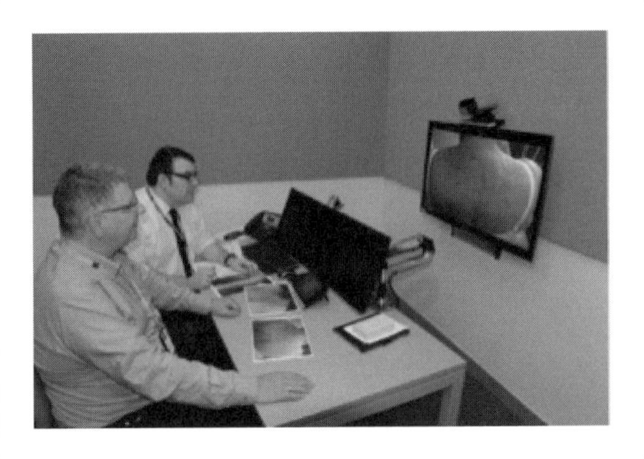

**皮膚科の遠隔医療の場面**

手前が専門医、奥はカルテやＸ線写真などを手元ディスプレイに用意する補助医または助手。右側の画面には遠隔地の受診者の背部の皮膚が写され、診察を行っている。
https://coh.centre.uq.edu.au/pah-telehealth-centre
（2023/12/5 アクセス）

# デンマークにおける遠隔心臓リハビリテーション支援：Future Patient プログラムの取り組み

Birthe Dinesen／亀井智子（訳）

## はじめに

心血管疾患は、全世界の死亡者数の13～15%を占め、ヨーロッパでは24.8%に上る[1]。心不全は心血管関連死の主な原因である。過去10年間で心不全治療は進歩したにもかかわらず、持続的な寿命の延伸に肥満や不健康なライフスタイルなどの要因が加わって、心不全の有病率は増加を続けている。高齢化に伴い、医療費と心疾患をもつ人がともに増大している。

心疾患患者の心臓リハビリテーションの目的は、回復をめざし、機能的能力を高め心理・社会的幸福および全体的な生活の質を向上させることである。これらの目標を達成するために、身体活動、食事の改善、体重管理、心理・社会的対処、疾患管理などのさまざまな介入が不可欠である。ライフスタイルに基づいた介入は重要であるにもかかわらず、心臓リハビリテーションプログラムは、コンプライアンスやアドヒアランス（遵守行動）が低く、課題が多い。患者は服薬計画を遵守することはあるが、根づいた生活習慣を修正することは難しいことがわかっている。この課題に対応して、ICTの統合を通じて患者の参加を強化し、専門職へのアクセスを改善し、アドヒアランスを強化する手段として遠隔心臓リハビリテーションが導入された。

これまで発表してきたFuture Patient研究[2]では、セルフ・トラッキング技術の利用を通じて、心不全患者の自己管理を支援する革新的なアプローチを紹介している。対象者には、手頃な価格の市販のCEマーク（欧州の法律に適合した使用者・消費者の健康と安全および共通利益の確保のための条件）付きのトラッカーを使用して、身体活動、睡眠、呼吸、夜間の脈拍をモニタリングする。これらのトラッカーは、患者の日常生活を受動的に観察し、患者と医療専門職の両者がアクセスできるデータを生成する。参加型の計画の原則[2]を通じて開発されたFuture Patientプログラムは、心不全患者とその家族、病院や保健センターの医療専門職、企業および工学、心理学、医学、看護学、組織社会学で構成される学際的研究チームによる協働プロジェクトである。

Future Patient研究の全体的な目標は、心不全患者の生活の質を向上するために、患者に個別のモニタリングを実施して症状増悪の初期徴候を特定し、遠隔心臓リハビリテーションプログラムを提供し、それによって再入院を防ぐことである。Future Patientプログラムは、臨床ランダム化比較試験（Randomized Controlled Trial：RCT）により有効性が確認されている。ここでは、研究デザイン、プログラムの概要、および研究から得た知見を概説する。

# 心不全患者への Future Patient 遠隔心臓リハビリテーションプログラム

Future Patient プログラムは、①薬の漸増（0〜3 か月）、②保健センターまたはコールセンターでの Future Patient 遠隔心臓リハビリテーションへの参加（3 か月）、③日常生活リハビリテーションによるフォローアップ（6 か月）、の 3 つのフェーズで構成される（**図 1**）。

## 1 HeartPortal

HeartPortal は、対話型学習モジュールとして機能するデジタルツールボックス（道具箱）である。セットアップしたものを**図 2** に示す。HeartPortal は参加型デザインアプローチを用いて開発され、パイロットテストと評価が行われた[2, 3]。次の 4 つの要素で構成される。

①患者教育のための双方向型情報サイト：リハビリテーションの問題に関する情報が、テキストと 1〜1 分半の短編動画で提供され、患者と家族の心不全の経験、症状、日常生活について説明する。

②患者が医療専門職と直接コミュニケーションできるコミュニケーションプラットフォーム：医療専門職と患者が共同で目標や活動を設定するために使用することができ、患者はオンライン日記をつけてリハビリテーションの独自の目標を設定する機会が得られる。

③測定値（血圧、昼夜の脈拍、体重、呼吸、歩数、睡眠時間）の視覚化。

④患者が報告したアウトカム（patient reported outcome：PRO）データ：隔週ごとに、患者は自分の睡眠パターン、妥当性検証済みのカンザスシティ心筋症質問票（Kansas City Cardiomyopathy Questionnaire：KCCQ）を使用した生活の質、身体的制限、症状、自己効力感、社会的相互作用などの well-being 測定および生活の質に関するオンラインアンケートに回答する[2]。患者報告型アウトカムデータを収集する目的は、患者と医療専門職双方に、患者の現在の状態を評価するためのデジタルツールを提供することである。データはトラッキングモジュールに表示されるため、患者と医療専門職の両者が Future Patient 遠隔心臓リハビリテーションのすべてのフェーズでアウトカムを表示できる。

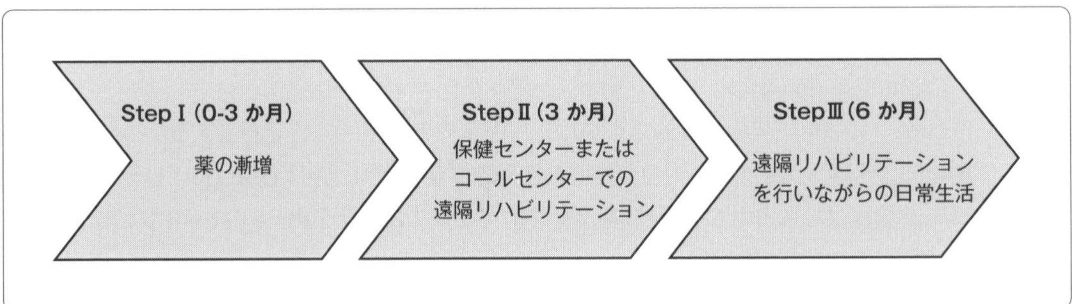


**図 1**　Future Patient プログラムの 3 ステップ

Dinesen B, Dittmann L, Gade JD, et al : "Future Patient" telerehabilitation for patients with heart failure : protocol for a randomized controlled trial. JMIR Res Protoc 2019 ; 8 (9) : e14517. より引用

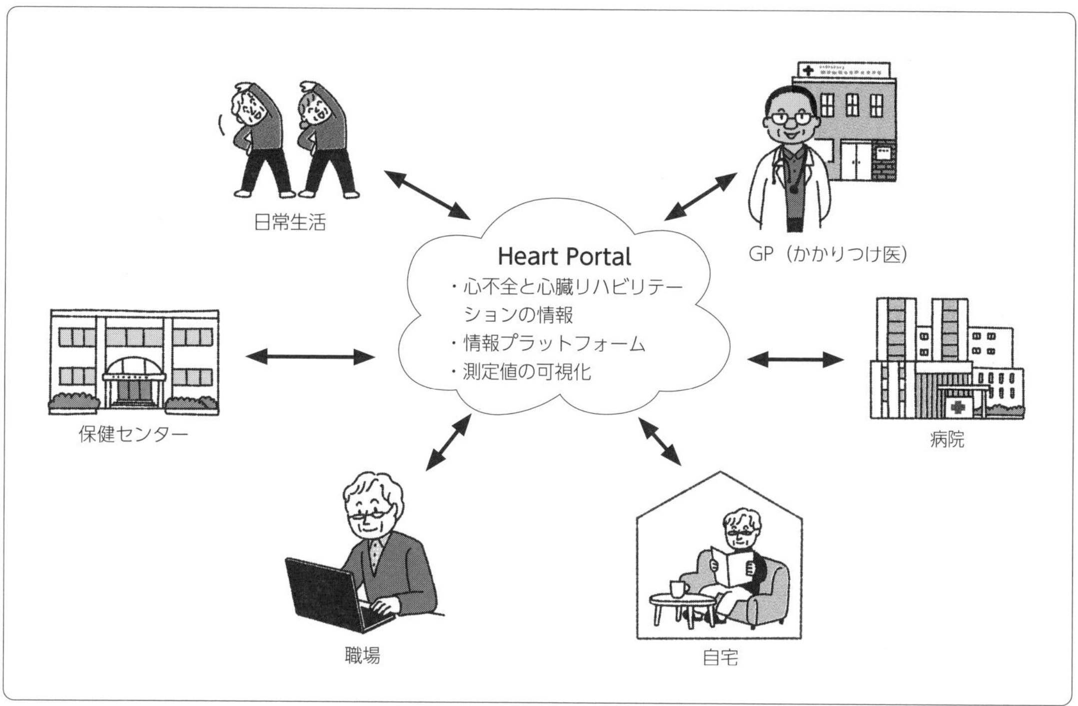


**図２　HeartPortal の概要**

Dinesen B, Dittmann L, Gade JD, et al："Future Patient" telerehabilitation for patients with heart failure：protocol for a randomized controlled trial. JMIR Res Protoc 2019；8（9）：e14517. より引用



## 2 研究で使用されたバイタルサインモニタリングのための機器

遠隔心臓リハビリテーションプログラムの一環として、テクノロジー対応のデバイスや機器を使用して、患者のバイタルサインを継続的にモニタリングしている。研究で使用された機器を以下に示す[2]。

- ●血圧：フェーズⅠでは毎日測定する。
- ●体重計：フェーズⅠでのみ使用、フェーズⅡおよびⅢでは自分の体重計を使用する。心不全患者は、３つのフェーズすべてで体重を毎日測定する。
- ●データ送信器：血圧、日中の脈拍、体重などのデータを安全な形式でデバイスから HeartPortal に転送するのに役立つ。
- ●歩数計：心不全患者はどの種類の歩数計を使用したいかを決定する。歩数は毎日測定され、HeartPortal に送信される。
- ●睡眠センサー：睡眠時間、夜間の脈拍、呼吸数を測定する。
- ●タブレット端末。

患者は自分自身の値を評価し、それらの値が異常な場合、どのように反応するか指示を受ける。遠隔心臓リハビリテーションコーディネーターもすべての測定値を観察し、フェーズⅠではコーディネーターがコーチとしても機能し、患者の入院を回避するために異常な測定値や症状の悪化を観察して、対処する方法を学習することを支援する。フェーズⅡでは、医療専門職もデータを確認した。病院と保健センターのすべての医療専門職がデータにアクセスできる。

### 3 データとセキュリティネットワーク

すべての測定値はオールボー大学の安全なデータベースに保存される。Future Patient プロジェクトでは、プロジェクトが複雑であり、データが医療システム（引き込まれたデータ）と患者（送り出されたデータ）の両方から生成されるため、データとネットワークのセキュリティに重点を置いた。さまざまなエンドポイント（患者の自宅、職場、保健センターなど）、使用されたテクノロジー、情報の分類に基づいて、信頼性の高い統合暗号化とインフラストラクチャの信頼性を通じてメタデータの形成に対処した。

### 4 方法

この研究の対象者は、ニューヨーク心臓協会（NYHA）のクラスⅠ～Ⅳに従って心不全と診断された患者である[4]。心不全患者は、デンマークのユトランド諸島中部に位置する、スキーブ、ヴィボー、シルケボー、ランダースの病院の循環器病棟で収集された。包含基準は、過去2週間以内に心不全に関連して入院した患者で、自宅に安定したインターネット接続があること、インフォームドコンセントフォームに署名できることとした。

患者はペースメーカーを装着している可能性があり、対象グループの最大20%がNYHAクラスⅠに属する可能性がある。除外基準は、対象に含める前の3か月以内に血行再建術または開胸手術を受けた患者である。過去の神経障害、筋骨格障害または認知機能障害の存在、心臓またはその他の慢性疾患に関連するうつ病、不安以外の活動的な精神病歴、そして基本的なデンマーク語能力の欠如などである。採択プロセスと患者の辞退または離脱のすべてのデータは、CONSORTダイアグラムに記された。

## 研究デザイン

Future Patient 遠隔心臓リハビリテーションは、多施設RCTでテストされた。介入群はプログラムに参加し、対照群は保健センターで従来のリハビリテーションプログラムに参加した。この研究は、ユトランド半島北部の倫理委員会によって承認され、参加者全員がインフォームドコンセントフォームに署名した。患者の登録は2016年12月に始まり、RCTは2019年9月に終了した。

結果の測定とデータ収集方法の詳細な説明は、引用文献2およびClinicalTrials.gov（https://clinicaltrials.gov/study/NCT03388918）で確認できる。

## Future Patient プログラムから得た学び

### 1 患者の声を聞く

HeartPortalは参加型デザインを用いて設計した。設計プロセスには、心不全患者とその家族、医療専門職、医療社会学の専門家、研究者が参加した。自己決定理論[3]を使用して患者の内発的動機を引き出す設計を行った。eヘルスリテラシースキルを念頭に置いて、HeartPortalの目標はエンドユーザーに適切に焦点を合わせることとした。参加型デザインのプロセスとデータ収集の方法には、文化的調査、ワークショップ、参加観察、アンケート、問題解決タスクが含まれた。参加型デザインのプロセスは、双方向型のウェブポータルであるHeartPortalの設計に役立った。参加者からのフィードバックに基づいてメモを作成し医療職とコミュニケーションできる機能、セルフトラッキングデバイスからのデータを図で表示できる機能、リハビリテーションに関する情報をテキスト、音声、動画で取得できる機能が設計に組み込まれた。パイロットテストでは、半数以上の人が操作は簡便であるとし、ほとんどの利用者は、構造がすぐれており、これを使用することで症状が改善する可能性があると述べた[3]。

## 2 デジタルツールボックスが患者に与える力

健康情報を処理するためのデジタルツールボックスを提供された心不全患者と、提供を受けていない患者を比較したところ、提供を受けた患者のほうが疾患に関する技術と知識が向上し、デジタルサービスに取り組む意欲が高まることが明らかになった[5]。この結果は、心不全患者にテクノロジー、つまり遠隔リハビリテーションプログラムへのアクセスを早期に提供することで、リハビリテーションの一環としてデジタルサービスを利用する動機が高まる可能性があることを示している。

質的インタビューでは、心不全患者とその家族が、このプログラムとHeartPortalを有用だと感じ、自分の症状や病気への対処方法を学ぶ方法について、より多くの知識を得るのに役立っていることがわかった。患者らは、自分たちに力が与えられ、日常生活で使用できる「新しい道具箱」を手に入れたと感じた。心不全患者に歩数計を使用することは、遠隔心臓リハビリテーションプログラムにおいて自分の身体活動を監視するのに役立ち、回復を促進する手段となる可能性があることを示唆している[6]。

## 3 患者が報告したアウトカム

この研究で患者が報告した結果には、次の3つの重要な要素が含まれている。

①シュピーゲル睡眠アンケートを使用して評価された患者の睡眠パターンに関する質問。

②カンザスシティ心筋症アンケートを使用した、身体的限界、症状、自己効力感、社会的相互作用、生活の質の10次元の評価。

③研究チームが開発した、心理的健康に関する追加の5つの質問セット。研究の結果には、1年間にわたるスコアの変化の分析が含まれていた。遠隔心臓リハビリテーションプログラムに参加した1年を通じて、参加者に臨床的および社会的幸福と生活の質に顕著な改善が認められた。これらの発見は、患者が報告する転帰アンケートが遠隔リハビリテーションプログラム内で貴重なツールとして機能し、症状を効果的に管理する際の患者のモニタリングと指導を容易にすることを示唆している[7]。

## 4 動機付け

遠隔心臓リハビリテーションを受けている心不全患者の動機と心理的苦痛に関する懸念により、今後のさらなる調査が必要となった。Future Patientプログラムのなかで動機（自己決定理論）に焦点を当て、0、6および12か月で評価された心不全患者の2つのグループ（n＝67；n＝70）を対象として、従来の心臓リハビリテーションと遠隔心臓リハビリテーションの比較研究を実施した。尺度と心理的苦痛（病院の不安とうつ病の尺度）を評価した結果、グループ間で動機付けに大きな変化はみられなかった。しかし、遠隔心臓リハビリテーショングループは、制御された動機のレベルがわずかに低く、関連性のレベルが高かった。さらに、2 つのグループ間には心理的苦痛に明らかな差はなかった。

この研究は、遠隔リハビリテーションが心理的苦痛を増大させることなく、従来のリハビリテーションと同様に心不全患者のモチベーションを高めることを示している。そのため、遠隔心臓リハビリテーションは従来の方法に代わる実行可能な代替手段として浮上し、既存の文献にみられるリハビリテーション参加に対する特定の障壁への対処を可能としている[8]。

## 国際的な視点

ウェブポータルは、患者中心の遠隔リハビリテーションの中核となるデジタル要素となる可能性があり、リハビリテーションプログラムへの入口を提供し、患者中心の治療、リハビリテーションの遵守、時間の経過によるライフスタイルの変化を強化する[9]。2015～2020 年までの心不全管理に関する遠隔心臓リハビリテーション介入の効果に関するスコーピングレビューでは、心不全管理に遠隔心臓リハビリテーションが用いられた場合、患者の生活の質と身体能力が改善する傾向があることが示されている[10]。うつ、不安、介入遵守の結果は肯定的であることが判明した。

Future Patient プログラムの結果は国際研究と一致しているが、遠隔心臓リハビリテーションの、より正確、かつ確実な効果を判断するには、さらなる研究が必要である[10]。

## 次のステップ

この研究の結果は、デンマークで国家的な実施を行う上でのヒントになった。Future Patient プログラムは、ビデオと人工知能を組み込んだ別の RCT で試験が行われている。結果は 2024 年春に発表される予定である。また、2023～2024 年に評価する心房細動患者を対象とした Future Patient プログラムも開発中であり、この研究はデンマーク心臓協会の支援を受けている。

## 謝辞

この研究は、アージ・アンド・ヨハネ・ルイス・ハンセンス財団と研究パートナーによって資金援助された。研究については、Laboratory for Welfare Technology のホームページ（https://www.labwelfaretech.com/en/fp/hf1/）で見ることができる。

**引用文献**

1. Cook C, Cole G, Asaria P, et al : The annual global economic burden of heart failure. Int J Cardiol 2014 ; 171 (3) : 368-376.
2. Dinesen B, Dittmann L, Gade JD, et al : "Future Patient" telerehabilitation for patients with heart failure : protocol for a randomized controlled trial. JMIR Res Protoc 2019 ; 8 (9) : e14517.
3. Joensson K, Melholt C, Hansen J, et al : Listening to the patients: using participatory design in the development of a cardiac telerehabilitation web portal. MHealth 2019 ; 5 : 33.
4. Brown L : The criteria committee of the New York Heart Association. Nomenclature and criteria for diagnosis of diseases of the heart and great Vessels. Boston, MA, Little, Brown & Co, 1994 : 253-256.
5. Spindler H, Dyrvig A-K, Schacksen CS, et al : Increased motivation for and use of digital services in heart failure patients participating in a telerehabilitation program : a randomized controlled trial. MHealth 2022 : 8 : 25.
6. Gade JD, Spindler H, Hollingdal M, et al : Predictors of walking activity in patients with systolic heart failure equipped with a step counter : randomized controlled trial. JMIR Biomedical Engineering 2020 ; 5 (1) : e20776.
7. Skov Schacksen C, Henneberg NC, Muthulingam JA, et al : Effects of telerehabilitation interventions on heart failure management (2015-2020) : scoping review. JMIR Rehabil Assist Technol 2021 : 8 (4) : e29714.
8. Spindler H, Hollingdal M, Refsgaard J, et al : Motivating patients in cardiac rehabilitation programs : A multicenter randomized controlled trial. Int J Telerehabil 2021 ; 13 (1) : e6365.
9. Morimoto Y, Takahashi T, Sawa R, et al : Web portals for patients with chronic diseases : scoping review of the functional features and theoretical frameworks of telerehabilitation platforms. J Med Internet Res 2022 ; 24 (1) : e27759.
10. Skov Schacksen C, Dyrvig A-K, Henneberg NC, et al : Patient-reported outcomes from patients with heart failure participating in the future patient telerehabilitation program : data from the intervention arm of a randomized controlled trial. JMIR Cardio 2021 ; 5 (2) : e26544.

# 索引

## 和文

### あ



### い



### う



### え



### お



### か



### き



### く・け

## こ



## さ



## し



## す



## せ



## そ

## ま



## み・む



## め



## も



## や



## ら・り・れ・ろ



## 数　字



## 欧　文

# テレナーシング ― その理論と実践

2024年2月5日　第1版第1刷発行

編　著　亀井　智子
発行者　有賀　洋文
発行所　株式会社　照林社
〒112-0002
東京都文京区小石川2丁目3-23
電話　03-3815-4921（編集）
03-5689-7377（営業）
https://www.shorinsha.co.jp/
印刷所　共同印刷株式会社



検印省略（定価はカバーに表示してあります）
ISBN978-4-7965-2607-4